電子カルテ＆レセプト──最適化のための27章

2024-25年版

保険審査委員による

"保険診療＆請求"ガイドライン

進藤勝久 近畿大学名誉教授
KATSUHISA SHINDO

 医学通信社

推薦の序：臨床医必読の書

　日本が世界に誇る国民皆保険制度が実現して還暦を迎え，第2の門出をしようとする時期に本書が発刊されることには大変意義深いものを感じます。我が国は，誰でもいつでもどこでも必要な医療サービスが受けられる社会インフラをつくりあげました。それを支える専門機関として社会保険診療報酬支払基金と国民健康保険中央会が活動しています。私が支払基金に理事長として就任して半年後のある日，著者進藤勝久氏はわざわざ上京してきて，始まったばかりの医療顧問制度について意見を具申されました。そのなかの一つに，医療顧問の英知を集めて研究発表，意見交換，情報発信することによって，関係者への理解と審査業務の発展に寄与できるし，そういう積極的な医療顧問を求めるべきだということがありました。今では全国規模で展開されている「保険診療と審査を考えるフォーラム」という支払基金の広報事業の原点であります。進藤氏は，平素は黙々と審査業務に携わっていましたが，ここぞというところでは発言する勇気をお持ちでした。

　本書からは進藤氏の審査に対する真摯な態度や知識の広さが読み取れ，単に個人的な記録にとどまらず，広く審査の現状と背景を把握したうえでの一冊であることがわかります。審査に携わる先生方にとっても，審査の理念と要領を具体的に示した現実的参考図書になるでしょうし，臨床現場の保険医や事務職員にとってもレセプトの出し方のコツが掴めるのではないかと考えます。適切な保険医療が正当評価されるべきです。支払う側の保険者各位にも，現場で活用できる資料の一つであり，個々の事例に当てはめるだけでなく，審査の理念やコンセプトを汲み取っていただきたいものであります。

　審査機関では，判断のむずかしい事例をきわめて短期間で，関係者の納得できる審査決定をするという制約のなかで，審査の先生方にご苦労いただいているわけですが，本書はその苦労の一端が覗い知れるものです。つまり，最終的には患者本位の現場を想定した判断を行うために，診療内容を制限したり画一的な審査となることがないよう考慮しながら，保険ルールの適正使用のため苦労していることがわかります。そのことは保険者にもご理解いただき，医療機関への診療報酬を迅速に支払うことができています。この皆保険体制がこれからも維持されますよう心より念願している次第です。

　国民健康保険中央会・元顧問，社会保険診療報酬支払基金・元理事長，
　現・公共経営研究センター代表理事　　　　　　　　　　河内山 哲朗

はじめに

　保険医はもちろんのこと，レセプト審査委員も保険医療指導官も，患者を中心とした医療の提供という本質から逸脱することなく，各々の任務，つまり良質な診療報酬請求，適正な審査，丁寧親切な指導を行わなければならない。そのためには常に最新の医療情報を広く入手して，医療現場に臨場し，あるいは交流して，現場体験することは欠かせない。著者もその片隅においていただいており，患者の視点で本書を執筆していく。

　医学生教科課程でも診療報酬制度が学習目標の一つに取り上げられるようになったが，実際には研修医になってから自己学習しているのが現実である。本来なら，保険医資格は医師免許とは別に，レセプト書式を含む実地試験に合格した者に免許して，審査委員も国家公務員に準じる試験によって選ばれるほうが，患者本位の医療の良質化適正化の観点からは望ましいのかもしれない。それは単なる事務的な仕事ではなく，国の医療保険制度や国家戦略を踏まえたうえでの高尚な医療行為の一端であるからである。本書は単に事務的なレセプト上の要領を伝授するのではない。保険医としての医療や審査のあり方を考えることによって，カルテやレセプトが正しく記載されて，再審が不要になることを期待する。むしろ，保険医として事務方に適切なアドバイスができて，再審査の対応も円滑に上手にできるようになるであろう。

　ひるがえって保険者の立場に立ってみれば，赤字財政ゆえに再審査請求の頻度も増えざるを得ない。しかし，所属する被保険者の健康問題を考えるとき，最良の医療を適正に受けて健康を回復し，社員／市民としての正常な働きをしてもらいたいという本音は変わらない。医療者も，患者に喜ばれる医療を提供して，それに見合う診療報酬を受け取りたいと思うのは当然である。相互の立場は違っても，患者を中心にした考え方であることには違いない。この間に立って，審査員は，両者を理解して患者サイドの審査ができるようになり，保険医療指導官も規則や書式だけにとらわれることなく，親切・丁寧な説明による関係者の理解・納得が可能になることを期待したい。

　執筆の目的ではないが，保険者もレセプト担当事務職員も本書を紐解くことによって，保険医の立場が理解でき，これら三者ともに共有する根本的理念が「医療は患者個々人に対応した人間性と国民的インフラともいうべき社会性・公共性を有しており，画一的なものではない」ことであってほしい。

令和6年7月吉日

近畿大学名誉教授　進藤　勝久

目　次

第2編　保険診療・請求・指導対策──実践の手引き

第1編

保険診療・請求・指導の
基本ルール

Key words ▶ ユニバーサル・ヘルス・カバレッジ，持続可能性（SDGs），憲法
第 25 条，医療保険制度の複雑性，療養担当規則，かかりつけ医

　本書では，審査支払機関で学術経験者として審査委員を 4 半世紀も務めた
後に，厚生局指導監査課で保険指導医を務めてきた筆者の経験と，現在，
370 床の基幹型臨床研修指定病院院長職を預かる者としての観点から，日本
の医療保険制度のあり方と，それに向き合う保険医の心得，保険診療におい
て留意すべき点などについて論述していきたい。

　まずは，日本の医療保険制度が何に依って立っているのか，保険診療とは
何か——について見ていこう。

1 国際社会の新たな共通目標（UHC）と持続可能性（SDGs）

　世界保健機関（WHO）は，「**ユニバーサル・ヘルス・カバレッジ**」（**UHC**：
Universal Health Coverage）を，「**全ての人が，適切な健康増進，予防，治療，
機能回復に関するサービスを，支払い可能な費用で受けられること**」——と
定義している。2010 年の第 65 回国際連合（UN）総会でこの概念と必要性
が協議され，2012 年の第 67 回 UN 総会において国際社会の新たな共通目標
として決議された。アジア，アフリカ，南米などの発展途上国における貧民
をはじめ，経済的理由で医療を享受できない人たちや健康格差の底辺にいる
人たちを救済することを目標とするものである。

　幸いなことに，日本ではこの UHC の制度が確立している。戦前からの**国
民皆保険制度（皆保制）**に基づき，被用者保険を中心とする**社会保険（社保）**
と，地域・自治体を中心とする**国民健康保険（国保）**がそれに当たる。

　先進国の立場にある日本は，2013 年 6 月に表明した「国際保健外交戦略」
のなかで，世界の UHC 実現に向けた支援を掲げたが，果たして我々は自国
の医療保障制度を世界に誇れる制度と信じていてよいのか，国民の立場から
は肯定できても支払う患者の立場や診療報酬を請求する医療者の立場からは
いかがなものか——UHC の原点に戻って考え直してみたいものである。

　日本は経済的に豊かであるがゆえに UHC が早くから成立したとの誤解を

世界に与えていないか，経済支援すれば日本同様の UHC が完成すると誤解していないか——など，市場経済との関連からも考えてみる必要がある。日本の皆保制が金銭には代えられない国民の努力の賜物であることは国際的に評価されていないように思う。

　日本の診療報酬請求書・明細書審査制度である **Peer Review System (PRS)** を参考にした隣国では，情報技術（IT）が優先されすぎたためか，審査員が医師・歯科医師でないためか，医師が泣き寝入りさせられているとの話も聞く。また，筆者がベトナムで日本の制度を紹介したところ，PRSはあまりにも日本的で，共産主義国といえども馴染めないと批判された。

　日本の医療保険制度には医療者が率先して守るという気概があり，医療者による地域住民に対する無償健診などのボランティア行為が根底にある。逆に言えば，それがあって初めて成り立つ制度だということだ。患者のために役立ちたいと願っているのが医療者の本心である。ただ，そのためには医療者の心豊かで健全な生活が経済的にも保障されていなければならない。

　医療保険制度は患者のためであると同時に，医療者の専門職業性を維持するためにも配慮されていなければならない。それら両面を考慮するのは行政の仕事だが，患者，家族，医療者が，医療の社会資源や制度を自分たちの問題として考えていく必要がある。それがあって初めて医療提供体制は存続する。

　さらに，この皆保制を持続的に維持するためには，いわゆる国連の推進する **SDGs（Sustainable Development Goals）** の「**標的3**」（「**すべての人に健康と福祉を**」）に取り組まなければならない。特に日本では高齢化が急速に進んで少子化世代に頼らざるをえない時代に，社会構造や経済状況の変化に即した改革が求められている。国の政策もさることながら，行政も中央社会保険医療協議会等を通じて，あの手この手と医療の取組みを改善しているつもりらしい（第2編第1章）。2年ごとの診療報酬改定も，医療現場からみると，評価基準の変更や医療従事者の働き方改革が，かえって地域医療に悪影響を及ぼすこともありうる。恒例の改定も，事務方に任せるのではなく，批判に終わることなく，患者側に寄り添う医師が積極的に対応できる実力や具体的提案力を付けておきたいものである。まずは，皆保制の仕組みと現場を理解して，目標の2030年と言わず，我々でもできる CSV（Creating Shared Value：共通価値の創造）で発信を続けていこう。

2　医療関連の法律は憲法第 25 条に基づく

　日本の医療保険制度の根幹は**憲法**にある。

　憲法第25条では，「すべて国民は，健康で文化的な最低限度の生活を営む**権利を有する。国は，すべての生活部面について，社会福祉，社会保障及び公衆衛生の向上及び増進に努めなければならない」**と定め，その条文に基づいて健康保険法をはじめとする様々な健康・医療関連の立法が行われている。

　その関係性に基づけば，「患者のためにしたことが健康保険法や療養担当規則に違反していることは承知しているが，憲法第25条に従って行動している」と見得を切ることもできそうだが，それが社会で通じるかは別問題である。また，医療訴訟などを，憲法第38条の黙秘権や強要自白の拒否で乗り切ろうとしても，民事訴訟法第159条第1項で「相手方の主張した事実と争うことを明らかにしない場合には自白したものとみなす」となってしまう。保険診療を，本筋から離れた法律適用技術や解釈問題にしてはならない。

　患者側に立脚した健康や医療の問題は，自分の心身を日頃から知っていてくれる医師，つまり，患者が選んだかかりつけ医に自由に相談できて，そこから，専門分野に照会してもらったり，入院できたり，退院後の面倒も見てもらえるというのが日常的でありたい。そういう生活パターンが身についていないと，自分で専門医を探し，いつまでも大病院を転々と彷徨することになりかねない。医療法のかかりつけ医機能とは，身近な地域における日常的診療，疾病予防措置その他の医療提供を行う機能：総合的かつ継続的に行う

■図表1　保険診療の法令

```
法律：健康保険法，各共済組合法，船員保険法等の被用者保険，国民健康保険法，
 ┌──┐   高齢者医療確保法（後期高齢者医療），（公費医療：生活
 │72条│   保護法，障害者総合支援法，母子保健法，感染症法，精
 └──┘   神保健福祉法等）
   │
   ▼
 ┗━▶ 厚生労働省令：療養担当規則
      ┗━▶ 告示：診療報酬点数表。施設基準や各種様式
           ┗━▶ 通知：告示の補足説明

 健康保険法  76/58条：審査支払機関査定/不正利得徴収（保険者への返還）
          73/60条：厚労大臣の指導/診療録等の提示（215/210条：罰金）
          80/81条：保険医療機関指定/保険医登録の取消し

 関連法   医療法6/7条：医療情報の提供・広告/機関開設・病床種別
        医師法19条：義務診療（応召）と診断書等交付義務
          20条：無診察治療等の禁止    21-23条：医師の業務
          24条：診療録記載及び保存義務（50万円以下罰金）
        医薬品医療機器等法：添付文書：商品名，一般名，組成，効能・効果，用法・用量，
          警告，禁忌，原則禁忌，使用上の注意，薬物動態，臨床成績，性状，備考等
```

機能，時間外診療を行う機能，病状急変時等に入院など必要な支援を提供する機能，居宅等において必要な医療を提供する機能，介護サービス等と連携して必要な医療を提供する機能の5項目である。なお，日医・四病協合同提言ではかかりつけ医を「何でも相談できる上，最新の医療情報を熟知して，必要な時には専門医，専門医療機関を紹介でき，身近で頼りになる地域医療，保健，福祉を担う総合的な能力を有する医師」と定義している。

3　療養の給付と契約診療とは

　すでに述べたように，**憲法第25条の健康生活権利を保障する関連立法**が国民皆保険制度維持の原動力になっている。それを支える保険医，保険医療機関は，保険診療と保険請求によってその生計を立てているわけだが，そこには各種関係法令があって，これを知らなければならない。

　多くの法令があるなかで，保険医の多くはその詳細は知らずに診療しているが，公布されている以上は「知らない」ことを理由に，行政処分や処罰を免れることはできない。つまり，保険医や保険医療機関指定の登録票を受け取ったからには，自らの意思で登録し，医療保険各法の規定（保険診療ルール）を熟知しているということになる。また，医師法第4条では「医事に関し犯罪又は不正の行為のあった者」には免許没収，第7条2項では「医師としての品位を損するような行為があった時」は戒告，3年以内の医業停止，免許取消しの処分が待っていることを自覚しておく必要がある。なお，保険医は保険診療に関して，厚生労働大臣の指導（個別，集団）を受ける義務（健康保険法第73条）があるので，地域厚生局の指示に従うこととなる。

　保険医療機関は健康保険法第70条で省令の定める「**療養の給付**」を担当することになる。国民は公的医療保険に加入して（国民皆保険制度），医療行為（現物）が先行し，費用は診療報酬請求書・明細書（本書では後者をレセプトという）の審査を経て，保険者から医療機関へ事後支払いとなり（**現物給付**），かつ患者は受診医療機関を自由に選択できる（**フリーアクセス**）。

　図表2に示すように，患者は保険医療機関の窓口で一部負担金を支払い，残りの費用は，保険者から審査支払機関を通じ，保険医療機関に支払われる。これが，保険者と保険医療機関との間で交わされた公法上の「**契約診療**」と言われる所以である。ただし，健康診断は療養給付の対象ではない。

　療養給付＝保険診療である。保険診療の範囲は，健康保険法下の療担規則第1章「保険医療機関の療養担当」で定められているとおり，診察，薬剤・治療材料の支給，処置・手術等の治療，居宅における療養上の管理およびそ

■図表2　社会保険医療の仕組み：療養の給付・費用負担の流れ

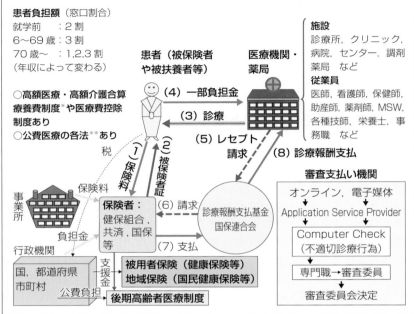

*世帯単位で医療保険と介護保険の自己負担額の合計で「自己負担限度額」を超えた分の金額が支給
　される。高額医療合算療養費制度では毎月の医療費が一定金額を超えると差額を還付してもらえ
　るうえ，4回目からは『多数回該当』が適用される。
**公費医療：生活保護法，障害者総合福祉法，母子保健法，感染症法，精神保健福祉法ほか

の療養に伴う世話その他の看護，病院または診療所への入院およびその療養
に伴う世話その他の看護の5種類であり，医師が中心であることを忘れては
ならない。介護や看護さえ，医師の指示がなければ動けないことが多い。
　保険医はこのような国民皆保険制度の中心であることに誇りをもつと同時
に，これを維持するための主体的な熟考や（医師会や学会の保険委員会など
への）意見具申を怠らないようにしたいものである。

4　健康増進と予防は保険診療の対象ではない

　日本の医療保険制度はUHC（p.2 1参照）の一環と位置づけられるが，UHC
のすべてが医療保険制度による療養の給付（保険診療）の対象となるわけで
はない。UHCには「**健康増進と予防**」も含まれるが，それらは保険診療の

対象外となる。

　健康増進法（2003年）は疾病の早期発見と予防を目的とするもので，「医療者を含む健康増進事業実施者は，健康教育，健康相談その他国民の健康の増進のために必要な事業を積極的に推進するよう努めなければならない」（第4条）とされており，定期的健康診査（健診）や特定疾患検査診断（検診）についても規定されている。しかし，健診あるいは検診は療養には当たらず，保険診療の対象とはならない。

　療養が必要になった場合に初めて保険診療が開始されることになるのである。つまり，医師が治療の必要性に関与しない限りは初診料も検査料もレセプトに挙がってこない。健診や自他覚症状のない段階での胃がん，乳がん，肺がん，子宮がんなどを発見するための検査は療養給付の対象にはならないし，保険診療にも該当しない。逆に，健診や検診で根拠のある陽性所見から，精密検査を必要とする場合に初めて保険診療扱いとなる。

　また，感染症法の目的である「感染症の発生の予防及びその蔓延の防止」は保険診療の対象にはならない。ただし，その治療については同法第6章医療により保険診療の対象となる。健康診断については同法第13章費用負担で細かく決まっている。

5　診断・治療・機能回復・緩和医療は保険診療の対象

　どんなに綿密な予防対策を行っても，いったん罹患してしまえば医療者の出番となる。まずは，治療の前に的確な診断が行われていなければならない。Primary health care（PHC）に始まり，移植・再生などの先進医療に至る過程には，日進月歩の診断技術向上と斬新な治療技術向上を伴って，幅広い多彩な医療が展開されている。

　そこには医療者それぞれの職種に個々の法律があって，義務と権利が主張されている。その職種連携の医療現場と皆保制のなかでどのように公平・適正に診療していくかを定めたのが「**療養担当規則/基準（高齢者）**」である。

　患者が罹患後の治療経過において，日常生活と社会に適応する権利と資格の回復を最大限にもたらすことがUHCの最終目標である。病気は治ったが廃人や病人にしてしまっては，費用が無駄になるだけでなく，WHO憲章にも反する。たとえ後遺症や障害が残ったとしても，それを克服して自立し，心身と社会生活の機能を回復させる技術と方法を促進していかなければならない。そこにリハビリテーション医療と社会資源が求められている。

　他方，機能回復不能となった場合でも，緩和医療について充実させてきた

のが近年の日本の保険診療である。

6 複雑な医療保険制度

　健康増進と予防については全国民が対象であり、その受益も全国民に還元されるので、国家財政の配分は当然であるが、治療や機能回復に関しては患者個人の問題であるだけに、国家の全面的責任にはできない。

　他国と違う日本の健康保険制度の細やかな芸当は、国庫補助をしながら個人にも負担してもらうという複雑な制度にある。**被用者保険制**は企業単位で職域連帯の自律性をもたせているのに対して、**国民健康保険**は企業単位に組み込めない個人を地方公共団体に管理させている。

　前者では、企業別健康保険組合が成立しない場合は**全国健康保険協会（協会けんぽと略す）**に所属させることになっており、それはすでに政府管掌ではなくなっている。後者も（2018年4月から）都道府県が保険者となり、国は補助はしても財政的責任を取らない仕組みとなっている。

　さらに、高齢者については医療費が嵩むので、2008年からは**高齢者医療確保法**の美名のもとに、前期高齢者については保険者間で財政調整を行うとし、後期高齢者については広域連合という保険集団にして被保険者資格を変えるという巧妙な制度を考え出した。

　このように複雑きわまる医療保険制度の下でも、医療者は、被保険者ごとに異なる保険料や窓口一部負担金に対応した診療となるような医療差別を行っているわけではない。しかし、診療報酬請求や審査は社保、国保、後期の3者に区別して各個独自性をもっているので、三者三様の対応が必要になる。

　保険者間での保険料差異や不平等感は生じるが、だからと言って医療者側がその責任を負わされるのは筋が違う。医療者側は、従来のように高額保険料納入者の苦情を聞いたり、低額納入者の誤解を解く立場にはない。被保険者は患者として医療機関へ問題を訴えても聞いてもらえないものだから厚生局へ訴えることになる。厚生局も法律に違反した医療行為でない限りは取り合わないので、患者は行き場を失うことになる。だからと言って、レセプト審査機関へ訴えてくる患者もいるが、誰も所属の保険者や管轄の保健所へ相談する方法を教えていないようだ。そのためか、保険者も保健所も対応の仕方を知らないことが多いようで、今後の課題であろう。

　このように、日本の医療保険制度には様々な問題がある。たとえ医療者個人は無力であっても、医師会を通して、あるいは保険者団体を通して、厚生官僚とともに日本の医療保険制度を改善していきたいものである。

7　生活保護法（生保）と「支払い可能な費用」

　皆保制といっても，保険料が払えない者，困窮のため最低限度の生活を維持できない者に対しては**生保による医療扶助**により医療の給付を行う。医療保障制度としては，健保，国保等の医療保険制度，感染症法，障害者総合支援法等があるが，最終的な医療保障はこの医療扶助が担うことになる。

　なお，生保の診療方針および診療報酬は健康保険の例によることと規定されているため，医療者は医療差別をしていないはずなのだが，保険審査なしの無制限な診療が可能であると誤解を受けている場合もあるので，注意が必要である。そのような事例や誤解もあって，生保の医療扶助については給付抑制の動きもある。しかし，UHC のいう「支払い可能な費用」については，医療費は何を基準にしてどのように決定するのか，支払い可能性をどこまで追求すべきか──について十分に検討したうえで結論を下す必要がある。現実的に，生保は国保や基金と別枠で査定されている。

　医療費に関して言えば，生保の給付を抑制する前に，まずは医療費の3分の1を占める薬剤・材料費についてきちんと検証する必要がある。例えば，薬価算定基準について厚労省は 200 頁に及ぶ説明をしているが，例外が多すぎて，製薬会社や薬価申請者は都合のよい部分のみを強調してくる傾向にある。医療機器についても同様である。患者や医療者も申請する企業に対抗できるだけの実力とデータをもちたいものだ。

　医療費の支払い可能性については，昔の赤ひげ先生的発想が通じない時代だが，医療者は行政寄り，行政頼りではなく，患者側に立脚した主張を声高にすべきではないか。個人の保険料と，個人の集合体である企業や地域により成り立っている医療保険制度における連帯感を，医療者個人も共有し，受益者と医療者との国民的連帯感をもちたいものである。

　UHC は国家経済の上に成り立っており，政府や財政のやり繰りでどれだけ国民への医療サービスが供給できるかが問われている。しかし，長寿国では市場経済学の裏で医療者の金勘定を超えた，国民的連帯感に基づく努力があることを強調したい。例えば，地域包括ケアシステムもその一つである。

8　保険診療の約束事と当局指導監査

　保険診療とは前述の健康保険法等の各法に基づく，保険者と保険医療機関との間の**契約診療**である。その契約診療における約束事，それが「**療養担当規則**」（保険医療機関及び保険医療養担当規則）である。

そもそも「療養担当規則」とは何か。

第1章では保険医療機関が行うべき「療養の給付」の範囲や患者の扱い方などの義務と権利，第2章で保険医の診療方針等，第3章で雑則が規定されている。第1，3章の事項は事務職員が行うことができても，第2章は保険医個人が担当する，医師以外立ち入ることができない領域である。そこには第12条（診療の一般的方針）から第23条の2（適正な費用の請求の確保）に至るまで，**保険医の診療の原則**が規定されている。

療養担当規則を元に決められた**診療報酬点数表**は，微細な点まで規定している。診療内容はレセプトとして保険請求することになるが，それを審査する側も，保険者も，監督指導する行政側も，共通の当該規則に従っている。

規定のなかには文言の解釈が異なる箇所もあるが，そこには再審査や協議の場もあり，点数表に規定されている以外の勝手は許されていない。

論争となる場面では，レセプト請求に至る根拠が必要になり，カルテ記載や貼付等，その証拠品が揃っていなければ，いくら口で説明し，患者に証言してもらっても，取り上げてもらえないことが多い。点数表に定められたとおりの請求でないと，査定や不正呼ばわりされても反論できない。そんな場合，審査機関からは支払ってもらえないだけだが，厚生局の**指導監査**では，図表3のような構成で講評を受けることになり，受けた側は改善結果を出すだけでなく，返還金が発生し，予期しない結果に見舞われやすい。

当局の指導は，①診療が医学的に妥当適切に行われているか，②保険診療が健康保険法や療担規則など基本的ルールに則って適切に行われているか，③診療報酬算定方法等を遵守して，診療報酬の請求根拠がカルテ等に記録されているか——の観点から行われる。その具体的な内容は，第1編第5章3と第2編各章で「指導のポイント」として述べる。

指導は，所属医師会の役員や都道府県の保険医療指導委員の立会いの下で，保険指導医療官または保険指導医と医療指導監視監査官がレセプト（調剤分も含む）控えと，その根拠となるカルテ（医師以外の分も含む），添付資料，フィルムや記録紙，患者に発行した書類のコピーなどとを対比しながら，療養担当規則並びに診療報酬点数表に掲載された告示，通則，通知，事務連絡が遵守されているかどうかを具体的に検証して実施される。

指導結果状況は5項目「医学的妥当性」「保険診療規則遵守性」「**診療報酬請求根拠性（カルテ記載）**」「**保険診療・診療報酬請求理解度**」「**返還項目件数**」について，多くは5段階で評価される。その総合判定は「**要監査**」「**再指導**」「**経過観察**」「**概ね妥当**」の4段階に分類され，記録が保存される。

よく遭遇するのは，保険医が「レセプトは事務の仕事だから，こんな請求

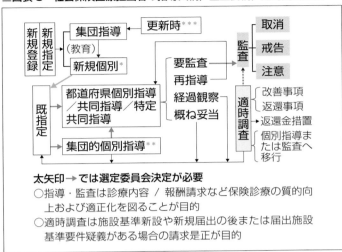

■**図表3　社会保険医療担当者の指導大綱，監査要綱，適時調査要領**

*不正不当が著明なら個別指導や監査に移行することあり。**高点数機関（平均点数が 1.2 倍以上の上位 8％ 以内）。***指導は 6 年ごと，適時調査は 3 年ごと。

をしているとは知らなかった」と責任逃れをしている場面だが，これは療担規則第23条2にある適正費用請求確保のための診療情報提供の努めが保険医にあることを認識していないことを証言しているに過ぎない。

　保険診療の質的向上と適正化のために作られた**指導大綱***によると，地方厚生局長が指名する技官および事務官等を構成員（都道府県の職員も参画可能）とする選定委員会が設置されており，ここで**集団的個別指導**および**都道府県個別指導**の対象となる保険医療機関等ならびに**共同指導**および**特定共同指導**の対象候補となる保険医療機関等について，選定基準に照らして公正に選定が行われている。必要と認められるときは，社保国保の各審査機関に意見を聴くこともできる仕組みになっている。

*https://www.mhlw.go.jp/seisakunitsuite/bunya/kenkou_iryou/iryouhoken/dl/shidou_kansa_11.pdf

9 「診療の一般的方針」

　レセプト審査の観点からすれば，まずは**療養担当規則**（以下，「**療担規則**」と略す）第12条に留意し遵守する必要がある。

　「保険医の診療は，一般に医師又は歯科医師として診療の必要があると認

められる疾病又は負傷に対して，**適確な診断をもととし，患者の健康の保持増進上妥当適切に行われなければならない**」という文言の意味するところを重く受け止めておけば，保険医として失格ということにはならない。

(1)「一般に」の解釈

この第 12 条で最初に出てくる「一般に」とは，特別な天才的医師や営利専念の医師などは対象外であり，大多数の医師が行う善良な診療を意味している。したがって，大多数の医師には思いつかないような過剰あるいは過少な診療行為はレセプト審査で俎上にのることになる。ただ，「大多数」の標準偏差値は決まっていないだけに，審査委員会の解釈や傷病名の頻度などによって，「一般に」の内容が変わってくる。ましてや医師と保険者では「一般に」の解釈に大差がある。

これを普遍的に統一することは不可能に近く，関係レセプトすべての統計処理で，切り捨て範囲を決定する以外にない。ただ，医療は教科書どおりではないし，患者は機械ではない。そのため，最終的には保険医のプロとしての考え方や経験，患者の希望や社会的環境など，複雑な要素が絡み合うことになる。そこに審査のむずかしさがあり，曖昧な幅が生じる原因がある。結果，個々の症例について患者の状態や診療を中心に置いて，**保険医，保険者，審査委員**（以下「三者」と略す）が討論して納得のいくところで妥協せざるを得ないことになる。実際，個々のレセプトについて，保険医や保険者の言い分が審査委員の言い分と異なるときに，**再審査請求**が行われる。ただ，その場合でも，医師同士の着目点は，保険者の理屈や事務職員の主張よりも，医療現場での患者の状態や診療を重要視することに留意してほしい。

(2)「適確な診断」の解釈

第 12 条における「**適確な診断**」についても意見の分かれるところである。検査機器や時間的余裕に乏しい医療機関では，問診・視触診・打聴診と保険医の知識だけで診断するしかないだろう。一方，機器や時間的余裕があっても，思いつく検査を次々と延々行って正確な診断に達することができないまま見切り発車することもある。

鑑別診断をどの順序でどこまでやればよいか，適確診断の範囲が規定されていないだけに，診断方法についても多種多様な見解があり，当然のことながら三者間の判断は異なる。しかしながら，第 19 条の 2 の「保険医は，診療に当たっては，健康保険事業の健全な運営を損なう行為を行うことのないよう努めなければならない」とする規定があるため，保険者や審査員の言い分には耳を傾けなければならないが，彼らもまた医療現場を理解して健全運営に協力してほしい。

(3)「妥当適切に」の解釈

第12条における，診療を「**妥当適切に**」行う基準がどこにあるのか，これにもいろいろな立場や見解があり，統一された基準は出しがたい。

しかしながら，診療は患者の健康保持増進が目的であって，患者の満足を基準にしてはならないということが原則となる。つまり，患者の満足のためだけに，療養上の必要があるとは言いがたい検査や投薬，入院などを実施してはならないし，ましてや明らかに不必要な診療行為に走ることは禁じられている。その必要性を審査員に納得させなければならない，ということだ。

患者や家族，入所施設の要望だけを理由に過剰な検査や繰返し入院を実施する医師も残念ながら皆無とは言い切れないが，医学的判断で保険診療を遂行できる保険医であってほしい。逆に，患者の高齢や認知症等を理由に，主治医のわがままで一方的に診療拒否するのではなく，他医や地域連携センターを利用する余裕をもちたいものである。

(4)「診療の必要」の解釈

第12条における「**診療の必要**」の解釈もむずかしい。

現行では，「診療の必要」がある疾病または負傷に対してのみ保険診療が許されているのであって，健康診断や研究目的の診療は対象外となる。したがって，無症状での検査や健診結果に基づかない検査は保険診療として認められない場合がある。疑い病名があればよいのではなく，疑った根拠がカルテに記載されていなければ査定対象になりうる。しかし現実には，必要以上の検査や研究目的と解釈されても仕方がない行為がある。当然，レセプト審査ではこの「診療の必要」が追求されることになるが，そのような誤解を招いた責任は提出側にあることも認識しておかなければならない。

また，次のような場合は保険診療が認められないこともあるので，医療機関としては，可及的速やかに患者所属の保険者（組合）や役所（国保）に連絡して確認等を行うべきであろう。

①家庭事情等のため退院が困難であると認められたとき
②闘争，泥酔または著しい不行跡によって事故を起したとき
③正当な理由がなくて，療養に関する指揮に従わないとき
④詐欺その他不正行為により，療養の給付を受けようとしたとき　など

当局や保険者の回答を書面のかたちで保存し，審査委員会から疑義をもたれた場合には必要に応じて提出するとよい。緊急の場合でも，電話での問い合わせ内容，日時，担当者名，返答を記録しておくのがよい。

＊　　　＊　　　＊

そのほかにも，第12条は抽象的な表現であるだけに，利用しがたい反面，

利用しがいも出てくる。つまり，審査委員会はこの条文を盾に医療者にも保険者にも要求できるが，逆に，要求された側もこの条文の解釈いかんによって再審請求ができるということである。

　この第12条に関連して，再確認したいことを以下にまとめてみよう。

----

(1)　保険医登録は医師免許に伴う自動的な処理ではなく，自分で地方厚生局へ申請する必要があり，それを医療機関が代行したにすぎない（健康保険法第64条）。

(2)　保険医療機関において診療する保険医は，「療養担当規則」の定めるところにより健康保険の診療に当らなければならない（健康保険法第72条）。

(3)　保険診療報酬の支払いを受けるには，保険医療機関において健康保険法，医師法，医療法等の各種関係法令の規定を遵守し，療養担当規則に基づいて医学的に妥当適切な診療を行い，診療報酬点数表に定められたとおりに請求を行う（健康保険法第76条と第145条，費用請求省令）。

(4)　保険診療の禁止事項
　①無診察治療等（療養担当規則第12条，医師法第20条）
　②特殊療法・研究的診療等（療養担当規則第18，19，20条）
　③健康診断（同第20条）
　④濃厚・過剰診療（同第20条）
　⑤特定保険薬局への患者誘導（同第19条の3）

(5)　前述の「一般に」「適確な診断」「妥当適切に」「診療の必要」に疑問をもたれるかもしれない医療行為に対しては，レセプト摘要欄に症状詳記をつける（療養の給付及び公費負担医療に関する費用の請求に関する省令）。

----

10 「転医及び対診」「診療に関する照会」「施術の同意」

　療担第16条（転医及び対診）では，専門外領域は他医への転医または対診を求めること，**第16条の2（診療に関する照会）**では，他医から照会があった場合には「適切に対応しなければならない」ことが謳われている。

　これらの条項の実施に当たっては，患者が納得する懇切丁寧な説明が欠けると，「患者のたらい回し」か「診療拒否」と受け取られかねない。

　一方，第16条の2において，「適切に対応」の文言を他医からの依頼事項を完全に実施することと誤解しているケースがある。例えば，PETの依頼を受けて実施し，レセプト請求すると，PETの通達規定に合致していないことから査定されて，結果として不利益を被る病院がある。審査決定後に，依頼元での履歴やCT検査結果を説明しても，後出しジャンケンの扱いになるので，依頼を受けた側が事前にPETの必要性を確認しておくことが必要となる。そのために予め自作の依頼書を紹介元施設に配布しておくところが

多いが，他院（紹介先）からの様式では，既定の様式11に合致していないとして，**診療情報提供料**が請求できないこともあるので注意が必要だ。

　また，**第17条（施術の同意）**では専門外を理由にみだりに施術業者の施術（柔道整復，鍼灸，あん摩・マッサージ・指圧など）を受けさせることに同意を与えてはならないとも謳っている。よくあるのは，患者の要求だけの理由で**療養費同意書**を交付してしまうことである。診察や検査なしでの交付は不適切として判断されるし，場合によっては診断責任が問われることにもなりかねない。**訪問看護指示書**などについても同様の留意が必要である。

11 「診療の具体的方針」（療担規則第20条）

(1)「診察」の方針

　診察においては，問診に始まり，患者の職業上および環境上の特性等を顧慮し，**服薬状況および薬剤服用歴を確認**しなければならない（緊急時を除く）とされている。なお，**往診は診療が必要な場合に行う**もので，医学的必要性もなく，患家の要請がない場合や巡視等はレセプト請求違反となる。

　各種の**検査は診療上必要があって行う**ものであり，必要性なく実施して検査後に疾患がわかったものについては健診・検診の扱いとなる（治験時を除く）。保険診療では，患者個々の症状や所見に応じて検査項目を適切に選択し，段階を踏んで適切に行うことを意味している。その検査結果を適宜評価してカルテにその要点を記載して，治療に反映させることが求められている。

(2)「投薬」の方針

　投薬は，必要に応じて行うが，治療上1剤で足りる場合には1剤を投与し，必要なら2剤以上を投与する。なお，同一の投薬は，みだりに反覆せず，**症状の経過に応じて投薬内容・量を変更する等の考慮**をしなければならない。栄養，安静，運動，職場転換その他療養上の注意を行うことにより，治療の効果をあげることができる場合には，これらに関し指導を行い，みだりに投薬していないことを明確にしておく。

　投薬に当たっては，新医薬品等とその有効成分，分量，用法，用量，効能および効果が同一性を有する**後発医薬品の使用を考慮**するとともに，患者が後発医薬品を選択しやすくするための対応に努めることとされている。

　投薬量は，「**予見することができる必要期間に従ったもの**」でなければならないが，厚生労働大臣が定める内服薬・外用薬については1回14日分，30日分，90日分を限度とする規定があり，過剰分は自動的に査定される。

(3)「処方箋の交付」の方針

　処方箋の使用期間は，**交付の日を含めて4日以内**と規定されている（長期の旅行等特殊の事情があれば，この限りでない）。

　無診察処方の裁判例を紹介する。被告（Dr）は対面診察せず，過去の問診票や第三者の話などを基に処方箋を交付しており，「病状を判断する情報として正確性に欠ける」，「医師でありながら，患者の生命，身体を危険にさらす行為を繰り返した」として提訴された。判決では，「診察していない3人分の処方箋計14通を交付した」とし，罰金50万円が命じられた。

（4）「注射」の方針

　注射は，下記の条件を1つ以上満たした場合に行う。

①経口投与により胃腸障害のおそれがあるとき，経口投与ができないとき，経口投与では治療効果を期待できないとき

②特に迅速な治療の効果を期待する必要があるとき

③その他注射によらなければ治療効果が期待できないとき

　注射薬は，患者に療養上必要な事項について適切な注意および指導を行い，その投与量は「症状の経過に応じたもの」でなければならず，内服薬・外用薬と同様，厚生労働大臣が定める注射薬については1回14日分，30日分，90日分を限度とする。

　内服薬との併用は，これによって著しく治療の効果を挙げることが明らかな場合または内服薬の投与だけでは治療の効果を期待することが困難である場合に限るとされ，混合注射は合理的であると認められる場合に行い，輸血・電解質・血液代用剤の補液は必要と認められる場合に行うとされている。

　注射においても，**後発医薬品の使用を考慮**するよう努めなければならないとされている。また，カルテには注射の必要性を記載しておきたい。

（5）「手術及び処置」「リハビリテーション」の方針

　手術は必要があると認められる場合に行うものであり，処置は必要の程度において行うとされている。

　リハビリテーションもまた，必要があると認められる場合に行うと規定されている。回復見込みがない無意味なリハビリは認められない。

（6）「居宅における療養上の管理等」の方針

　居宅における療養上の管理および看護は，療養上適切であると認められる場合に行うとされている。その必要根拠がカルテ記載から判断される。

（7）「入院」の方針

　入院の指示は，療養上必要があると認められる場合に行うものであり，単なる疲労回復，正常分娩または通院の不便等のための入院指示は行わない。また，患者負担で保険医療機関の従業者以外の者による看護を受けさせては

ならないと規定されている。

＊　　　＊　　　＊

以上が療養担当規則「**第2章　保険医の診療方針等**」の主な内容である。

　審査委員のレセプト審査は，主として第20条（診療の具体的方針）や第21条（歯科診療の具体的方針）に準拠しているかどうかを見るものであり，それは事務職員では対応困難な事項である。保険請求できなかったときには，事務職員を責めるのではなくて，保険医自身が，診療内容のレセプト反映方法などで審査委員の誤解を招かないよう対策を立てる必要がある。

　厚労省では，療養担当規則の内容が常に見直され，添削されている。したがって，療養担当規則は以前に読んだことがあるからと言って無視していると，重要と思っていた箇条が削除されていたり，細かく規定されていたり，表現が微妙に変化していることに気づかないで診療することになる。保険医としては，少なくとも診療報酬改定が行われる2年ごとには読み直す必要があるだろう。また，厚労省保険局医療課から，随時「疑義解釈資料」が都道府県や審査機関のほか関係各所に実施されて，一般にも公表されている。

12 診療報酬改定

　保険診療のあり方を直接左右する診療報酬改定についても触れておこう。

　厚労相の諮問機関として，**中央社会保険医療協議会（中医協）**が健康保険制度や診療報酬の改定について審議していることは周知のとおりである。

　診療報酬改定の基本方針を**社会保障審議会の医療部会と医療保険部会**の両部会が決め，それを受けて中医協で診療報酬改定の具体的な中身を審議する。**厚労省保険局医療課**が中心になって最終作業を進め，中医協がそれを厚労相に答申して，2年ごとの診療報酬改定となる。

　中医協は支払側委員7名，診療側委員7名，公益委員6名で構成されている。中医協のなかは，「**費用対効果評価専門部会**」「**診療報酬改定結果検証部会**」「**保険医療材料専門部会**」，診療報酬調査専門組織の「**入院医療等の調査・評価分科会**」などに分かれて作業が行われ，定期的に総会で報告されている。会議録は公開され，厚労省ホームページから閲覧できる。

　仮に現行の保険点数や保険適用に不満がある場合，それを直接，審査機関に訴えても効果はない。要望項目の必要性，有効性とそのエビデンス，患者の利益，医療経済的影響を記述し，実態調査資料を添えたうえで，関係学会などを通して上部団体に上申し，そこから中医協の医療技術評価分科会等に提案するのが通常の流れである。

　審査機関に専門学会が決めたガイドライン関連や所属団体の解釈を訴えたとしても，厚労省の診療報酬体系上の位置付けや解釈等がない限りは，参考にはしても厳密には審査に適用することはできないということを理解しておきたい。つまり，点数表の解釈権は保険局医療課のみにある。

　なお，診療報酬点数は政策誘導を意図して設定されたものも多く，必ずしも医療関係者の能力や技術，施設インフラ環境等を適切に評価したものではない。同じ初・再診料でも診療所が病院よりも有利に設定されているし，同じ手術手技でも術後合併症を起こしたほうが診療内容が増えて点数が上がることになる（ただし，DPC で調整されることになるが）。

13　医科診療報酬点数表の構成

　医療機関では，医師だけでなく，看護師，各種専門技師，コメディカル職員，医事課等の事務職員など多くの方々が共働している。我々の仕事は診療報酬につながっているので，その共通用語は点数表にあると言っても過言でない。これを知らなくても診療には差し支えないし，一々関連してくる点数を覚える必要はないが，点数表は，各人が仕事上どのようにかかわっているのかを理解するには，具体的な参考書のような存在となる。何が点数化されているのか，その分類くらいは理解しておきたい。本書では順番に説明していくが，点数表の分類通りに付帯するコードを付けておくので，関心のあるところや疑問があれば点数表を紐解いてみると参考になるだろう。

　点数表は大きく「基本診療料」と「特掲診療料」に分かれる。前者は初診から入院，入院加算を経て，短期滞在手術を扱っており，その分類とコード番号（A000-A400）は図表 19（p.77）に掲載する。

　後者は基準的診療行為に対する評価で，その分類とコード番号は図表 30（p.115）に要約したように，医学管理等，在宅医療，検査，画像診断，投薬・注射，リハビリテーション，精神科専門療法，処置，手術，麻酔，病理診断，放射線治療の 13 領域に分類され，それぞれの医療行為に対する出来高点数がついている。なお，この点数表とは別に診断群分類別包括支払制度（DPC／PDPS）が設けられており，そこで使用される分類番号やコードはまったく別物である（第 2 編第 4 章参照）。

　これらの診療行為は，後に詳述するレセプト上に反映されるわけだが，点数表内のコードは，そのレセプト内部コードとして扱われる番号や DPC コーディングとは無関係なので混同してはならない。これについては，第 1 編 4 章 4「レセプトの記載要領」以下の項で詳述する。

2章 新時代の診療体系を勝ちとろう！

Key words ▶ データヘルス改革，遠隔医療，AI，電子カルテ，混合診療

　内閣府は医療デジタル・トランスフォーメーション（以下 DX）推進本部をおいて，医療サービスの効率化・質向上の実現，国民の保健医療向上と最適医療実現の基盤整備の推進，関連施策の進捗状況等の共有・検証等の施策を始めた。厚労省でも「医療 DX 令和ビジョン」工程表に基づき，高質の医療サービスの下で安心して生活できる住民社会を目指し，地域の医療機関間の情報連携に**情報通信技術**（以下 ICT）ネットワーク構築等に取り組んでいる。具体的には，医療情報システム安全管理のガイドライン整備や情報システム間の円滑連携を目指した医療情報標準化，広域連携の実証事業等を実施している。

　第 4・5 章に記載される審査機関や指導監査機関の実務が，新時代の DX のなかで前進しようとしている姿を垣間見るのも，医療従事者の診療体系を考えるうえで参考になる。つまり，支払基金では審査システムの IT 化と全国統一化による点検ルールの標準化が実現し，基金支部の統合と地域の査定格差是正が推進されて，人工知能（以下 AI と略す）に有利な環境としての標準マスタができるであろう。

　他方，レセプト提供の DVD 化に伴って，レセプトの瞬時移動が可能になった。2022 年末から保険医療機関等管理システムが稼働しており，厚生局でも医療機関を指定して新規個別/特定共同指導対象レセプトを選定するべく，慣れるまでは面倒なレセプト抽出操作をして紐解かなくてはならない。

　DVD システム（CSV ファイル）では紙レセのように見ることができないので，今は選定レセプトを印刷してから指導用資料を作成しているが，レセコンと連携して作動する共通マスタ・コードとともに，レセプト算定モジュールをクラウド提供するようになる診療報酬改定 DX も始まるようだ。

　厚労省の目前の狙いはクラウド型標準電子カルテの開発とカルテデータの標準化によるビッグデータの活用であろう。また，**HL7-FHIR（エイチエルセブン・ファイア：医療情報国際標準規格）**によるプラットホームの構築により，レセプトデータの 2 次的利用も可能になってきた。今後の展開から目が離せない。

1 データヘルス改革による「保険医療記録共有」とは

　2017年にデータヘルス改革が始まって，厚労省は目指すべき8つのサービスを公表した。①**保険医療記録共有**，②**救急医療情報共有**，③**健康スコアリング**，④**乳幼児期・学童期健康情報の一元管理**，⑤**データヘルス分析関連サービス**，⑥**科学的介護データ提供**，⑦**がんゲノム**，⑧**人工知能（AIと略す）**。

　いずれも大なり小なり診療に関連するのだが，ここでは最初の項目「保険医療記録共有」だけに注目して，現行のシステムを眺めながら，今後の方向性を予測し，どのように準備するべきかを考えていただきたい。

(1) 保険医療記録共有サービスの制度

　厚労省の保険医療記録共有サービスは，初診時等に医療関係者が患者の過去の健診・診療・処方情報等を共有するシステムである。改革基盤となっている**「オンライン資格確認システム」**は事務的なもので，マイナンバーカードのICチップを医療機関の窓口で読み取ると，患者の保険資格の有効性や高額医療費限度額適用認定などが瞬時に確認できる。資格情報を連結させて支払基金・国保中央会は一元的に医療保険を管理することにもなり，医療機関への支払いも早くなるものと期待したい。

　当該サービスの本来の狙いは，医療機関ごとに行われている検査・投薬の重複を減らすことにある。地域単位のネットワークで完成しているものを，全国規模で情報共有する仕組みが必要になってきている。ひいては，患者が全国どの医療機関を受診しても，初診時から過去の診療情報が把握できる共有サービスが可能になりつつある。患者も自身の一元化した情報を確認できる**（政府管掌の個人用マイナポータル）**。このマイナポータルには，個人の予防接種や，乳幼児健診・学校健診・特定健診・個人健診（人間ドック）等も連結している。しかし，一元化されたデータをどのように活用するか，後述のAIがどこまで進むかは，医療者にも責任がある。

(2) データ活用への課題

　レセプトの全国データは何十年分も蓄積されており，プログラムさえ組めば，どのようにでも利用できる**ビッグデータ**になっている。ただ，それが医療現場を正当に反映したデータかどうかを考える必要がある。プログラマーやシステムエンジニアの医療現場の理解度も重要な要素になる。

　著者は5年ほど支払基金顧問医のコンピューター委員として，毎年，千以上もの疾患名について検討していた。同じ疾患について何十という傷病名がつけてあるため，数週間かけて6名の委員で病名の取捨選択を行い，各支部審査委員会の専門家による検討を経て，数カ月がかりで決めてきた。しかし，

これも 10 年ごとに見直さないと，時代の流れにはついていけない。データの妥当性の検討や見直しには慎重な検討と見直しが必要となる。

　他方，安全管理が必要な医薬品の薬剤名（約 5150 個）をレセプトに明記していない事例や，投薬日数や投薬量が制限されている医薬品（約 200 個）の数値過剰事例等の選別のように，審査委員の目を通さなくてもよい種類のレセプトチェックは IT 化させたほうがよい。しかし，次項にも関係する「地域医療情報連携ネットワーク」で患者の電子データを共有することになっていても，実際には，情報共有の患者同意説明が面倒であり，医療過誤や過剰医療の発覚を懸念して診療内容を見せたくない等の理由から，形骸化していくものもある。IT 化におけるデータ利用には課題が山積している。

　また，「次世代医療基盤法」によって，一人ひとりの医療情報から匿名加工医療情報が作成されて，医療や健康の先端的研究開発が促進され，健康長寿社会が形成されることになる。自分たちの作成したカルテや検査データ，レセプト内容がどこでどのように使用されているかは監視し続ける必要がある。これらのデータが真実を反映しているとは限らないからである。

2　遠隔医療はこれでよいのか

　保険医療では対面診療と対物診断が原則ではあるが，**電話等再診**に始まり，**テレパソロジー，遠隔画像診断，遠隔モニタリング加算**，そして今やビデオ通話が可能な**オンライン診療**（以下 OLM）というように，時代の流れとともに，保険医療体系にも変化がみられるようになった（図表 4）。

　個人診療においても，開業医の医療法人化，在宅医療重視，その連携拠点事業，在宅オンライン化へと，診療形態が変化してきた。病院でも，各種施設基準が進歩して，それらの加算点数を上手に取り入れて，従事者を含む医療資源を活用することが必須の課題になっている。そして今や，ICT を導入していかに遠隔診療をするかが問われている。電話再診すら電話機能の付いた SNS（ソーシャルネットワークシステム）を患者側が使用するようになり，医療者側の対応が求められている。

　在宅医療がオンライン化していくなかで，病院相互間でも ICU をはじめ専門領域ごとのオンライン化が始まっている。患者を直接に診療しない遠隔診療には多々の問題点があるのも当然であるが，それを許可した厚労省側にも見張り役がいなければ，過剰診療や不正診療を防ぐことはできない。この見張りには人的能力を超えたものがあるので，瞬時に見破る ICT を導入することが求められる。データが積み重なるまでの数年は，人力による審査に

■図表4　診療報酬にかかわる遠隔技術等（英数字は医科診療報酬点数表内のコード）

遠隔診療技術	関係する診療報酬項目
電話	A001「注9」電話等再診*
テレパソロジー（遠隔病理診断）	N003 術中迅速病理組織標本作製 N003-2 迅速細胞診（デジタル病理）
遠隔画像診断	E001 写真診断／E004 基本的エックス線診断料／E102 核医学診断／E203 コンピューター断層診断
遠隔モニタリング（遠隔モニタリング加算**）	C102「注3」在宅自己腹膜灌流指導管理料／C102-2 在宅血液透析指導管理料「注3」 C103 在宅酸素療法指導管理料（注2） C107-2 在宅持続陽圧呼吸療法指導管理料「2」（注2） B001「12」心臓ペースメーカー指導管理料（注5）
情報通信機器を用いた診療（オンライン診療，ビデオ通話）	A000 初診料（注1）***／A001 再診料（注1）／A002 外来診療料（注1）（注11：看護師等遠隔診療補助加算）／A234-2 感染対策向上加算／A246-3 医療的ケア児（者）入院前支援加算（注2） B000 特定疾患療養管理料（注5） B001「1」ウイルス疾患指導料，「4」小児特定疾患カウンセリング料，「5」小児科療養指導料，「6」てんかん指導料，「7」難病外来指導管理料，「8」皮膚科特定疾患指導管理料，「9」外来栄養食事指導料，「18」小児悪性腫瘍患者指導管理料，「22」がん性疼痛緩和指導管理料，「23」がん患者指導管理料，「24」外来緩和ケア管理料，「25」移植後患者指導管理料，「27」糖尿病透析予防指導管理料，「31」腎代替療法指導管理料，「37」慢性腎臓病透析予防指導管理料 B001-2-3 乳幼児育児栄養指導料／B001-3-2「1」ニコチン依存症管理料1／B001-3-3 生活習慣病管理料（Ⅱ）／B001-9 療養・就労両立支援指導料／B004，B005 退院時共同指導料1・2 B005-1-2 介護支援等連携指導料／B005-6「2」がん治療連携計画策定料2／B005-6-4 外来がん患者在宅連携指導料／B005-8 肝炎インターフェロン治療計画料／B005-11「1」「2」遠隔連携診療料**** B008-2 薬剤総合評価調整管理料（注3） B009-2 電子的診療情報評価料（CD-ROMは不可。ネットワーク画像） C002 在宅時医学総合管理料*1／C002-2 施設入居時等医学総合管理料*1／C005 在宅患者訪問看護・指導料／C005-1-2 同一建物居住者訪問看護・指導料／C011 在宅患者緊急時等カンファレンス料／C013 在宅患者訪問褥瘡管理指導料／C014 外来在宅共同指導料／C015 在宅患者緊急時医療情報連携指導料／C101 在宅自己注射指導管理料／C107-2 在宅持続陽圧呼吸療法指導管理料「2」（注3） I002 通院・在宅精神療法「2」（注12）／I016 精神科在宅患者支援管理料（注5） M000「注4」遠隔放射線治療計画加算*2

* 外来管理，地域包括診療，認知症地域包括診療，感染症防止対策3種類，抗菌薬適正使用体制，医療情報取得，看護師等遠隔診療補助の各加算は併算定できない。

** 指導・管理に関する内容についてOLMを行っても当該加算の点数に含まれる〔第2編6章（6）〕。

*** ア）離島へき地の患者で直接対面診療が困難，イ）酸素療法，難病，糖尿病，高血圧，アトピー性皮膚炎，褥瘡，脳血管障害，癌の在宅患者病状急変時等に療養上必要な継続的助言・指導を行う。

****「1」は診断目的で，「2」は治療目的で，難病またはてんかんの専門医師と情報通信機器を用いて連携診療を行う。

※1 注15 在宅医療情報連携加算

※2 緊急時放射線治療計画を，情報通信技術システムを利用して別医療機関と共同して策定する。

なるであろうが，病院間で行われている ICT のなかに審査用 ICT をもぐり
こませる仕組みは必要になるだろう。

　OLM が普及するとそのデータが蓄積されていく。これをどのように利用す
るか，関係者は待ち構えていることと思うが，医療情報の利用の促進を図る
前に，情報の質の評価を行うことが重要である。つまり，診療の質の指標を
設けて，その評価を行い，登録データの標準化がなされなければならない。
このようにしてデジタル化された医療情報は今後の診療システムの変革をも
たらすであろう。遠隔診療と同義の OLM によって，医療機関ありきではなく，
患者を主体とした IT 医療が目前に押し寄せている（図表5）。

3　オンライン診療（OLM）はどうなっていくのか

　遠隔医療とは情報通信機器を活用した健康増進，医療のことであるが，そ
の算定にあたっては，実施に関する指針や算定条件があるので，留意してお
かなければならない。2022 年度改定では，2018 年改定で新設されたオンラ
イン診療料（A003）が廃止され，初診料・再診料・外来診療料に組み込ま
れるかたちで恒久化された。患者の発する音や声，顔色や皮膚，動作などか
ら読み取る診断力やスクリーン画像の読解力が問われる時代になってしまっ
たとも言える。挙句には，遠隔にいながら，医師自身の頭脳や感覚を経るこ
となく，診断支援 AI に依存するようになってしまうかもしれない。病院で
行われていた画像診断や CT 診断が，電子カルテに自宅からアクセスして読
影するシステム（Dr. ネットや PSP システム）に移行すると，読影専門医の
補充にはなれど，その安全性や労働時間の管理等には問題が残る。

　オンライン診療は，今のところ，施設基準と届出さえクリアしていれば，
査定されることはほとんどないようである。しかし，適時調査や新規個別指
導などでは，不必要な遠隔診療や不十分なカルテ記載がある場合には，当該
保険点数の返還が求められるので，軽率な適用や不正は慎むべきである。

(1) オンライン診療（OLM）のメリット

　OLM については地域での運用が注目されている。診療の質が担保できて
いるかどうかが課題だが，特に高齢者，障害者，難病患者，遠方で交通不便
の患者などの通院の利便性を図るのに利用されており，それ以外の患者にと
っても，普段質問できないことや病気とは無関係の問題でも，間接的ながら
医師にゆっくり聞いてもらうことができるというメリットがある。

　使用されるデバイスには，テレビ電話，スマホやタブレット，他にも業者
が開発したオンライン診療システムがあり，簡単に使えて，胸部聴診や皮膚

■**図表5　オンライン診療（OLM）の留意点**

1	診療行為を含まない OLM 前相談で得た情報も，カルテ記載が必要である
2	オンライン受診勧奨では，診断名や治療方針の伝達・投薬等の OLM に分類される行為を行ってはならない
3	応答マニュアル事業や産業医業務の電話対応や医師判断を伴わない遠隔健康医療相談には OLM が適用されない
4	OLM の基本理念は，アクセスの容易性を確保して医療の機会を増やし，日常生活情報取得による医療の質向上と患者の能動的治療参画（最大効果）を目的としたもの
5	オンラインとはいえ，医師患者間の信頼と守秘義務，診療行為の責任，医療の質の確認と患者安全の確保，診療限界の情報提供，医療上の安全性・必要性・有効性の担保，患者の求めに基づく提供の徹底が追及される
6	厚労省／総務・経産省策定の医療情報システムの安全管理ガイドラインを遵守する

＊ OLM やその情報活用に対する厚生局の指導ポイントは 2 編 2 章 7 の (3)(4) を参照。

の観察なども可能にしてくれる。特に，生活習慣病では日々の体重，血圧，脈拍などを患者が入力する項目（バイタルログ）の管理が大切になるし，画面越しに患者の生活環境がリアルに見えるメリットもある。バイタルログも腕時計型などのウェアラブルなデバイスをつけてもらえば，主治医へ計測値が自動送信されるようになる。

　このように医療の質を向上させ，明日の医療政策をも変えうる OLM には，対面診療とは異なる価値もあり，併用することで治療効果を上げることもできる。在宅医療でも画像と声で，ある程度の緊急性がわかるので，医師の労働時間や往診移動時間の短縮も期待できる。さらには，離島などの医療過疎地でも標準的治療が受けられるであろうし，専門医の見識を必要とする場合でも遠隔医療システムが利用できるようになる。このことは，都会と田舎の医師の偏在問題も，一般開業医と地域基幹病院（専門医）との連携構築問題も，ネットワーク環境とインフラの整備さえ揃えば解消されることを暗示している。将来は専門外科医による遠隔ロボット手術，離島での ICU や専門外来，山村での 3 次救命救急も夢ではなくなりつつある。

　医師にとっても，通院回数の軽減化や外来診療の負担軽減だけでなく，救急・災害・夜間休日対応などでも遠隔診療が可能になればトリアージも可能になり（現行では不可），仕事に余裕ができて，働き方改革にもつながる。一人診療でも，ネットを通じたカンファランスや治療方針決定への専門的協力依頼などもできるようになってきた。投薬や服薬指導についても，在宅で完結できるシステムは，外出が不自由な在宅患者や高齢者のみならず，平日受診が困難な働き盛りの若壮年層患者，子育て中の母親にとっても便利なものとなる（図表6）。また，2023 年 1 月 26 日からは**電子処方箋**の本格的運用が始まった。電子処方箋に関しては，リフィル処方箋や院内処方情報等の追

■**図表6　オンライン診療：投薬**＊

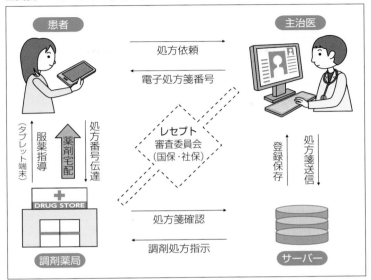

＊厚労省の「電子処方箋の運用ガイドライン」は次の URL にあるが，一部改正があり
　うるので，その都度確認しておくとよい。別添として電子処方箋 CDA 記述仕様が
　ある。https://www.mhlw.go.jp/content/10800000/000936480.pdf
　なお，「オンライン診療の適切な実施に関する指針」は https://www.mhlw.go.jp/
　content/10800000/001233212.pdf から入手できる。

加に伴って，その用法コード・マスターも整備されてきた。なお，電子処方
箋発行時の電子署名には，医師資格証（HPKI カード）を使う。

　ただし，オンライン診療では新患の場合，保険受給資格や本人確認，患者
のなりすましや虚偽の訴え・症状・所見陳述をいかに見破るかにも注意しな
ければならず，オンライン医師の責任は重大である。

(2) OLM 上の留意点

　さて，厚生労働省は，OLM を，遠隔医療のうち，**「医師－患者間において，
情報通信機器を通して患者の診察および診断を行い診断結果の伝達や処方等
の診療行為をリアルタイムに行う行為」**と定義しており，そのガイドライン
を定めた（図表7）。注意事項，連絡事項，事務連絡（Q&A），対象患者など
を医科点数表にも記載している。

　前述の電子処方箋では紙の処方箋から脱却し，調剤情報共有システムによ
ってリアルタイムで患者情報がわかるので，重複投薬と併用禁忌のチェック
を行う。なお，電子処方箋には医師の押印に相当する HPKI（保健医療福祉

■図表7　オンライン診療（OLM）*指針の具体的適用

1	医師患者関係/患者合意：患者のOLM希望，医師のOLM限界と対面診療組合せの説明等のカルテ記載
2	適用対象：心身状態の情報，事前情報の確認，かかりつけ医，診療前相談，在宅療養支援診療所との連携，禁煙外来，緊急避妊，生活習慣病等の慢性疾患（継続的医学管理，服薬コンプライアンス等の向上）
3	診療計画（2年以上保存）：疾病名，治療内容，頻度，タイミング，予約制，使用通信機器，対面切替え条件，患者診察協力の必要性，急病急変時の対応方針，複数医師，セキュリティリスクの責任範囲，急変時の他医療機関紹介想定と情報提供体制
4	本人確認：医師・患者双方の身分確認方法（HPKI，マイナンバーカード等）
5	診察方法：リアルタイムの視覚聴覚情報のほか，文字・写真・動画などのチャット機能の活用もありうる。ただし，後者はOLMと区別して予め，伝達事項・範囲を決めておくこと。診察時間をアクセスログとして記録するシステムが望ましい
6	薬剤処方・管理：日本医学会連合「OLMの初診での投与について十分な検討が必要な薬剤」等のGL参照。ただし，初診では，麻薬・向精神薬，薬剤管理指導料1対象の薬剤等は処方しない。基礎疾患情報が把握されていない患者に8日分以上の処方は行わない。処方後の服薬情報把握とそのリスク管理に最大限努めること
7	提供体制：医師の所在，患者の所在，看護師・主治医介在状況，通信環境（情報セキュリティ・プライバシー・利用端末）等の医療機関が行うべき対策の詳記
8	研修：担当医師＝OLM責任者として，厚労省の研修を受講して，OLM実施に必須の知識（遵守事項・推奨事項を含む）を習得しなければならない

*https://www.mhlw.go.jp/content/10800000/001237765.pdf

分野の公開鍵基盤；Healthcare Public Key Infrastructure）カードによる電子署名が必要になる。当制度は医薬・生活衛生局総務課の所管である。

　遠隔医療システムを発展させるには，政府や行政側の法的処理（個人情報保護やセキュリティを含む）や責任の所在を明らかにするだけでなく，国民へのプロパガンダや教育など，国家的提案にしなければならないであろう。なお，医療情報システムの安全管理に関するガイドラインと用語集別冊が出ているので，すべての医療機関等の管理者は読んでおきたいものだ。

（3）将来的な懸念

　OLMには欠点も多々ある。こういう便利なシステムが流行するようになると，対面診療よりもネット診療が優先されるようになり，医師の触診や打聴診でなければ診断できないような疾患が見逃されるようになるであろう。さらには，遠隔診療をしていない病院には患者が来なくなり，医師もネット対応に追われて医療内容も変革せざるを得なくなるであろう。処方箋も患者とサーバー（調剤薬局の指定は不可）に同時発行されて患者が依頼した薬局から薬剤が郵送されてくるし，医療費の支払いもクレジットカードで決済されるようになると，便利を装う医療ビジネスが横行しかねない。そこにつけ

込む業者が現れて，いかにもタダで医療が受けられるかのような錯覚を起こさせる。やがて，オンラインのみとなり，対面医療は保険給付から外されかねない。国民皆保険制度の有難味が消えるだけでなく，医療そのものが崩壊してしまうのではないかという懸念もある。

　画面上の診療（問診と表情）だけで処方する事態をどのように監査指導するか，自費診療では見抜けない。医療機関を名乗るニセ診療につながりかねず，ネット上の医療機関ホームページ記載内容の違反指摘と立入り検査，診療の流れの実態調査，患者調査など指導監査の目が光ることになろう。

　最近では，スマホやタブレットを利用して自宅から診察予約をしたり，問診票画面から入力すると自動的に電子カルテに入って，医師はそれを確認するだけということが可能となった。また，投薬処方と同時に薬剤情報がスマホに送られて，患者は了解ボタンを押すだけで，その提供料（B011-3）が自動算定できる。他方では，その薬剤が調剤されて袋に入った時点で，届出されたスマホに連絡されるシステムもあり，患者にとっては，待ち時間の有効利用が可能になった。しかしながら，これらのシステムは医療機関独自のサービスであって，OLM として算定はできないが，将来的には，AI も含めて，電子サービス料なるものが算定可能になることを期待したい。現に診療情報提供料（I）（B009）は，施設基準の届出をすれば，その電子的診療情報評価料（B009-2）が算定できるようになった。

4　人工知能（AI）診療に任せてよいか

　AI による診療が本格的に始まろうとしている。病理組織検査や画像診断においても画像診断支援システムが発展途上にあり，様々な情報を収集して分析し，関連状況を入力して総合的に判断することに関しては，AI のほうが正確なこともある。病理組織や各種画像診断における AI の読影能力のさらなる向上が，読み落とし等の医療安全領域や早期診断分野での貢献に期待できる。事務処理においても RPA（Robotic Process Automation）を導入して，データの集計や加工を任せるようになれば，短時間で統計処理ができるので，患者対応に充てる時間を増やすことが可能になる。

　もちろん，そのプログラムを組むのは人であり，検査材料を作成するのも人であるから，機械が打ち出した診断が必ずしも完全正解とは言えない。しかし，最近では深層学習を活用した AI の高速度演算処理に用いられる GPU（Graphic Processing Unit）を組み込んで，内視鏡画像やエックス線／MRI 画像等の領域でも画像特徴量をリアルタイム自動解析で抽出するシステムが

開発され，今後の自動診断機はすべて，それを活用したものとなるだろう。

　著者はまだ超音波検査装置もない時代に AI 利用の虫垂炎診断装置を開発したことがある（Congress 84, American Association of Medical System Informatics, San Francisco, USA, 1984 年）。また，まだパソコンのない時代に阪大で大型計算機パンチカードを駆使して大腸癌と胃癌の患者予後診断法を開発したことがある（病理組織学的所見を含む大量データベースを基盤とする術後余命予測，某がん研究基金 1980 年）。前者では入力データの一つに腹部デファンスがあり，これを触診できない医師にとっては役に立たない代物であった。後者では約 50 項目について 500 人くらいのデータを入力していたので，5 年間ながら死亡時期を 80％の精度で予測できたが，学会発表の抄録を出す直前になって気付いたことがある。ヒトとして大自然の領域（いのちの予測）にまで立ち入るべきではないと。研究費を出していただいた機関には申し訳なかったが，発表予定を却下したことがあった。

　対話型 AI の Chat GPT を利用した診療やカルテ記載も出てきたが，AI を使うからには，その責任は使用者にある。その利用価値について盲信することなく，入力すべきデータの質はもちろん，精度管理や倫理管理がどのように行われているかをよく理解しておく必要がある。

　治療についても，ロボット手術装置に代表されるように，あたかも医師が考えず技術をもたなくても手術が完了するかの誤解を与えている。

　著者は自動痔核手術装置について学会発表し〔レーザー学会第 338 回研究会（医学生物学応用），東大阪 2005 年〕，某企業と共同研究をすることになっていたが，外科医としてあるまじき行為と反省して中止した。患者が便座に座ったら，レーザー棒が肛門内で回転して，痔核の診断をして，主流血管の部位を同定すると同時に，治療用レーザー棒に変身して，病変部の照射破壊・凝固止血をする装置である。

　ロボットにしても自動手術装置にしても，機械類は道具に過ぎず，必ずしも頭で考えるほど便利なものではない。その確実性，有効性，安全性など，一定の要件は法的にクリアしていても，医療機器の使用責任は医師にある。

　IT が進むと，その技術について医師は患者が納得するまで説明するわけだが，開発者でもない者がよくぞ自信ありげに説明できるものだと感心する。だが，本来医師がすべき技術を機械がとって代わる時代になりつつあり，その分，医師の仕事にも変化が出てくることになる。患者にとっても服薬時間・回数や飲み忘れ，受診忘れ，さらには受診すべきかどうかの状況判断まで AI が管理してくれるようになるであろう。

　政府も Society5.0 計画で AI 病院と称して，カルテの自動入力，画像診断，

最適治療法の選択等に特化したモデル施設を設けて，医療費の抑制や医師不足問題を克服しようとしている。他方で，各種画像の AI 自動認識研究を進めている JAMED（Japan Medical Research & Development）機構の活動にも期待が高まる。良いほうに向かうことを念願している。ただ，心の痛みや人の幸せについては AI の感知しないところである。

　対話型 AI の問診は広く浅く鑑別疾患を抽出できても，家庭内不和や職場ストレスや人間関係トラブルなどの原因までは考えつかないし，患者が期待する医師との対面会話の満足感や信頼感を裏切っていることにも気づけていない。AI を凌駕する医師であってほしい。要は AI 機器を過信することなく，できれば開発者に直接会って，信頼に足るものか確認しなければならない。医療機器は医薬品医療機器等法（薬機法と略す）の縛りを受けているので，安全性と安定性には問題がなくても，AI に教え込むデータや回答の注釈付けの作業は人力なので，信頼性と妥当性は AI 機器利用者の責任になる。また，AI 機器利用によって，見落としを防いだり，判断や分類を即断したりと，医療安全・時間短縮の恩恵を被る反面で，思考力・判断力や行動力が低下して，当該機器利用が不可能な状態になったときに対応できないようでは困る。医師や技師の必要人数の削減とか医療経済的効果等も期待すべきではない。いずれにしても，医療現場で大量に出てくるデータを加工し，現場で活用できる意味のある「情報」に変換された AI であってほしいものだ。また，AI 導入で楽になっても，責任の所在は医師にあることだけは忘れてはならない。

5　電子カルテに支配されていないか

　電子カルテ（EMR。以下，電カル）も，オーダリングシステムと同様に，医療ツールの一つである。数十年前から独自に開発した電カルを使用している医療機関もあったが，厚労省から医療情報システムの安全管理ガイドラインが出てから，SS-MIX（Standard Structured Medical Information exchange）2 や前述の HL7 という標準的な医療情報のデータ保管仕様に合致しない独自の院内ネット仕様は使われなくなる。

　今後全国的に医療情報を統合し，国民一人一人が自身の健康・医療データを管理できる社会の実現のためには，共有できるデータの形式が異なることは好ましくない。そこで採用されたのが，前述の HL7-FHIR であり，導入によりデータの送受信が簡便になり情報共有の相互運用性が高まる。現に，2022 年度改定以来，診療録管理体制加算（A207）として，電カルと HL7-FHIR の各導入状況について報告を求めることになっている。2030 年までに

は電カル情報や書式の標準化が進むであろうが，国主導ではなく，現場からのボトムアップでありたいものだ。

(1) 導入の際に留意すべき点

医療機関ではクラウド型のカルテサービスを提供するベンダーや通信事業者にサービス委託するようになり，最近では何百もの電子カルテシステムが開発されて販売されている。それぞれ一長一短あり，個人（経営者）使用の場合には医療機関として何をしたいのか，目的を定めて選ぶ必要がある。

その際に留意すべきは，最終責任が医療機関側にあるということと，ベンダー側，通信事業者側，医療機関側それぞれがどこまで責任を負うか十分に論議しておく必要性である。いったん納入されたら換えられないことが多いだけに，コストについても，初期納入額，毎月の維持費，訂正必要経費，データ量やクラウド量に応じた経費，カルテデータの保存費用，画像やコピー書類が多い場合の取り込み費用，サーバのリース代，点数改定や加算条件が変わったときの追加料金などについて検討しておかなければならない。

導入時にプログラムチェックすべき主な項目を，図表8，9にまとめた。

案外と気付いていないのは訂正方法である。電カルでも紙カルテと同様，修正等の履歴が確認できるシステムが構築されている。削除したり訂正したら前述分が消滅するようなプログラムはガイドラインに違反しているので，調査が入ったときにはきびしく戒められる。かといって，提出直前まで何度も訂正したら，1カ月分のカルテ1人分が紙にして厚さ20cmにも及ぶようになるし，削除記事が空白となって残る（削除理由の記載が求められる）のも困ったものである。保険指導する側も，なぜ何回も訂正しなければならなかったのか原因を追及して，訂正をしなくてもすむような電カル利用法を学ばせるべきであろう。カルテは，患者本人だけでなく，裁判所，弁護士，行政，労災保険，保険会社等から開示請求されることが多くなっているので，医師としての資質が問われかねない。削除や訂正部分はディスプレイには出てこないだけに，常日頃から慎重なカルテ記載が求められている。

訂正方法については，診察当日内であれば，確定登録ボタンを押すまでは何度でも書き直すことができるようなものがよい。

(2) 求める便利さと求められる責任

電カルのプログラムに，各科，各機関の特色はあってもよいが，カルテ記載についても，電子標準化して多種多様を許さないようにしないと，使用者も利用者も混乱する。医師も勤務先が変わるごとに新システムを最初からマスターしなおさなければならないストレスから解放されたい。さらに欲を言えば，算定条件のカルテ記載が欠けている場合に，何をすべきかを指示する

■図表8　導入時にプログラムチェックすべきポイント

- 「医療情報システムの安全管理に関するガイドライン（最新版）」に準拠した標準仕様になっているか
- 診療録1号用紙下部に規定各欄があり，同2号用紙は左右に分けて規定項目が入るようになっているか
- 文字入力が使用者に馴染みのあるものか
- 個人用のユーザー辞書が50くらいは作っておけるか
- オーダリングシステムやレセコン（ORCA管理機構など）に直結しているか
- 読み込ませた画像や写真でも引き込み線を付けて簡単に手入力できるか，または絵が描けるか
- フリーズしたときの対処法や過去の記事の検索法の操作は容易か
- 必要時に端末画面で過去の記録でも即座に閲覧できる構造（例えばボイス検索）になっているか
- 短日で要求通りにシステム変更してくれるか
- 医師個人のオーダーメニューが多くあっても単純に選択できるか
- 蓄積データを学会発表や病院統計などで簡単に操作（CSV変換など）して活用できるか
- 各世代のOSや一定のソフト，各種システムや機能に対応しているか　など

仕掛けにすべきである。AIでレセプト診断名を自動的に判断したり投薬が行われるようなことは絶対にあってはならない。役所は良心的なベンダーやプログラマーを要請すべきであるし，地域連携プロジェクトや医療情報ネットワークに直結できる電子カルテシステムを構築すべきだ。それにはオンプレ型よりクラウド型電カルが更新料も維持運営費も安上りだろう。

　手元で使用するものとしては，タブレットにスタイラスペンで走り書きできるiPadカルテやiPadタッチ電カルなるものも発展させたいものである。アメリカのように，ディクタフォンを白衣のポケットに入れて，患者とのやり取りや診察所見・指示内容の口述をすべて録音して専任秘書に渡し，医師はその日のうちに入力された要点を確認・保存して登録完了となるようなシステムが求められる。最近は日本でも，診察中の医師の傍で，要点を入力してくれる医療秘書を置く病院も増えているが，カルテ記載内容の確認と責任は主治医にあることを忘れてはならない。今やあちこちの医療機関で，患者の苦情「先生は私を見ないでパソコンと会話をしている」「私の身体を診ないで，キーボードを叩いているだけ」等々が殺到している。医療機関としての対策もあろうが，主治医としても，ボイス入力に切り替えるとか，ユーザー辞書でone key one sentenceやテンプレート等の入力工夫によって，患者主体の診療を取り戻してもらいたいものである。いずれにせよ，運営管理規定をつくり，更新も行い，適切使用に努める必要がある。

　また，そのようなことができる電カルが選べるようになるとよい。そのう

■図表9　電子カルテシステム採用時に検討すべき事項

A.　システム連携（アラート機能，セキュリティ機能等）

1　未読メッセージ：医師が放射線や病理を含む諸検査を出しておきながら，結果が出ているのに未読の場合には，当該患者の診療録2号用紙部分を開いたら，黄点滅信号を出し続ける。オーダした者が検査結果確認を記載したら自然消灯する。

2　緊急情報連絡：放射線や病理を含む諸検査の結果のうち，新しく緊急に主治医に知らせなければならない場合（悪性，DIC，重症感染症，敗血症など）には，患者カルテと関係なく赤点滅信号を出し続ける。主治医が該当患者カルテで確認したら消灯する。

3　予約状況，他科他院診療予約（検査や投薬を含む），投薬日数等との連携が自動的に明示される。ただし，変更入力可能。

4　地域連携や在宅，介護，社会福祉関連のデータとも連携して，情報交換できる。

5　連携職種や薬局とも連携して，システム内で情報交換ができている。

6　院外の各種登録システムと連携できる。

7　個人用スマホ，タブレット，PCなどの端末，ソフト（血中濃度予測機能等）や各種ガイドラインを関連付けておく。

8　点数表掲載のオンラインシステムと連携している。ただしSNS等から無断侵入できないよう取締る。

9　入力者ごとにPWとIDが異なり，2カ月ごとに更新要求が出て，入力者・時刻が自動記載となっている。また，診療録2号用紙記載部分は主治医の検閲承認がない限り，完了できないシステムになっている。

10　患者情報共有者や閲覧者，オンライン状況が，必要に応じて判明できる。

B.　転写機能

1　お薬手帳，各種指導管理計画書，診療情報提供書，診断書，報告書等，主治医押印済みの発行書類をデジカメ，スキャナ等で取込める。

2　保険証，問診票，QOL票，紹介状等，持参書類をデジカメ，スキャナ等で取込める。

3　EKG，EEG，EMG，X-p Film，Echo画像，内視

鏡写真，顕微鏡写真等の取込みと説明用閲覧が容易にできる。

4　検査結果の自動的リンクと異常値の指摘・注意喚起をつける。

5　必要に応じて，診療中の顔写真や動画が入力できるようにしておく。

C.　入力機能

1　上記の取込みデータから，必要部分をOCT等で自動的に入力できる。

2　Vital SignやBMR（体重身長）等が測定時に自動入力できる。

3　音声入力，タッチペン入力，定型文入力（テンプレート），個人辞書（単語登録）機能，オーダーセット

機能，作図機能，クラウド共有機能など，独自入力方法を便利にしておく。

4　検査データ等の経時的変化のグラフ化が即座に出せるようにしておく。

5　ブラインドタッチ機能やスタンプ機能を付加する。

D.　検索機能

1　必要とするデータ箇所（年月日，検査，診療科，各種書類，各種データ等）の索引・検索機能をつけておく。

2　診療内容から，鑑別診断，薬剤情報（添付書），画像解析情報等の選択項目が一覧できる。

3　疾患名や異常検査名等から患者検索ができる。

4　診療録1号用紙の傷病名に関係ない検査・薬剤・処置・手術・治療が羅列される。

5　自動診断補助システム等と連携できる。

6　厚生局の指導や監査が入った時には，診療録様式第一号（一）の1，2，3の形通りにプリントアウトできる：特に，1号用紙の労務不能期間，入院期間，業務災害や通勤災害の疑い記載欄，公費負担者と受給者の番号が存在すること，2号用紙の左（症状・経過等）右（処方・処置等）が区別されていること，3号用紙の下段（負担金徴収額，食事療養算定額と標準負担額）右端欄（備考）が存在することを確認する。

E.　集計機能

1　実地症例（疾患，薬剤，手術，病理，各種スコア等）の統計情報。

2　各種分析，比較（目的別）等ができる機能。

3　院内，院外の各種登録システムに自動変換する機能。

4　これらを実施するためのデータ抽出，計算，スコアリング，分析等の各種機能。

5　入院計画，退院時要約，各種指導計画等に必要な個人データを集約・編集してくれる機能。

F.　待合室掲示

1　診療中の電子カルテ記載の目的と，独自の工夫についてあらかじめ理解してもらえるような掲示をしておく。

2　診察の順序やあらかじめ準備していただく事物を知らせて，協力してもらう。

3　モニターの見方や質問の仕方やオンライン方法な

ど必要事項を記載しておく。

4　録音，録画している場合や，看護師以外に医師事務業務補助者がいる場合にはあらかじめ知らせておく。

5　カルテをはじめ，医療業務が自動化しているが，疑問や意見申がある場合には，申し出てほしい旨とその申出先を掲示しておく。

ち医療秘書ロボットが登場するであろうし，ディスプレイが患者の面前に透視できて，空中でキーボードがブラインド操作できる日が来るのかもしれないが，その前に独自の工夫（芸術）をしたいものである。好きなゴルフやドライブにはない知的な楽しさが味わえるであろう。どうしても手書き以外は不可能というなら，それをスキャンや写真メールして OCR で編集整理したものをデータとして電カルに取り込むくらいはできそうなものである。

　一見して非常に便利で，傷病名も自動的に付けてくれるし，カルテとして記載もれがないように入力誘導してくれるし，レセプトにも加算もれがないように配慮された製品もあるが，すべての責任は保険医にあり，業者には責任がないことを十分に心得ておかなければならない。

　電カルでは，端末使用開始前にログアウトの状態であることを確認することや，席を離れる際はクローズ処理等（ログオフや PW 付きスクリーンセイバー等）を施すことを忘れてはならない。また，PW や ID は，本人しか知り得ない状態に保つようにする。例えば，それら PW を記したメモを端末に掲示したり，それらを看護師に伝えて食事，臨時処方等のオーダーを代行入力させないことである。さらに，紛失，盗難の可能性も考慮し，可能な限り端末内に患者情報を置かないことや，個人情報が保存されている機器や記録媒体の設置，保存場所には施錠し，PC 等の重要機器には盗難防止用チェーンを設置しておきたい。そういう管理が行われていないと，この電カルは医師以外の者が操作したと言われても否定できないことになる。

（3）診療録の記載・整備

　カルテの紙ベース印字提出に当たっては，訂正過程がすべて消去され，疑い病名も削除された美しい形のものに出会うことがある。カルテはレセプトと逐一同じ傷病名でなければならないし，レセプトに出てくる事項はカルテ記載に基づくことが条件であるから，カルテで証明できないレセプトはきびしく指摘されて指導を受けることになる。主治医と事務担当者との連携ぶりが暴露される瞬間でもある。事務方に医療行為をさせたような誤解を招かないように気遣う保険医であってほしい。

　カルテには療担規則様式第 1 号（一）1，2，3（通称 1 面，2 面，3 面）の規定があり，相互に関連していなければならない。その記載・整備方法は療担規則第 8，22 条により，厚生労働省告示第 126 号に基づく通知「診療報酬請求書等の記載要領等について」のなかで，「別紙 2 診療録等の記載上の注意事項」として詳述されている（図表 10 は第 2 面用紙の記載例）。

　カルテ記載の 3 原則は，**真正性**（情報の追加・修正・削除の履歴を管理し，データの半永久保存），**見読性**（各種情報を即時に，かつ複数ユーザーが画

面表示できること），**保存性**（サーバの完全二重化：Real-time Data Replication）であり，これに対応していなければならない。

　特に第2面用紙は医師の独壇場であり，主治医としての力量が問われるところである。POS（Problem Oriented System）については次章 4 (p.42)で述べるが，毎回の診療記録は左欄では**患者主訴（S）**，**診察所見（O）**，**医学的評価（A）**，**医療計画（P）** の順に問題ごとに記載し，右欄に計画実施内容を記載する。これをみると，疑い病名が付いた理由や，診断が確定した過程は明確にわかるし，レセプトに直結する右欄記載の，検査や処置，投薬，各種加算等の理由は左欄から一目瞭然となる。

　今後の傾向を思慮するに，患者が個人情報の確認として，あるいは保険者が審査委員会を通して，カルテの開陳を求めてくるようになる。そのとき，従来のような主治医個人の忘備録的な記述では，患者からは「訴えている苦痛が記述されていない」「指導は受けていない」，保険者からは「この検査／治療は行われていない」「この医療の目的や成果がわからない」と訴えられるようになろう。つまり，前述のSOAPが記載されていない，算定要件たる管理・指導内容を記載していない，医師自身が算定を指示していないなどということになり，レセプトの不当請求に該当しかねない。医師弁護士や医療専属弁護士が増えつつある今日，どこからつつかれても耐えられる防備策はカルテにしかないことを知るべきであろう。

　参考までに，診察時の聞き取り要領や記載要領を 図表11 にまとめた。

（4）カルテは誰のものか

　カルテは何のためにあるのか？　「医師のプロとしてのメモであり，診療過程の記録である」「医師法上の義務であり，司法材料にできる」などと答える人も多いであろう。しかし，本当は「**患者のために，生涯保存すべき診療行為の記録である**」ではないだろうか。医師は患者のために存在して，患者に代わって記録し続けるが，カルテの所在権や閲覧権は患者側にある。つまり，主治医が変わっても，医療機関が変わっても，カルテは患者について回る履歴書である。そういう観点に立てば，地域連携プロジェクトや医療情報ネットワークを意識した電カルであってほしい。いずれ，レセコンのようにAPI（application programming interface）が標準化されて，ベンダーを問わず所定の形式でデータの入出力ができて，システム連携が図れるような医療記録が現実のものとなる日が来るに違いない。

　初診時に聞き出し上手な医師がいる。症状を訴えられたら，すかさず発症前の食事や行動や気象を尋ね，病歴聴取では性格や体質等も上手に聞き出して，鑑別疾患を狭めていく努力こそ，その人にしかできない医療芸術であろ

■図表 10　診療録第 2 面用紙記載例

既往症・原因・主要症状・所見・計画・経過等	指導管理，検査，処方，注射，処置，手術，麻酔等
2018-11-01，9：33 初診 **既往歴** 15 歳で虫垂切除，58 歳で CABG，アレルギー無，65 歳で大腸 polypectomy：Gr2, Melanosis, Coloptosis **家族歴**：父；心筋梗塞，母；DM, Pacemaker **主訴（S）** 便秘：毎日あった排便が 20 年前の CAG 術後から 1 日おきになり，Colonoscopy 後から 2 日おきになった。各種便秘薬で効果なかった由。 **所見（O）** 別添 System Review 参照＝グル音微弱（朝食抜き）。肛門指診で括約筋機能やや弱。BMI 21.8 **Vital sign**：体温 35.5℃，脈拍数 50 以外に異常なし。 **Impression**：結腸過長と老人性便排出障害型便秘症。 **検査（A）** 便秘の影響と原因（既往歴との関連）をみるために，まずは右欄の検査をする。結果は別紙：FBS 125mg/dL 以外異常なし。**傷病名**：右上 徐脈と CABG 後→ECG 別紙：CRBBB，期外収縮 1 回 **計画（P）** 本日の検査結果を説明して。次の通り実施 （1）生活改善策（右欄）：<u>次回</u>は DM 確認。 （2）投薬（右欄）：不整脈で塩類下剤禁忌。<u>次回</u>は漢方？ （3）心疾患について循環器内科紹介。 **2018-11-15，11：23 再診** **S）** 坐薬効果以外は変化なし。嘔気？　水分摂取多いのに皮膚乾燥感。循内で心エコーや CAG の結果，3 カ月ごと通院の由。 **O）** 皮膚乾燥，徐脈 48，体温 35.4℃，蠕動音微弱 **A）** HbA1c：6.8U，TSH：10μIU/mL，FT4：0.7ng/dL→Hypothyroidism　アミティーザ効なし　**傷病名**：追加（右欄 3）1 号用紙確認 **P）** ①緩下剤の変更（無効なら将来的には PEG 剤も）②太陰の証から見ても漢方薬の適応（右欄処方）③次回は Hypothyroidism の原因精査；フレイルか？ **2018-11-29，10：59 再診 2** **S）** 不規則排便あり。耐寒能低下，易疲労，嗜眠傾向 **O）** アキレス腱反射微弱，乾燥肌ながら浮腫経度 **A）** Hypothyroidism **P）** TSH，T4 次月再検，甲状腺超音波検査。明らかな異常があれば，シンチ，下垂体 CT，自己抗体（TgAb, TPOAb, TRAb）TBG, Thyroglb 等の検査の結果で T3/T4 の投薬を開始予定 **2018-12-05，09：02 再診 3**：次頁以降は省略	**2018-11-01，09：33 初診：1）** 慢性便秘症（主），2）完全右脚ブロック（1 号用紙へ転載） **外来迅速検体検査** **末梢血液一般，B-V，検尿** **血液化学**：Na, K, Cl, Ca, FBS, UA, BUN, Creat, TP, Alb, TG, Tcho, AST, ALT, LD, CK, LD, γGTP, Amy, BIL/総, **CRP** **ECG** **食事指導**：野菜・穀類等の繊維成分 20〜25g 摂取，定時・十分量よく噛む。（痙攣性ならカレー・カラシ・ワサビは避ける） **運動指導**：腸揺れ運動；寝返ゴロゴロ，鉄棒回転，伏臥位，ラジオ体操，腹部マッサージ法，骨盤底筋体操。 **排便指導**：朝食後排便習慣，胸膝位（35 度）と肛門水流刺激 **処方**：① Lubiprostone 24ug 1Tab bid po pc (M, A)×14 days ②屯用（5 日間排便がない場合）新レシカルボン坐剤 1 個×2 回分（一般処方 2）。①②の薬情を提供した。 **診療情報提供**：循環器内科へ紹介状（別紙） **2018-11-15，11：23 再診 3）** 甲状腺機能低下症（転載済） **外来迅速検体検査**：B-V, HbA1c, TSH, FT4 **外来管理**：療養上の注意事項説明（初診時指導内容の実効性の確認）と継続処方の確認，特に Hypothyroidism につき，その症状観察を患者に指示 **Rp）** ① Elobixibat 10mg 1Tab po ac (M)×14 days，②牛車腎気丸 7.5g po tid ic×14 days（一般処方 1） 院外処方箋発行（患者に説明するも薬情なし） **2018-11-29，10：59 再診 2** **外来管理**：運動はしていない：家中でできる療養上の注意事項説明と継続処方の確認，特に Hypothyroidism 原因と治療計画の患者説明：便秘関連 **Rp）** ① Elobixibat 10mg 1Tab po ac (M)×14 days，②牛車腎気丸 7.5g po tid ic×14 days（一般処方 1） 院外処方箋発行（患者に説明するも薬情なし） **2018.12.05，09：02 再診 3** **外来管理**：（医事課へ：レセプトに上げないこと）

■図表11　診療録2号用紙左欄の記載要領便法：診察順序

初診時の問診：SAMPLE法		症状聴取：OPQRST変法	
Symptom：	症状	Onset：	発症様式
Allergy：	アレルギー歴	Progression/Palliative/	進行・一時緩和性等
Medicine：	服薬歴	Provocative：	寛解増悪
Past history/	既往歴/	Quality/Quantity：	質と程度
Pregnancy：	妊娠歴	Region/Radiation：	部位・移動・放散性
Last meal：	最近の食事	Severity/Symptom：	程度と随伴症状
Event：	発症経過	Time/Trigger：	時間経過と誘発因子
経過記載：SOAP法		記録・指導管理の記録要点：6W&H法	
Subjective：	症状，愁訴，患者発言	Who, Whom, When, Where, What, Why, & How が判明できるような記載をする。その時その場では自明の理であっても，他の時，他の場で，他人が見ても理解できる記載が必要	
Objective：	臨床所見，検査結果		
Assessment：	鑑別診断，推測，判断		
Plan：	検査/治療/管理計画,指導，指示など		

う。一方，症状ごとに鑑別診断を羅列し，数多の検査指示や突如の高額検査を出す医師もいる。後者の金縁芸術よりも前者の頑丈精緻な芸術作品を理解しようとする患者のほうが多いのではなかろうか。

　そもそもカルテは，臨床記録だけでなく，トラブル時の重要な事実認定証拠資料にもなるので，第三者の目に触れることを念頭において書く必要がある。ただし，医療行為評価のカンファレンスの議論内容や，直接関係のない病院への要求や他医への批判などをカルテに記載してはならない。患者からの訴訟事項や患者・家族への説明事項については,その要点を記載しておく。特に，説明した選択肢や起き得る結果・合併症については，記録に残す。つまり，カルテは医師の思考・判断・行為・対応の仮定がわかるものであってほしい。当然のことながら虚偽記載，偽造変造，不存在の記載，事件発生後の言い訳的な追加記載であることが発覚したら，不正行為になりかねない。

6　混合診療は許されるか

　日進月歩の最新医療を患者に提供していくことは医師としての責務であろう。そのために厚生労働大臣が定める先進医療や患者申出療養・選定療養や保険外併用医薬品などの，いわゆる**混合診療**が限定的に許されている。

　原則として医師は健康保険法第72条による診療に当たらなければならない。この法的規制を外れて，保険診療と保険外診療とを同時に併用すると，

前者を含めて全査定される結果，全額が患者負担となる「**混合診療禁止原則**」がある。電カルも両者を完全に区別できるシステムにしておく必要がある。

　保険診療の範囲拡大・維持はこの狭間で担保されているわけだが，患者にしてみれば，国家財政とは関係なく，最新先進医療に対しても保険給付受給権を行使したいところだろう。ところが，実際には保険医療機関の診療報酬請求権と患者の受給権は療担規則5条1項と健保法80条1号によって奪われ，最悪の場合は保険医療機関の指定取消が権限行使されることになっている。先進医療会議の評価が中医協の利害関係の議論のなかで，マッチングすることを願いたいところだ。日進月歩の高度な医療を国民に提供するには，時代のニーズに合せて，医療の授受における保険診療と自由診療とのあり方や診療報酬配分について精密な法文化が必要なのかもしれない。

　現に，稀なことながら皮膚科，形成外科，眼科などで，私費負担の自由診療で手術や特殊治療を行って，その術後合併症などに対して，投薬，創傷処置などの保険診療をしているが，これは現行の保険制度では認められない。

7 特定看護師の医療行為

　最近は PA（Physician assistant），NP（Nurse Practitioner），特定看護師といった医師と看護師の中間職種を創設起用して，「パッケージ研修」を修了した看護師に，「外来術後管理」「術中麻酔管理」「在宅・慢性期」等の領域で特定行為を行わせている。医師の包括的指示のもとで行うとはいえ，その医療行為の範囲は拡大する傾向にある。タスク・シフティングという名のもとに，医療の質が落ちることはないと思うが，担当医と連絡がつかなかったなどの緊急を理由に，彼らの行った医療行為がレセプト上で正当化されていく傾向にあって，厚生局がどこまで妥協するのか見ものである。ぜひとも就業規定並みに，彼らと保険医との間で交わされた合意内容や取決めを，具体的かつ詳細に文書にして公開するようおすすめしたい。

Key words ▶ 診療の具体的方針，レセコン・電子カルテ，POMR，レセプト「傷病名」欄

　保険医療機関及び保険医療養担当規則（療担規則）は保険診療のバイブルである。聖書などと同様に，療担規則の解釈においても，決めた人の真意と従う人の受け取り方には差異が生じている。何らかの拘束力を伴うことになれば，利害関係者の心の内は異なり，それぞれが有利な解釈をしてくるものである。その心の内や状況解釈を IT だけで表すことは至難の業であるため，医療機関側としては作文力と入力法に頼らざるを得ない。レセプト審査がIT 化されても，その査定分を審査委員が医療現場に立脚して見直してくれることを切に願うばかりである。

　まず重要なのは療担規則をしっかりと解釈することである。第 1 章で詳述した「**診療の具体的方針（第 20 条）**」(p.15) を押さえたうえで，カルテにおいては各種検査や投薬，処方箋交付，注射，手術，処置，リハビリ，在宅医療，入院などの必要性がわかるような記載が求められる。

　その基本のうえに，「電子カルテとレセプトの連動」をテーマとして，レセコンや電子カルテ等の問題・留意点，運用方法等について述べてみたい。

1 レセコンの特性と運用上の留意点

　カルテすべてが IT 化されて，レセプトコンピュータ（レセコン）に連動していれば，問診や診察所見をはじめ，検査や処方，処置や手術の詳細は経時的に記録され，日々の診療行為は自動的に保険点数化される（レセプト用データとして記録される）。さらに月末が過ぎると，自動的に基本診療料関連と医学管理料関連がレセプト処理されて，医療保険用患者基本データと傷病名のチェックが行われ，1 通のレセプトが完成する。

　この一連の工程はストーリーとしては何の落ち度もないはずだが，実際にはレセプト審査において様々な査定減点の対象となっている。これは，レセコンが主治医の診断過程や思考過程をプログラミングしたものではなく，主治医の思考が必ずしも的確に反映されていない場合が多いからではないか。診療行為がただ入力・記録されているだけで，AI にはなっていないため，

人の審査を受けると，理解できないことや矛盾点が露出する。最近は「人工知能化」と称して，処方内容や診療内容から逆算して傷病名や摘要を打ち出してくるレセコンもあるようだが，もしそれで審査が通るなら，審査機関が一早く採用して，審査委員会で機械化を進めているであろう。

現行のレセコンはまだ完全ではないので，審査委員は保険医としての経験，知識等に頼りながら，法律や省令・告示等に基づいたレセプト審査を行っている。つまり，保険医としての診断や考えが表れ，他医にも誤解されないレセプトになっているかどうかを，自分の目と頭で確認しなければならないのだ。それが月初めに行われる「主治医レセプト確認操作」である。

診療部分の入力は保険医の義務である。しかしながら，新薬・後発薬の選択，薬剤の剤型やフレーバ種類などに関する細かい部分については薬剤師を，リハビリテーションの詳細種類の選択，回数，時間設定，組み合わせなどについては理学療法士を活用したほうが効率的だろう。ITにより情報の共有化が図られ，これまで保険医がいちいち患者に聞いていたようなことも省略できるようになり，診療の時間も労力も節約できるようになった。それだけに，院内の分業と連携の取決めや各職域における権限の設定を詳細に行っていかないと，それが正確にレセプトに反映されないことになる。

ただし，診療指示の責任は保険医にあるので，診察時には指示どおりに他職種が連携しているかを患者ごとに確認・管理することが求められる。指示以外のことが行われると，それが自動的に医事会計システムに流れていくために，保険医が知らない内容がレセプトに反映されてしまうことがある。

例えば，オーダリングの「看護業務支援システム」がフル活用されていると，保険医の指示なしで各種患者ケアが行われたとしても，医事課では保険医の指示で行われたという前提で進めざるを得ない。オーダリングのポータル機能や各職域部門の受付処理において，保険医の指示との照合機能不備が生じたり，主治医に還元されないようなことがあると，それは保険医の責任ということにもなりかねない。また，システム上は還元しているが，主治医が開いて見る余裕がないなど，チェック機能に問題があるようであれば，何らかの改善や工夫が必要である。

手術・検査時の特別食についても栄養課との連携が十分に行われず，システムが栄養課の入力どおりの算定をした結果，査定されるケースは往々にして起こっている。同様のことが検査や投薬などのオーダリングでも起こっているはずである。査定を受けてからでも遅くないから，保険医はシステムの定期更新時には立ち会って意見交換をしなければならないだろう。特に，各職域の「実施」と医事課の「取込み」の間に問題が潜んでいるので，レセプ

トチェックデータシステムをいっそう充実させ，査定項目の見直しが入力されると，自動的にシステム修正するようにしておかなければならない。

2 電子カルテ運用上の留意点

　再認識すべきは，電子カルテで入力すれば IT 下でレセプト作成には直結するが，レセプトは保険者への請求書であって，カルテではないということである。レセプトは保険医の診療行為や思考をすべて忠実に表したものではないが，審査事務上，そのようにみなさざるを得ないこともある。そのため，電子カルテであっても，診察記録は詳細に入力しておかなければならない。無診察での投薬，診断書作成，各種治療などは禁じられているので，レセプト上もそうならないようなシステムにしておかなければならない。カルテに必要な診察内容が記載されていなければ，処方箋や理学療法箋が提出されても，無診察と判断されるおそれもある。

　療担規則第 8 条「診療録の記載及び整備」では，「保険医療機関は，第 22 条の規定による診療録に療養の給付の担当に関し必要な事項を記載し，これを他の診療録と区別して整備しなければならない」と規定されている。しかし，再審査請求などで医療機関から提出されるカルテを見ると，不備が多いものもある。「看護システム」で患者ごとの情報収集から評価に至る一連過程がサポートされているため，保険医はオーダリングをするだけでよいと誤解しているきらいすらある。自分流でよいから，電子カルテでも所見やアセスメント，計画・実施，評価は入力するべきである。また，気付いたときには可及的速やかに，追加・修正・削除を行う習慣をつけておきたい。

　カルテ表示形式が決まっている医療機関では，それに従って入力していくことになろう。そうでなければ，自分で自動的入力過程を決めておき，①頻用文言の定型化・辞書化，読み単語登録，②文字パレット入力（文字入力のシステム）の利用，③傷病名リストや処置リストなど必要な一覧表や参照表への移行，④シェーマ図（身体部位の絵図）の取込み，⑤テンプレート入力，⑥プルダウンメニュー（ウィンドウの特定部分をクリックすると表示されるメニュー），⑦ショートカットメニュー化――などの工夫をして，入力時間の短縮と簡便化を図ることが必要だろう。

3 書式と添付書類

　カルテ様式には 1，2，3 とあり，実際には，第 2 面用紙の記載があって第

1面の傷病名が決まり，それを受けて第3面用紙が記載されてレセプトになるのが通常である。ところが，事務方が1，3号用紙の記載をした結果，2号用紙にまで手をつけざるを得ないものとなり，実際には行っていない医療行為が事務方によって行われたことになりかねない事態に遭遇する。電子カルテでは，その事務方の行為をプログラミングで瞬時に実行してしまい，劣悪なソフトを使用すると，女性の前立腺癌や小児の骨粗鬆症など，あり得ない疾患名が付いていたり，部位名や左右の別，急性慢性や病型・分類などの詳細を欠く傷病名にもよく遭遇する。機械やプログラム，ケアレスミスのせいにするのは正当理由にならない。

　紙カルテの場合でも，レセコンとの関連がわかるような記載でなければならない。少なくとも，傷病名，初診日，転帰やオーダリングは完全に一致していなければならない。傷病名は保険局長通知（平成26年・保発4330第1号）別添3に規定する名称（標準病名）を用いなければならないので，傷病名マスターとして公表・掲載されたものを参照するとよいだろう。図表12のような傷病名では，診療内容とのコンピュータチェックで審査上の疑義が生じることになる。特定部位があれば付けておくのが保険医の常識である。

　また，手書きカルテの場合，不要項目の削除や必要項目の追加は容易だが，電子カルテでは該当するセット項目を1度クリックするだけで済むので，セット項目のなかから削除・追加すべきことの添削作業が省略されてしまう傾向が非常に強い。このような添削が容易にできるシステムにしておかなければならない。例えば，いわゆるセット項目をクリックしたら，その内容全部がディスプレイに表示されるようにして，各項目について症例ごとに添削の必要性を確認してから決定クリックできるようにするべきである。

　また，「傷病名」欄が既往歴の羅列のようになっていて，その転帰の記載がないケースも多い。患者がそのあとに受診していないから記入できないと判断せず，疾患にもよるが，数カ月間受診していなければ，「中止」ないしは「治癒」と記載するようにしたい。そのような転帰記載がなく，1カ月前と同一傷病名をつけ初診扱いで算定しても，審査で再診と判断される可能性

■図表12　不適切な傷病名の例

検査結果名	CEA高値，糖尿，ニボー，異常心電図，潜血
症状名	発熱，眩暈，咳嗽，腹満，疼痛，不眠，易出血
非特定疾患名	感染症，外傷，アレルギー，中毒，膿，疲労，浮腫
原因名	むちうち症，転倒，打撲，誤嚥，泥酔，沈溺，虫刺

がある。「疑い」や急性疾患等の傷病名が長期に渡ることも，いかがなものか。

　カルテには必ず受診者の病歴，受診にかかわる傷病の原因，傷病に関する主要症状，受診中の経過などについて記載されなければならない。「かかりつけ医なのだから，家族のことまでわかっている」という主張もあろうが，審査委員は保険医の思考中枢にまで入ることができないのだから，カルテは自分用メモではなくて，公式な記帳が必要なことを弁えていただきたい。

　受診者に対して行った診療行為，特に処方，処置，手術，生活指導，リハビリなどは単なる診療報酬点数表の名称だけでなく，具体的な記載が必要である。当然のことながら，診察所見や検査所見など根拠がわかるものを先行して記載しておくことも重要である。可能な場合には図示したり，画像として取り込むことも必要だろう。もちろん，審査機関に対しては特段の場合を除いて添付する必要はないのだが，審査上の誤解を招きそうな特殊な症例では，「療養の給付及び公費負担医療に関する費用の請求に関する省令」に基づくレセプト以外の「添付書類」として提出することができる。

4　問題指向型カルテ（POMR）の作成

　入院患者の診療録においても，入院に至る経過が記載され，診察所見，各種検査と結果，治療とその経過などが経時的に詳細に記載されていなければならない。退院時には，最終診断，転帰，組織診断，手術名，入院中経過，退院時処方などを要約して記載する。最終的には，確定診断名を主病名より順に記載し，各傷病名の転帰を，全治，軽快，不変，増悪，死亡，外来継続，経過観察，事故，中止，転院，転科などと明確にしておく。

　入院経過抄録では，経時的にダラダラと記載するのではなく，問題別に番号を付けて，問題の展開を記載する。できれば，S（Subjective：主観的情報），O（Objective 客観的情報），A（Assessment：評価），P（Plan：診療計画）の順に叙述するとわかりやすいし，**問題指向型カルテ**（POMR：Problem Oriented Medical Record）として，患者中心のシステムに移行しやすくなる。

　よく遭遇する問題は，保険医としての鑑別診断をいかに実施するかである。診断確定に至るまで延々と検査を続けてよいわけではないし，保険医の所属する医療機関の目的や規模によって相違もある。その前に保険医個人の実力が問われるところでもある。通常は，一般的で緊急性の高い疾患から鑑別していくのが常識である。初診では過剰診療とならないように留意することも必要である。やはり経過を見て，治癒しない場合，予想経過が一般的でない場合などに，段階的に原因検索と鑑別診断が行われるべきであろう。頻度の

高い傷病，見逃してはならない重要疾患を大略鑑別したあと，詳細が必要なら，専門家に任せるとか，高次医療機関へ紹介したりするのが一般的である。

　そのなかでも「A（評価）」の中身で主治医としての真価がわかる。「S」「O」各々の感度・特異度を意識して，考えられる診断，代替案，鑑別疾患が記載されているのが「A」である。これが次の検査や治療方針に繋がるので，「A」が空白であると，何も考えずに検査や計画をしたことになり，「健康診断は保険診療に該当しない」と指摘されかねない。

5 診療内容のデータベース化とその利活用

　今後，患者個人の診療内容はデータベース化されるようになる。行政部門をはじめ，各関連業界は活用性の高いデータベースを利用し，より精度の高い各種対策や計画を実施するであろう。このなかで個人や施設が特定されたり名前が公表されることはあり得ないが，保険医の日々のカルテ記載が不十分かつ不適切な状態で続くと，ビッグデータのひとかけらとはいえ，その対策や計画等に何かしらの影響を与える可能性があることは自覚しておくべきだろう。直接の医療ではないが，特定健診データや生活指導データなどを個人レベルで医療データと結合させることは可能であり，それにより予防医学，社会福祉・医療保険制度と連携した国家戦略の構築は容易になる。

　マイナンバー制度が浸透して，医療等IDとマイナンバーが連携されるが，カルテからレセプトに至るデータは保険医個人が提供したものであることを忘れてはならない。マイナンバー制度の本当の狙いは個人資産や預貯金の国家的掌握かもしれないが，消費税引上げ時のように，「社会保障」という美名のもとで診療実態から乖離した医療費抑制が進められるのではないか，混合診療が無条件に解禁されるのではないかといった懸念もある。また，「予防医学」という美名のもとに，ビッグデータ化した資料がどのように利用されるのかを注視しなければならない。IT化されたカルテとレセプトの行方は保険医の課題でもある。

　各医療保険者に課せられたデータヘルス計画による医療費節減効果や，地域包括ケアシステム・地域医療費管理による医療費節減効果等のデータの蓄積により，持続可能な新しい皆保険制のあり方の議論が活発になることを期待したい。現に，地域医療構想で疾患分布と医療機関の医療内容から，病床数が機能別にコントロールされる時代になってきた。やがては医師の働き方改革の美名の下に，労働制限が行われるようになるであろう。患者にとって不便，不都合，不利益とならないよう監視しておきたい。

4章

レセ審査をパスするために保険医はどんな点に注意すべきか？

1 レセプト審査の方式

　欧米のように，保険者・医療機関間で直接支払い契約ができていればよいだろうが，現行の社会保険制度下では，医療機関がレセプトを都道府県の審査機関（社会保険診療報酬支払基金・国民健康保険団体連合会）に提出して，そこを経由して支払いを受ける仕組みになっている。

　現在では，いずれの審査機関でもレセプト審査を受けられるが，その選択権は保険者にある。また，保険者が1次審査を行ったうえで，審査機関に2次審査を依頼する新制度もあるが，まだ実行されていない。

　アメリカのように患者の病院選択権が制限されて，加入保険会社が契約した病院でのみ診療を受けることになれば，審査機関を経由せずに直接交渉ができるが，逆に医療機関は保険会社から診療上の制約を受けたり，きびしい支払い条件が突きつけられることにもなりかねない。

　従来の審査方法では，都道府県支部間や国保社保間の審査基準差異が大きな問題であったが，2021年秋から審査機関本部によるガバナンスが強化された。審査委員の審査補助業務は従来どおりに各地の審査事務局で実施されるが，レセプト事務点検業務はより広範囲なブロック審査事務センターに集約される。かつ，情報通信技術（ICT）活用による審査業務の効率化，レセプト提出の医療機関支援，被保険者資格情報の一元化，国保社保の有機的連携の推進（共同オンライン請求システム）などが実現することになる。具体的にどのようなことになるのか，保険医としても注視して適切に対処したいものである。なお，支払基金のコンピュータチェック対象事例やそのファイル仕様書はホームページ上に公開されている。

2 保険医の義務と診療報酬支払いの条件

　このレセプト審査を経て，請求どおりに支払いを受けるためには，保険医もレセプト審査がどのように行われているかを理解する必要がある。また，

保険診療の仕組みを理解したうえで，レセプト作成の留意点を押さえておくことは保険医としての義務と言えるだろう。

まず，理解しておきたいのが，診療報酬の支払い条件である。診療報酬が支払われるには，次の6条件を満たして保険診療として認められなければならない。

6条件とは，**①保険医が，②保険医療機関において，③健康保険法，医師法，医療法，医薬品医療機器等法（旧薬事法）などの各種関係法令の規定を遵守し，④保険医療機関及び保険医療養担当規則（療担規則）の規定に従って，⑤医学的に妥当適切な診療を行い，⑥診療報酬点数表に定められたとおりに請求を行っていること**——である。

まず，請求どおりに診療報酬が支払われるために保険医および医療機関が踏まえておくべき原則，つまり「療担規則」で規定されている「**保険診療の禁止事項**」と，レセプト作成の留意点について述べていく。

なお，審査で査定されたり返戻された場合には，その理由を精査したり，原因を追究して，再発を防ぐ努力をしたいものである。納得のいかない場合には，審査機関に問い合わせたり，指導を仰ぐとよい。その大部分は点数表に出ている文章の見落としや誤解であることが多い。例えば，検査，処置，手術，病理等でよく出てくる「対称器官」に係る規定は「両側」が原則であるが，特に規定する場合は，各項目名の末尾に「片側」とか「1肢につき」等と記入してある。そのような場合には，傷病名でも，左右の別や該当部位の記載が必要になる。

3 保険診療の禁止事項

(1) 無診察治療等の禁止（療担規則第12条）

保険医が自ら診察を行わずに治療，投薬（処方箋の交付），診断書の作成等を行うことは，保険医が保険診療の必要性を的確に判断しているとは言えず，保険診療としては認められない。なお，無診察治療については，保険診療上不適切であるだけでなく，「医師は自ら診察しないで治療をしてはならない」という医師法第20条の規定にも抵触するものである。また，倫理的にも医療安全の観点からもきわめて不適切な行為である。無診察治療，あるいはその疑い例としては，以下のような事例が挙げられる。

・定期的通院の慢性疾患患者に対し，診察を行わず処方箋のみを交付する。
・通院リハビリテーション目的の患者に対して，理学療法士によるリハビリテーションを行ったのみで，医師の診察の事実がないのに再診料を請求する。

・カルテに診察に関する記載がまったくない，あるいは「薬のみ」「do」「同上」等の記載しかない。ただし，やむを得ない事情で看護に当たっている者から症状を聞き薬剤を投与した場合には，そのことをカルテに記載したうえで，再診料が算定できる。カルテ記載がないと無診察治療と誤解される。

（2）特殊療法・研究的診療等の禁止（療担規則第 18・19 条等）

医学的評価が十分に確立されていない「特殊な療法または新しい療法等」の実施，「厚生労働大臣の定める医薬品以外の薬物」の使用，「研究の目的」による検査の実施などは保険診療上認められていない。ただし，厚労大臣が認める先進医療による一連の診療，治験による薬剤の投与やこれに伴う一連の検査は例外である。

（3）健康診断の禁止（療担規則第 20 条1ハ）

健康診断は，保険診療対象として行ってはならない。患者の要求によって行った検査や，傷病名やその治療に無関係の検査はこれに該当する。

（4）濃厚（過剰）診療の禁止（療担規則第 20 条1ホ，2イ，4イ，5イ・ロ）

検査，投薬，注射，手術・処置等は，診療上の必要性を十分考慮したうえで，段階を踏んで必要最小限に行う（図表13）。予防的医療や初診時の特異的検査・PET などはこれに該当する。

（5）特定の保険薬局への患者誘導の禁止（療担規則第 19 条の 3）

患者に対して「特定の保険薬局において調剤を受けるべき旨の指示等」を行い，「指示等を行うことの代償として，保険薬局から金品その他の財産上の利益」を受けることは禁止されている。

なお，保険医が交付した処方箋に関し，保険薬局の保険薬剤師から疑義の照会があった場合には，適切に対応しなければならない。

4 レセプトの記載要領

診療報酬明細書（レセプト）の様式は，「療養の給付及び公費負担医療に関する費用の請求に関する省令第 7 条第 3 項」の規定に基づき定められたものだが，事務職員だけでなく，保険医自身が知っておくべきことも多い。以下に，レセプト記載のポイントを列挙する。

■図表13　濃厚診療の例（請求誤りは除く）

部コード	回・数・量過剰※1	保険給付対象外，不当請求※2
60 検査	・末期患者に対する癌細胞診を毎週施行 ・通達規定を超えた回数の検査を施行 ・IVH中にZn, Mn, Cu, Al等元素の同時検査を施行 ・インスリン注なしの糖尿病で，毎月HbA1c以外にIRI（インスリン）とCPR（C-ペプチド）を併施	・スクリーニングや疑いもないのに癌検診を実施 ・DIC（播種性血管内凝固症候群）でないのに，FDP，アンチトロンビン活性，Dダイマーをルーティーン化している ・膠原病がないのに，抗核抗体，抗DNA抗体，RF/ANCAを併施
70 画像	・合併症がないのに，術後毎日，胸・腹部単純X線撮影を施行 ・頭痛初診日に頭蓋X-P, 脳CT, MRI, 脳波検査を施行（脳疾患病名なし） ・一連の撮影で2回目の診断料・撮影料	・がん病期IVの確定後に，PET（経過観察のため）を施行 ・変形性頸椎症のみで腰椎MRIを施行 ・未届病院で，乳房PETを所定点数の100/100で算定
20 投薬	・1関節1枚/日の湿布薬を3倍も処方 ・甘草が15g/日以上で，漢方薬を4種類処方	・上気道炎で気管支拡張剤を使用 ・癌性疼痛や片頭痛にオピオイドを第1選択
30 注射	・750mL未満の出血で，MAP（赤血球保存用添加液）＋PPF（加熱人血漿蛋白）＋FFP（新鮮凍結血漿）を使用 ・当該注射剤の極量を超えて使用	・注射剤を軟膏基剤と調合して局所塗布 ・術後，普通食有りの状態で，ビタミン剤や肝庇護剤を投与 ・用法外，適応外投与
50 手術	・多発性ポリープで，polypectomyを毎週施行 ・特例表にない手術を同一術野で複数種類施行	・正常分娩時に会陰裂創縫合術を施行 ・点数表にない手術または未認可の代替手術を施行 ・美容整形や一連の形成手術
40 処置	・老人性疣贅で，いぼ等冷凍凝固法と軟属腫摘除を施行 ・1指の創傷処置で，J000「2」（100〜500cm²未満）を算定 ・受傷後の処置範囲が週ごとに縮小していない	・胎児仮死や遷延分娩時の産科処置を施行（経過改善を目的とした分娩監視装置による諸検査は算定可能） ・特定の処置用材料を使用しないで局所陰圧閉鎖処置を施行 ・人工腎臓の区分や障害者加算の誤り
80 その他	・がん患者リハビリテーション料と疾患別リハビリテーション料を併算定 ・経口摂取が可能なのにIVHと胃瘻	・医学的必要性や合理性が認められない医療を実施 ・未届や未認可の先進医療を実施

※1 必要以上に丁寧で患者思いの良心的診療を含む。
※2 故意でないものを含む。

(1)「傷病名」欄

　当月レセプトに関連する診療の傷病名について記載するものであり，複数にわたる場合には**主病名**がわかるように記載する※。病歴披露とばかりに20以上も羅列していると，保険医としての資質が問われかねない。また，IT化されているとはいえ，診療内容から逆算して疑い病名を付けるような行為は事務職員にも主治医にも許されてはいない。そういうレセコンを使用して

いる場合には，それなりの修正行為が求められる。

　すべての診療行為に一貫性と合理性がない限り，場当たり的な疑い病名は通用しないものと心得ておきたい。そのような傾向の医療機関は審査録に掲載され，審査委員が交代してもわかるように登録されていることがある。

　なお，傷病名コード表の病名（標準病名）以外の病名は審査機関や審査委員に疎まれる傾向にあるため，できるだけ傷病名コード表の病名を使用する。

＊特に，厚生労働大臣が定める**特定疾患**の療養管理，治療管理，処方管理等の算定には（主）の付記が必須である。

（2）診療報酬点数表の「部」ごとの記載

　レセプトの点数欄は初診から入院（食事・生活療養）までの各部に分類されているので，そのなかの細分類にも留意して範疇外の記載にならないようにする。

　よくある間違いは，①（21）内服と（22）頓服における単位の混同，②（60）入院時の血液型検査と（50）輸血時の交叉試験・血液型検査との混同，③（80）短期滞在手術等基本料1・（92）短期滞在手術等基本料3の（50）手術での算定，④（50）手術と（54）麻酔を区分せずに算定——などである（カッコ内は部コード）。

　オーダリング段階で明白な区別が行われていないと，こういう間違いが起こりやすいので注意する。

（3）「摘要」欄

　点数欄の記載内容の補足詳記をするものであり，診療行為の名称（診療報酬項目名）や薬剤名，材料名，日時，回数，数量等の基本事項を記載するほか，診療内容の説明が求められることもある。

　例えば入院患者が他医療機関を受診した場合には，受診先の医療機関では「入院医療機関名」「当該患者の算定する入院料」「受診した理由」「診療科」「受診日数」等を記載し，入院医療機関においても「受診した理由」「診療科」「受診日数」等を記載しなければならない。

　記載に当たっては，それがどの項目に対する説明なのかがわかるようにしておく必要がある。10ページ以上に及ぶようなレセプトでは，該当項目箇所に［　］などの記号を付けてわかりやすく記載することを心掛けたい。

　また，「摘要」欄を記載するうえでの約束事や略号についても理解しておく必要がある。「前月算定」，「複初」，「介」などの意味がわからないようでは，保険医の資格がないと言われても仕方がない。

　なお，正当性を補足説明するための「症状詳記」欄はないので，5行以内なら摘要欄の最後に追加するが，それ以上なら別紙として添付する。再審査請求書では様式内の「請求理由」欄に記載する。要領は，客観的事実を簡潔明瞭正確に記述する。過不足なく読みやすく書き，誤記脱字は不可と心得る。

　このような摘要欄への記載や症状詳記の添付は，近年中に患者状態や検査結果の記載はフリーテキスト式から一定項目のプルダウン形式に変化するものと思われるが，それを事務任せにできるシステムは確立できていないようだ。やがてAI判断になって慌てないためにも，利用しておきたいものだ。

（4）「特記事項」欄

　コードと略号で記載するが，特事コード「10」〜「14」については事務側で把握していないことがあり，特に「11 薬治」や「13 先進」の場合にはオーダリングの段階でわかるような仕組みを作っておかなければならない。

（5）「診療実日数」欄

　同一日の初診と再診は1日，患者や看護師への電話指示（要カルテ記載）も1日とカウントするが，「摘要」欄にはその旨の記載が必要である。また，初診・再診に付随する一連の行為や医師の診療が行われない診療料，指導料，交付料などは実日数に入らないが，それらをレセコンに入力すると診療実日数にカウントされてしまう可能性があるので注意する。例えば，在宅患者訪問点滴注射管理指導料（C005-2）などである。

5　基本診療料の請求

　基本診療料には，(11) 初診料，(12) 再診料，(90) 入院基本料・加算，(92) 特定入院料・その他がある（カッコ内数字はレセプト内部コード）。

◆初診料（部コード：11），再診料（部コード：12）

　時間外等加算など多数の加算が複雑に絡み合っているので，しっかりシステム対応しておく必要がある。

　時間外加算は初診・再診料以外でも頻繁に出てくるが，その趣旨は診療応需態勢を解いたあとに，急患や急変等やむを得ない事由で再び診療態勢を準備しなければならないことに対する加算であるから，標榜する診療時間以外の時間であっても応需態勢にあれば算定できない。「患者都合」や「時間超過」などの理由で算定しても，まだ応需態勢にあることを見抜かれて査定されることも多い。しかし，診療時間帯内の再診では，午後6時（土曜日は正午）

から午前8時までの間（深夜・休日を除く）なら「夜間・早朝等加算」がつくし，休日・夜間等の問合せや受診に対応できる体制をとっているだけで「時間外対応加算」が算定できるようになっている。ただし，カルテに診療時間を記載しておく。

◆入院基本料・加算（部コード：90）

　入院基本料と入院基本料等加算を算定する。後者には療養環境加算や重症者等療養環境特別加算，地域加算，看護補助加算など多数の加算があり，施設基準の届出（医療機関の体制）や診療内容，患者要件などによって算定の可否が決まる。常にチェックと見直しが必要である。

◆特定入院料・その他（部コード：92）

　A300～A319特定入院料のほかに，A400短期滞在手術等基本料を算定する。特定入院料および短期滞在手術等基本料には他の診療に係る費用が包括されているので，その包括範囲に注意する。なお，DPC対象病院では短手3を算定できない。

◆食事・生活（部コード：97）

　入院時食事療養費や食事療養標準負担額，特別食加算，食堂加算などを算定する。特別食の是非や栄養食事指導などは審査の対象になる。また，（97）を見ると患者の状態が把握できるので，「食有」の場合に，IVHや栄養剤の注射，ICUやHCUなどの入院医療管理料を算定しているときは査定される可能性が高い。食事ができないのに，「家族が代食」「精神的に匂いと味を感じてもらうため」等の理由は通らない。

◆DPC（第2編第4章参照。レセプト型式が異なる）

　簡単そうに見えるが，算定規則は複雑である。診療情報管理士などの専門職に任せるのもよいが，医療資源病名，入院時併存症・後発症の病名は保険医の判断で記載する。前者はカルテや退院時サマリーの主傷病名ではなく，医療資源を最も投入した傷病名のことで，後者は医療資源投入量に影響を及ぼしたと判断した傷病名のことである。出来高点数やDPC点数から逆算して有利な傷病名をつけたくても，無理なコーディングをしてはいけない。

6　特掲診療料の請求

　特掲診療料とは，医学管理や在宅医療，投薬，注射，手術などを，個々の診療行為や技術ごとに出来高の点数で評価しているものである。該当する「部」のなかで算定しないと査定対象となるので注意する。例えば，無麻酔での爪甲除去や異物除去等は（40）処置で算定するが，保険医が手術名で入

力したために（50）手術・麻酔で算定するような間違いが多い。レセコンや
事務職員の誤りと決めつけないで，入力方法を見直す必要がある。

◆医学管理（部コード：13）

　施設基準を届け出ていれば（あるいは基準・要件を満たしていれば），保
険医や周囲の専門職が実施している些細なことでも算定できる場合があるの
で，事務職員任せにはせず，漏れなく点数化することを検討してみるとよい。

◆在宅医療（部コード：14）

　細かく規定されているので，在宅医療を行う保険医はつぶさに読解して，
日常の臨床に活用していただきたい。ただ，読み間違えると査定されやすい
項目もあるので，注意が必要である（第2編第6章で詳述する）。

◆投薬（部コード：20）

　保険医としては当然のことだが，薬剤添付文書を熟読する必要がある。「薬
理作用」「適応疾患」「用法・用量」のほか，レセプト審査上問題になる「警
告」「使用上の注意」「禁忌」については特に留意する。

　また，保険医のオーダリングをもとに薬剤師が入力確認をしていれば，疑
わしい薬剤名や単位数，数量，日数があれば院内電話で確認してくれている
はずだが，院外処方の場合は主治医と連絡が取れない，あるいは気付かない
ということもあろう。薬剤に関しては入力ミスが許されないことを自覚して
おきたい。調剤薬局からの問合せや要望があった場合に院内薬剤師が介在し
て対応してくれるようなシステムや申合せ書を作っておくと便利がよい。

　特に配合剤であることに気付かないで，同類の薬剤を処方してしまったり，
禁忌である薬剤を出していたり，食事摂取ができる患者にビタミン剤を投与
しないよう留意する。適宜，必要かつ有効と判断した理由を「摘要」欄に記
載することが求められる。

　また，新発売の薬剤や向精神薬，ステロイド含有坐剤などは処方日数に制
限があるので，超過分は自動的に査定されてしまう。処方料や処方箋料には
特定疾患処方管理加算など各種の規定があるので，医事課や薬剤部と連携し
て請求することが求められる。その長期投薬加算（28日分以上の場合）では，
薬効と特定疾患名が一致しない場合があるので注意する（第2編第10章で
詳述する）。処置直結の薬剤はJ300としてコード40欄で算定するが，J番
号の処置がないのに，処置相当の診療中投薬はコード20欄で頓服として薬
剤請求並びに調剤・処方することが可能である。

　保険者からの再審請求でよくあるのは，他科や他院で同等薬剤が処方され
ている場合である。後で診療した医師が前投薬を確認しなかったことに落ち
度がある。さらには，腎機能障害など合併症を無視した投薬では，気づいた

薬剤師から院内電話があったのに，確認しないまま強行したり，薬剤師任せにすることも問題視される。薬剤の一包化や調剤の後で修正をかけることは薬剤部に，ひいては他の薬待ち患者に多大な迷惑をかけていることを自覚反省して，慎重に処方していただきたい。

◆注射（部コード：30）

投薬と同様，薬剤添付文書を熟読する必要がある。特に，配合禁忌や合併症に悪影響を及ぼす薬剤についても，知らなかった医師に責任があるのであって，指摘してくれた薬剤師には感謝すべきであろう。

点滴，IVH などの注射回路に係る費用は所定点数に含まれているが，プラスチックカニューレ型静脈内留置針については，①24 時間以上留置する場合，②6 歳未満の乳幼児の場合，③ショック状態またはショック状態に陥る危険性から翼状針による静脈確保が困難な場合——には特定保険医療材料として算定できることに留意する。

◆処置（部コード：40），手術（部コード：50），麻酔（部コード：54）

それぞれ留意すべき点が多々あるので，のちの章立てで詳述する。手術の対象となる傷病名については，「傷病名マスター」には出ていなくても部位や範囲の記載は必須である。その記載が欠けると返戻や査定の対象にもなり得る。

◆検査・病理（部コード：60）

各種検査は保険診療上必要に応じて選択して行うが，みだりに反復してはならない。また，個々の状態を無視したルーチン化にも審査の目が光る。

病理では，内視鏡下生検法や穿刺・針生検などで採取したものから病理組織標本を作成して，病理診断・病理判断をする。この 3 過程が各々レセプトに出てくるが，病理診断では，病理診断管理加算もあることに注意する。

◆画像診断（部コード：70）

透視診断や写真診断，撮影料，造影剤注入手技，基本的エックス線診断料，薬剤，フィルム，特定保険医療材料などを算定する。また，シンチ，PET，CT，MRI などの技術料や診断料は，それぞれ対象疾患との適用に基づいて算定できる。

◆その他（部コード：80）

ここでは，短期滞在手術等基本料 1，外来処方箋の各種加算，リハビリテーション，精神科専門療法，放射線治療，施設入所者共同指導料などを算定する。なお，「特記事項」に記載すべき「長処」「施」「第三」「制超」はここに記載しない。「薬治」についても，治験概要の別紙を添付すべきであり，ここには記載しない。

7　レセプト審査，審査返戻，再審査請求

　診療録１号紙（表紙）は主として２号紙の医師記載事項から傷病名などが転記されることになり，２号紙の診療内容のうち，特に右欄の記載事項は**３号紙に転記**されて会計欄としての役割を果たすことになる。３号紙はそのままレセプト形式に変換する前の日計表になっており，月日ごとの投薬，注射，処置等診療事実の種別に点数と負担金額の合計が出てくるようになっている。これを基に完成したレセプトは，審査機関に送られると，毎月一定期間の審査委員会にかけられることになる。

　審査委員会は，診療担当者，保険者，学識経験者の各代表から構成されている。委員の任期は２年だが，再任は可能である。再審査委員会には各都道府県47支部のほかに，基金本部に特別審査委員会，専門分野別専門医グループ（ワーキンググループ），「審査に関する苦情等相談窓口」等が設置されている。また，小規模支部の審査委員会で，専門的領域の審査に関して判断に困る事例では，他支部の審査委員会に審査照会をして相談・協議するべく「審査委員会間の審査照会（コンサルティング）」を実施している。実際には，審査委員長等ブロック別会議でコンサルティングを希望する支部と対応が可能な支部が協議のうえ調整を行うか，特別審査委員会に対応を依頼することになる。審査委員会では，担当審査委員による一次審査，合同審査による決定をする二次審査のほかにも，運営委員会，専門部会，再審査部会，調剤部会，診療科別部会，審査研究会等が行われている。

　審査に当たっては必要事項を審査録に記録するほか，審査結果で点数に異動が生じる場合には，図表14の事由記号を付けることになっている。審査上，特に疑義が生じた場合には，必要事項を記入した付箋のついたレセプトが**審査返戻**されてくる。傷病名がもれているために診療行為の大部分を査定することになる事例や，診療内容から判断して審査決定が困難なために症状詳記を求めたい事例，包括点数（まるめ）を算定しているために査定すると出来高部分の算定が発生する場合などである＊。保険者再審で，レセプト内容から判断して症状詳記を求めたり，検査結果のコピーを提出してもらいたい場合にも返戻の対象となる。その場合の回答は１カ月以内に提出するのが望ましい。正当な理由もなく報告や提出がないまま半年も経つと，診療報酬の支払いを一時差し止めることがある。

＊具体的には，①傷病名の不備・未整理，②傷病名の急・慢性の別，部位・患部の範囲，③診療内容の適応（傷病名と診療行為の整合性），④診療内容の過剰・過量，⑤症状や術後の経過，⑥時間外・休日・深夜加算の算定要件の整合性，⑦対象疾患と算定要件の整合性，⑧併算定時の算定要件の整

■図表14　増減点事由記号および再審査対策

増減点事由記号	再審査対策
A 療担規則等に照らし医学的に適応外	傷病名等から判断した使用薬剤，検査・画像診断，処置・手術，リハビリ等の有用性を保険診療医学的に説明する，または今後の算定改良策を講じる（傷病名もれ防止など）
B 療担規則等で医学的に過剰・重複	傷病名等から判断した薬剤（併用薬や合剤を含む）の投与量・日数，検査・画像診断，処置・手術，リハビリ等の回数（同種類の項目を含む）の妥当性を保険診療医学的に説明する，または今後の算定改良策を講じる
C A・B以外の医学的理由で不適当	傷病名，薬剤，診療行為が不適切との誤解判断を解消させるに足る保険診療医学的説明をする（特定疾患療養管理，特定薬剤治療管理，一連検査や治療範囲の妥当性や必要性など），または今後の算定改良策を講じる
D 告示・通知の算定要件に不一致	初診料，外来管理加算，同一月の回数・投与日数制限薬剤などの誤解を正す，または今後の算定改良策を講じる

※増減点事由記号には上記のほか，**F**：固定点数誤り，**G**：請求点数集計誤り，**H**：縦計計算誤り，**K**：その他がある（いずれも事務側の対応事項）。

合性，⑨前項⑦⑧以外の算定要件の整合性，⑩記載事項の不備——などの見直しや説明が求められる。

　審査委員会は，その審査について保険者や診療担当者から不服の申立てがあった場合，再審査部会において再審査を行ってその結果を再審依頼者に報告しなければならない。各種審査の結果，レセプトや診療内容に著しい不正や不当の事実が発覚すると，診療報酬の支払いを差し止め，管轄の地方保険医療協議会に通報することになっている。なお，地方厚生局は，同協議会の事務局を置いていても審査機関ではないので，審査に関する苦情や質問は受付けていない。医療機関関係者や患者から審査解釈や支払いに関する問合せや投書を地方厚生局にしても「お門違い」となるので，無駄骨とならないようにしたいものである。審査機関と行政との関係については次章で述べる。
　審査返戻が繰り返される医療機関に対しては，査定されたうえ，返戻ではなく文書または面談による改善要請が行われるようになる。他方，病名漏れ等の医療機関からの再審査請求については，症状の経過等について客観的な検査データ等に基づいた詳細な説明と病態確認ができる場合にあっては，再審査決定が可能である。保険者からの再審査請求に対しては，原審査返戻が基本ながら，診療内容からして症状詳記や検査結果が必要と思われる場合には，審査委員会から当該医療機関に連絡文書（レセプト写し）でそれらの提出を求めることになる。

5章

審査機関と厚生局の関係と指導のポイント

1 厚生労働大臣・厚生局と審査機関の関係

レセプト審査は，**社会保険診療報酬支払基金法（基金法）**と**国民健康保険法**等によって定められたそれぞれの**診療報酬審査委員会規程**に基づいて行われている。さらに，運営規定準則や附則があり，各支部では細則が決められている。審査に関して，社保と国保には独自性があるが，ここでは前者の例に沿って述べる。

2つの審査機関は厚生労働省の管轄下にあり，厚生労働大臣は，その業務に関して監督上必要な命令を下し，その権限を地方厚生局長に委任できる。

しかし，基金法第18条等には「審査委員会は，診療報酬請求書の審査のため必要があると認めるときは，厚生労働大臣の承認を得て，当該診療担当者に対して出頭及び説明を求め，報告をさせ，又は診療録その他の帳簿書類の提出を求めることができる」と規定されており，強い権限をもっている。さらに次条で，基金には診療報酬の支払い差止め権も付与されている。

なお，基金本部には**特別審査委員会**があるが（基金法第21条），**審査委員会**は都道府県各支部に置かれており（基金法第16条），それぞれが権限をもって審査決定をしている。つまり，各支部審査委員会は本部決定に従わなくてもよいので，**支部間差異**が生じる原因にもなっている。

各支部の審査機関は厚生局の要請があれば，審査内容や結果を報告しなければならないが，審査機関側から厚生局に医療機関の実状を訴えることはない。しかし，厚生局，地方行政役場，審査機関の3者協議会や選定会議では，医療機関名が出て，それぞれが保有する情報の交換をすることはあり得る。

また，審査機関には医療機関の行政指導や監督をする権限はまったくないが，医師会や病院協会など所属団体を通してレセプト改善を促すために，レセプト・診療内容の適否について説明や報告をさせたり，カルテや診療データの提出を要請することができる。その際，支払基金定款第31条による厚生局長承認下に実施し，レセプトの著しい不正や不当な事実が発見された場合には**厚生局**へ遅滞なく報告する義務がある（規程第5条の2）。

　審査機関はレセプトしか見ないが，厚生局は医療現場で届出実態，カルテ，各種記録，検査結果等を実地検分できる。レセプト審査の具体的内容は次項から述べることにして，ここでは厚生局の指導について紹介する。

2　指導・監査とは

　厚労省保険局長通知「**指導大綱・監査要綱**」は，健康保険法第73・78条に基づき，保険診療の質的向上および適正化を図るために存在する。なお，この指導・監査は，医療法による医療監視（立入調査）や施設基準届出の事後調査（適時調査），医師会の自主指導，支払基金の面接懇談などとは異なる。
　指導は，保険医療機関，保険医として指定，登録されたすべてが対象となり，**集団指導**と**個別指導**に大別される。さらに，個別指導は対象・目的に応じて，3つの形態に分けられている。その概要は下記のとおりである（p.11図表3参照）。留意すべきは，指導を受けるのは院長・理事長（医師）であり，代理人や弁護士ではないこと：院長が学長や総長や教授であっても，副院長や事務長や部長では代理できない。多忙や失念，急患や乗車遅延は理由にならないので，襟を正して指導・監査を受けてほしい。
◆集団指導：登録時，指定時，更新時，診療報酬改定時などに，保険医療機関長・保険医等を一定の場所に集めて講習会形式で実施。また，**集団的個別指導**といって，売上点数の上位8%の医療機関を対象にした指導もある。さらに売上げが上位4%か，情報提供があった場合，再指導が必要な場合には個別指導になる。なお，その時点での状況によっては，一定場所に集合することなく，オンラインで指導を受けることもありうる。
◆個別指導：集団指導の後，約半年経つと，新規開業や継承では厚生局に出頭し，カルテ等の必要書類を持参して新規個別指導を受けることになる。地域によっては，一定場所に集めるか医療機関に出向いて個別面接を実施する。療担規則どおりでない部分については診療報酬の自主返還等の措置がありうる（図表15）。個別指導では，診療の妥当適切性，保険診療の基本的規則や診療報酬算定規則の遵守，保険診療制度の理解が求められる。
　①**都道府県個別指導**：厚生局と都道府県の共同で，支払基金・保険者・被保険者などからの情報や過去の指導結果に基づき医療機関を選定して実施。患者，出入業者，内部告発等による患者調査や聴聞のかたちをとることもある。
　②**厚労省・都道府県共同指導**：改善されない場合，集団的個別指導後も高点数であり続ける場合等に実施

■**図表 15　指導対象となる医療機関/保険医**

1	新規指定機関等：おおむね 1 年以内のすべて。診療報酬改定時，機関の指定更新時，研修病院，保険医の新規登録時
2	新規指定機関等：おおむね 1 年以内のすべて。指定された症例 10 例（医院。病院は 20 例）の資料を提出
3	レセプト 1 件当たり平均高点数の保険医療機関；高い順に選定
4	不正な診療内容/レセプト請求の情報提供，再指導/経過観察で改善なし，勧告/注意，集団的個別指導で大部分のレセプト不適正/翌年度も高点数，集団的個別指導を拒否，その他の必要性
5	府県指導で診療内容/レセプト改善なし，基金から連絡，集団的個別指導で翌年度も高点数，その他の必要性
6	研修指定/大学/特定機能の病院，同一開設者の複数府県所在機関，緊急性を要する場合等で指導の必要性が生じた場合
7	診療内容/報酬請求に不正または不当があったことを疑う理由について，度重なる個別指導でも改善が見られない場合，個別指導を拒否した場合などでは，審査委員会を経て監査に至ることが多い

■**図表 16　監査に至った不正・不当請求例**

1	架空請求：当月に受診のない患者の保険証番号を使用して，前月と同じ内容の診療を請求した
2	付増請求：2 回の診療に対して，再診料を 4 回請求した
3	振替請求：実際 50cm² の創傷処置を 500cm² として請求した
4	二重請求：自費診療で患者から費用を受領しているにもかかわらず，保険でも診療報酬を請求した
5	要件不当：腫瘍マーカーの検査結果・治療計画のカルテ記載なく，悪性腫瘍特異物質治療管理料を算定している
6	画像診断担当の専任医師が読影していないにもかかわらず，画像診断管理加算を算定している
7	カルテにモニターの要点を記載していないにもかかわらず，呼吸心拍監視を算定している
8	常勤医師・看護師の実働勤務時間からみて，施設基準届け人数に大幅不足している
9	押し掛け往診，健康診断，無診察投薬，自己診療等に関して保険請求した
10	保険医療機関以外の場所での診療に関して請求した

　③**特定共同指導**：臨床研修指定病院，大学病院，特定機能病院，複数の都道府県にまたがる同一開設者の大規模な病院や，特に緊急性を要する場合等で実施

◆**監査**：個別指導同様に厚生局に出頭して，都道府県と医師会・審査委員会等の立会いの下に，各種の証拠を前にして事実関係の説明が求められる。診療内容・診療報酬請求の不正や著しい不当疑惑がある場合に実施されるので，**行政処分**（指定・登録取消処分，戒告，注意，診療報酬返還措置な

ど）の可能性がある（図表16）。相応の理由がない限り，あるいは個別指導に従っている限り，監査を受けることはない。

　なお，日弁連の「健康保険法等に基づく指導・監査制度の改善に関する意見書」は保険医にとっても参考になる。

　医師への指導とは別に，**適時調査**というのがある。主に届出の施設基準が適切に実施されているかどうかを調査するもので，医療機関としては緊張することになる。全医療機関が対象で，調査には医師も立会うことになりうる。保健所の「立入り検査」や各種医療関係機構が行う「視察」や「管理」，労働基準局による「監査」等とは異質のものである。特に，新たに届出をしたあとの1年間は要注意である。なかでも人事の勤務実態や就業規則，付随する証拠書類は重要である。非と認定された部分については，該当する年月にわたって診療報酬分の自主返還が求められる。例えば，病院の就業規則に常勤医師労働時間の最低制限が記載されていなかったために常勤医師施設基準を満たしていないと判定され，その間の点数合計を返還させられた例も数件ある。

3　行政指導のポイント

　個別指導で，厚生局から指摘されることが多い事項を挙げるので，日頃から不備にならないよう留意しておく。ここでは，総論的に述べるにとどめ，各個の診療料に関する事項については，各章各節で述べることにする。そこでは「指摘・指導」として，厚生労働省保険局医療課医療指導監査室が公表している保険診療確認事項リストの要点を網羅しながら，私見を述べる。ただし，審査支払機関のコンピューターチェックのアルゴリズムで査定されそうな指摘は省いた。

(1) 全体的事項

◆レセプトに記載があってカルテに記載・添付がない：傷病名や各種指導管理料，加算，検査，数量・範囲などに関する記載・添付がない場合である。例えば，在宅自己注射指導管理料と血糖自己測定器加算を算定した場合の自己実測記録などである。外来管理加算に相当する記載の欠如も多い。

◆カルテに記載があってレセプトで欠如している（または異なる）：診療開始日，左右上下の別や部位（外傷，湿疹，褥瘡，筋肉痛，神経障害など），紹介先・元の医療機関名，傷病名，疾患の転帰・経過，リハビリの程度などの記載がない（異なる）場合である。

◆事務職員やAI（レセコン）が判断している：事務職員が，病名・検査・投薬・処置などの診療内容をみただけで，主治医に確認せずに勝手に判断している（疑い病名や処置範囲など）。

◆傷病名に問題がある：①記載もれがある，②診療内容と異なる（診断根拠の症状や所見なし，記載はあるが病名と不一致の場合等），③実施検査や検査日の整合性がなく，その結果・評価も記載がない，④傷病名が整理されていない，⑤転帰が記載されていない，⑥疑い病名やスクリーニング用の病名（悪性腫瘍の疑い，糖尿病の疑いなど）が多くて連月・長期にわたる，⑦長期に及ぶ急性疾患名がある（慢性，病期，分類，病型等の変化を更新していない），⑧治癒した疾患名の放置や重複がある，⑨複数の主病名，過剰な傷病名（整理されていない），レセプト内容に無関係の傷病名，不適切病名（咳嗽，下痢，食欲不振，低栄養状態などの症状名），鑑別診断名の羅列，既往歴病名の羅列がある，⑩検査用病名（肝・腎障害，貧血など）がある，⑪カルテからレセプトに転記されていない（不一致）　など。

◆カルテ記録に問題がある：①傷病名，初診日，既往歴，家族歴，病歴に始まり，症状・所見，治療の計画，内容・経過等に至る必要事項の記載がない（または不十分である），②自分勝手な略号やdo処方・処置が繰り返されている，③自家診察・処方（自己診療）がされている　など。

◆指導・計画内容の記載がない（あるいは不十分である）：特定疾患療養管理，在宅医療，入院診療計画などの不備や医学的・社会的問題がある場合。

◆電子カルテの不備：ID・PW管理，アクセス権限，職種連携性（看護部門・ICU部門・事務部門等），医師・看護記録の独立性・保存性・真正性・見読性，修正履歴，紙媒体との関連性，代行入力（事務員，他職種，学生等）に対する保険医承認の方法・時期，保険外・自由診療との区別に問題がある場合　など（p.33，1-2⑤（3）参照）。

◆主治医と薬剤師，理学療法士，管理栄養士等との連携不備：例えば，オーダリングはあるが，栄養食事指導で具体的献立や患者交付書の記録がない，医師の指示や評価のないリハビリや，医師の処方管理や薬剤評価を伴わない薬剤師任せの薬事（p.45参照）など。

◆看護記録や他職種記録等の不備：入院時食事療養費の加算要件，食事摂取不能な病態の患者への漫然とした食事療養費算定などに問題がある　など。

◆事務職員に対する注意：掲示物・標榜名，届出・登録（職種別），患者同意書保管，職員・家族負担金徴収もれ等の不備，特定保険医療材料の不適応傷病名（主治医未確認），酸素単価の誤り等の算定不備　など。

■図表17　診療録（カルテ）に関する留意点

1	診療時には遅滞なく様式*に従って必要事項を記載しなければならない
2	カルテ第3面は診療経過記録であると同時に診療報酬請求の根拠でもある
3	カルテ記載が算定要件となる項目が約200あるので，関係領域では承知しておく
4	事実に基づいた必要十分な記載がないと不正請求扱いとなりうる
5	真正性：修正や消去を含め，その内容の履歴が確認できる
6	見読性：記録事項を直ちに明瞭，整然と機器に表示し，書面を作成できる
7	保存性：記録事項を保存すべき期間中，復元可能な状態で保存する
8	記録責任の所在を明らかにし，画面のクローズ処理（紙では署名）をする***
9	保険診療カルテと保険外診療（自由診療，予防接種，健康診断等）のカルテとを区別して管理する

*療担規則様式第一号（-）：1.表紙（傷病名等），2.本文**，3.診療点数：1，2，3の関連性が重要。
**左半に診察分（家族/既往歴，症状/所見/評価/計画の経過）；右半に治療分（処方，注射，処置，手術，指示）；データ類（検査成績，手術麻酔記録，問題点等定期的要約，生活像）は別添。これら3者は相互に照合できるような記載法（位置や色分け）や別添添付場所に留意する。
***PWは英数字や記号を混在させて，2カ月ごとに変更し，端末には提示しない。

（2）診療録第1面の不備

◆傷病名の記載または病名オーダー画面入力が，次の場合は不適切と指定される：①傷病名を記載していない，②カルテとレセプトの記載が一致しない，③傷病名をカルテの傷病名欄から削除している（当該傷病に対する診療が終了した場合には，傷病名を削除するのではなく，転帰を記載する），④請求事務担当者が傷病名や転帰を記載ないしは入力（医事会計システム）している（必ず医師が行わなければならない），⑤主病の指定が適切に行われていない／全傷病名に「主」をつけている／主病名が不明である，⑥傷病名欄1行に複数の傷病名が記載されている（図表17）。

◆傷病名の内容について，次の場合は「不適切」となり，正確に記載することが求められる：①医学的な診断根拠がない，②医学的に妥当とは考えられない傷病名，③実際には「疑い」であるにもかかわらず，確定傷病名として記載している，④実際には確定しているのに，「疑い」として記載している，⑤急性・慢性や左右の別，部位，分類，病型，詳細（病理検査結果など）が確定しているのに記載されていない，⑥単なる状態や症状や検査異常であって傷病名ではない（必要ならレセプト摘要欄に記載する），⑦適応外や予防や感染症チェックなどで実施した検査，投薬等の査定を防ぐ目的で付けられた医学的な診断根拠のない傷病名（レセプト病名）：例えば，ST合剤使用のために「慢性尿路感染症」や「ニューモシスチス肺炎」，PPIに対して「難治性逆流性食道炎」，ビタミン剤使用のためには「ビタミン欠乏症」や「摂食不能」。傷病名だけでは不十分と考えられる場合には，

■図表 18　傷病名記載上の留意点

1	医学的に妥当適切な傷病名や主病指定を主治医自らつける（請求事務担当者は不可）
2	薬剤や検査等の観点からレセプト病名を付けることは認められない（下記 7 を参照）
3	症状や検査所見ではなく，規定された疾患名を使用する*
4	厚労省 GL 未準拠の Order entry system に入力保存してもカルテ傷病名記載とみなされない
5	急/慢性，部位，左右の区別を記載する。病期や程度は摘要欄に記載
6	診療開始/終了年月日，転帰を記載して，病名など絶えず整理する**
7	自動的に（虚偽）病名が付く不正プログラミングの電子カルテやレセコンを使用しない***

*傷病名では診療内容の説明不足と思うなら，レセプト摘要欄に症状詳記のほかにも，所見や検査結果等の客観的事実に基づき，当該診療行為の必要性を記載する。

**レセプト傷病名欄は既往歴を示す場ではなく，現行診療に限定する。カルテでは転帰を付けて残す。

***女性の前立腺癌，半年以上続く末期癌，無治療の深在性真菌症や DIC や RPGN，長期間継続する急性病名などのほかに，傷病名重複，類似病名，多数の（主）や星印，上記 5 の無冠詞等：責任は IC ではなく主治医にある。

摘要欄または添付別紙の症状詳記で，客観的事実（検査結果等）に基づき，当該診療行為が必要な理由を具体的に記載して補えばよい。

◆傷病名の整理が不適切な場合：正しい転帰を付して適宜整理することが求められる。例えば，①整理されていないために傷病名数が多数，②長期にわたる「疑い」の傷病名，③長期にわたる急性疾患等の傷病名，④重複して付与している，または類似の傷病名（図表 18）。

◆記載欄の欠損：診療録 1 号用紙下部に「労務不能に関する意見」，「入院期間」，「業務災害または通勤災害の疑いがある場合は，その旨」，「備考」など規定の記載欄が欠損している。

（3）診療録 2 号用紙の不備

◆カルテの法的根拠：カルテは診療報酬請求の根拠となるので，診療のたびに遅滞なく，時系列で必要事項（症状，所見，治療計画等）の記載を十分に行うことが必須である。記載がないと無診察治療（医師法違反）とか不正請求と言われても仕方がない。その法的根拠はカルテへの遅滞ない必要事項の記載（療担第 22 条，医師法第 24 条）とカルテの保存（療担第 9 条，医師法第 24 条第 2 項）にある。

◆診療のつど，診療の経過を記載する：外来患者であれば受診のつど，入院患者であれば原則として毎日，カルテに記載する。検査データ等が揃っていても，慢性期入院患者，ICU 患者，慢性疾患の長期通院患者等についてもカルテの記載が必要なことは当然である。なお，初診時には既往歴，アレ

ルギー歴，家族歴を記載する。薬歴までついていると，単なるルーチンの受付アンケートでないことがわかる。

◆薬剤投与情報の記載：薬剤投与が医療関係者からの情報に基づく場合でも，提供者名と症状などの情報内容を記載しておく。

◆カルテへの追記：確定済みカルテに追記を行う場合は，追記者と追記日時の記載が必要である。

◆記載内容の修正：記載内容を修正するには，修正前の記載内容がわかるように二重線により行う（修正液やテープ，貼紙や塗りつぶしは不可）。

◆余白の処理：余白が多い場合は，「以下余白」として，追記できないように斜線を引いておく。

◆複数医による診療における署名等の記載：同一患者を複数の保険医が診療している場合，その都度責任の所在を明らかにするべく，署名または記名押印に相当する記載が必要である。

◆保険診療・保険外診療の区別：保険診療の診療録と保険外診療（自由診療，予防接種，健康診断等）の診療録とを別綴じで管理する。

◆医師の自己診療：医師の自己診療を保険請求するには，別の医師の診療でなければならない。

◆医療・介護保険の同一カルテへの記載：医療保険と介護保険の記載を一つの診療録に記載する場合は，下線または枠などで区別する。

◆訪問診療・訪問看護の記載：訪問診療と訪問看護についても，実施内容が判別できる記載が必要である。

◆白紙のカルテ：所見欄が「do（同）」や，記載皆無の白紙になっており，指導や監査が入る寸前にメイキングができるようにしてあるのは，医師として恥じるべきことである。

◆疑い病名：疑い病名を付けたら，その医学的根拠を明確に記載しておく。

（4）基本診療料に関する不備

◆初再診料：患者来院がないのに，家族に説明をして再診料を算定していたり（医師法第20条無診察投薬禁止），電話で意見を求められて，医学的必要指示に該当しないものに対して算定している　など。

◆入院診療計画：①共同策定ではなく空欄もある，②主治医と本人・家族の署名がない，③画一的記載で，説明文書が交付されていない，④説明が期限内に行われていない，⑤文書の写しをカルテに添付していない　など。

◆院内感染防止対策：①構成委員が不適切である，②恒常的欠席者がいる，③感染情報レポートの不備や毎週の作成がない，④中途採用者に対する研

修体制に不備がある，⑤清潔・不潔域の周知に不備がある，⑥抗生剤適正使用推進体制に不備がある，⑦定期的院内巡回に不備がある　など。
◆医療安全管理体制：①委員会の恒常的欠席者がいる，②医療事故報告が不適切である，③業務改善文書に不備がある　など。
◆褥瘡患者管理対策：①リスクアセスメント票・褥瘡予防治療計画書の評価様式・記載内容に不備がある，②専任医師・看護師以外の者が診療計画を策定している　など。
◆入院基本料等加算：①カルテに指導内容の記載と署名がない臨床研修病院入院診療加算，②選択システムが不備な救急医療管理加算，③退院時要約作成者・日の記載がない診療録管理体制加算，④必要性に欠ける患者に対する重症者等療養環境特別加算，⑤実施期間外の無菌治療室管理加算，⑥対象疾患でない場合の緩和ケア診療加算，⑦看護計画・ケアの評価を行っていない認知症ケア加算　など。
◆特定入院料：在宅復帰支援計画書記載の不備や時期遅延の場合。

（5）特掲診療料に関する不備

◆医学管理：①薬剤血中濃度の測定結果や治療計画がない（あるいは記載もれの）特定薬剤治療管理料，②治療計画に基づく，服薬，運動，栄養などの管理内容要点や定められている項目指導のカルテ記載がない（あるいは不備のある）特定疾患療養管理料，特定疾患治療管理料，在宅療養・介護支援連携・退院時リハなどの指導料，③紹介元医療機関への再受診を伴わない，あるいは紹介先機関名が非特定の診療情報提供料（Ⅰ），④主治医の指示がない外来（入院）栄養食事指導料，薬剤情報提供料*，⑤入院後7日以内の計画策定と患者への説明がない地域連携診療計画加算，⑥リハビリ提供前の患者状態の観察結果について，療養指導記録への記載や，疾患別リハビリの効果や進捗状況等についてのカルテ記載が不十分である場合は，合併症や透析予防指導の管理料を算定している場合にもチェックされる，⑦毎月算定できる生活習慣病管理料では，所定様式の療養計画書記載内容（特に計測値）や患者署名がチェックされる，⑧悪性腫瘍特異物質治療管理料は，癌疑いでの腫瘍マーカー検査に不適応であり，カルテに検査結果と治療計画が記載されていないと指導を受けることになる。
＊入院中の患者や処方箋を交付した患者には算定不可

◆在宅医療（自己注射・自己腹膜灌流・酸素療法・成分栄養経管栄養法・中心静脈栄養法などの指導管理料）：①必要事項のカルテ記載がない（または不備がある），②指導管理の記録なしで療養指導管理材料加算（血糖自己測定器，

注入器用注射針，栄養管セット）を算定していたり，1回処方で2回算定している　など。

◆検査：①症状・所見からみて段階的に実施されていない，②項目・回数が治療に反映されていない，③セット検査の重複実施がある，④必要性がない（特に尿沈渣や呼吸心拍監視・腫瘍マーカー・シンチグラム等）　など。

◆画像診断：①届出医師以外の者が読影している，②検査入力と同時に自動算定している，③診断記録がもれている，他医撮影フィルムの読影記録がない，④一連の撮影で2回目の診断料・撮影量を算定している，⑤不必要に過剰な検査をしている　など。

◆病理診断：①免疫染色・電子顕微鏡病理組織，ALK 融合・HER2 遺伝子標本作製等の必要性がない，②臓器としての数え方，③病理診断・判断の記載がない　など。

◆投薬・注射：①旧薬事法承認事項が厳守されていない(特に禁忌・適応外・過量・重複・多剤・長期漫然投薬)，②内服と注射が重複している，③血液製剤の使用基準を守っていない，④傷病名と処方薬に整合性がない，⑤前投薬・全身麻酔・人工呼吸以外で，鎮静目的の催眠性・抗アレルギー性精神薬を使用している，⑥ H_2 ブロッカー・PPI の内服が可能な患者，適応外患者に対する注射を行っている，⑦抗菌薬の予防的投与，用法外投与，過量投与，長期漫然投与，重複投与，多剤投与，不適切投与がある，⑧院外処方箋の取扱いが不適切である（無署名，無記名・押印），⑨後発医薬品への変更不可をデフォルト化している，⑩プレフィルドを使用しているのに多剤を混注している，⑪配合剤を使用しているのに単剤を組み合わせて算定している　など。

◆リハビリテーション：①訓練内容の具体的記載，実施計画と定期的効果判定，実際の訓練実施時間記録，保険医の指示内容に不備がある，②訓練内容と時間に不備がある（または画一的である），③実施計画説明が不適切である（本人・家族の無署名，認知症患者に対する説明），④起算日に誤りがある，⑤医師以外の者により決定されている，⑥廃用症候群評価表やリハ総合計画評価料等の記載内容に不備がある，⑦総合計画評価の様式・内容等に不備がある，⑧適応の乏しい患者に実施している，⑨消炎鎮痛処置やリハビリ計測や，看護師が行った拘縮予防処置をリハビリとして算定している，⑩適応外患者に廃用症候群リハを算定している，⑪訓練時間に満たない算定単位や日数の超過算定，⑫起算が妥当でない（リセット）や，標準算定日数を超過するごとに対象疾患を変更している　など。

◆精神科専門療法：①通院・在宅精神療法における診療要点の記載が欠落し

ている，②家族説明のみで算定している，③入院精神療法の実施時間，診療内容に不備がある，④精神科作業療法や医療保護入院等診療料について医師の記載がない，⑤心身医学療法の治療計画もなく治療後に要点の記載もしていない　など。

◆処置：①創傷熱傷処置や皮膚科軟膏処置の範囲記載に不備がある，②実際より広い処置料や多い使用薬剤量を算定している，③創傷の治療による患部範囲の縮小に伴った減点をしていない，④適応でない患者に血漿交換療法・吸着式血液浄化法・血球成分除去療法などを算定している，⑤通常の導尿に「導尿（尿道拡張を要するもの）」を算定している　など。

◆手術：①手術日に点滴手技料や処置・内視鏡・検体採取の手技料を算定している，②点数表にない術式など実施術式と異なる術式で算定している，③厚生局への照会なしで特殊手術の点数を準用している，④検査を手術料で算定している，⑤必要性の乏しい状態・傷病に対して手術をしている，⑥手術・麻酔・輸血承諾説明文書に不備等がある，⑦出血量600mL以下で術中術後自己血回収術を行っている　など。

◆麻酔：①麻酔量が過剰あるいは麻酔方法に問題がある，②閉鎖循環式麻酔や脊椎麻酔で実施時間・吸入麻酔薬量の過剰概算をしている，③麻酔記録上で麻酔区分が不明確である，④麻酔科標榜医の麻酔前後診察の記載がない（不十分である），⑤届出麻酔医以外の者が麻酔・診察を行っている，⑥トリガーポイント注射の実施記載がない，⑦プロポフォールを使用しているのに専任の麻酔医がいない，⑧静脈麻酔を十分な準備なく実施している，⑨薬剤量が過剰である，⑩算定上の麻酔区分が異なっている　など。

◆放射線治療：①照射録に実施日の記載がない，②記載内容が不十分である，③未実施なのに照射済みの医師署名がある　など。

＊　　　　＊　　　　＊

　看護部門，栄養部門，食事・生活療養，保険薬局等に関する事項は割愛するが，厚生局が作成・公表した「個別指導において保険医療機関（保険薬局）に改善を求めた主な指摘事項について」等を参照し，理解に努めてほしい。

　最近は，保険者が患者個人にレセプトの内容抜粋を知らせるようになっている。また，「日本健康会議」主導で，健保組合をもつ会社経営者にも，自社の医療費だけでなく，特定健診結果を受けて行う特定保健指導の変化を抽出し，全体状況と比較できるように「健康スコアリングレポート」を送付して，自社の健康偏差値を把握してもらうようになった。その影響もあってか，患者がカルテの開陳を請求するようにもなってきた。このような事態も想定しつつ，不備のないようにカルテの作成を行うことの重要性を認識したい。

　実際のレセプト審査や行政指導の具体例は次章からの各論に掲載する。

　法律に基づく指導を受けた事例を紹介しておきたい。新規個別指導で，指導官（医師）から，「局麻 1 mL で径 5 mm の病変切除をするのに，肝腎機能検査と各種感染症検査と止血機能検査をする必要がどこにあるのですか。既往歴や症状や理学所見から術後合併症の疑いがあるなら，カルテ記載を見せてください。傷病名欄からも検査適応が不明だし，レセプトでも手術はない。手術月レセプトの摘要欄にも検査の必要理由記載がない」の指摘を受けて，「主治医でない者に何がわかるか。患者に万一の合併症が発生したら責任を取れ。術者を侮辱している。パワハラだ」などと反論したという。表現の自由は認められているとはいえ，そのような反論が功を奏することはまずない。「どんな小さな手術にも術前検査をしておかないと訴訟に負けると思っていましたが，必要性の根拠を問診してからカルテ記載やレセプト記載をしないといけないことを学びました」と回答するのが望ましいだろう。

第２編

保険診療・請求・指導対策
実践の手引き

1章

2024年診療報酬改定の概要

Key words ▶ 入院評価の見直し，医療DX推進，外来機能強化，訪問看護・医療

　2024年度トリプル改定では，第8次医療計画，第4期医療費適正化計画，医師の働き方改革が始まって，テーマに1. 医療・介護・障害福祉の連携，2. 物価高騰・賃金上昇，経営状況，人材確保の必要性，患者負担・保険料負担の影響を踏まえた対応，3. 医療DX推進，4. 社会保障制度の安定性・持続可能性――を挙げて，詳細を検討したという。ここでは医療における実務的な観点から，その要点を列挙したい。特に，新設項目の点数と基準をみると政策当局の意図がわかる。

1　賃上げ・基本料等の引上げ

　医療での人材確保が狙いである。

① 　医療従事者の人材確保や賃上げのためのベースアップ評価料により2.3％を目途とした賃上げを実施。賃上げ計画書と報告書が求められる。賞与や退職金に連動した基本給を上げるよりも「調整手当てを出す」のが一般的。「評価料がなくなったらこの手当てもなくなる」というかたちで労働契約書を結び直すのがよかろう。

② 　40歳未満勤務医師や事務職員の賃上げおよび入院料の通則の改定に伴う入院基本料等の引上げ。

③ 　入院料通則においては，栄養管理体制の基準の明確化，人生の最終段階における意思決定支援および身体的拘束の最小化の取組みを要件化（40点減算の2025年5月末までの猶予期間あり）。

④ 　標準的な感染対策実施と賃上げを念頭においた初再診料の引き上げ。

新 　**外来・在宅ベースアップ評価料（Ⅰ）**（初診時6点／再診時等2点），**同評価料（Ⅱ）**（8段階）。

新 　**入院ベースアップ評価料**（1～165点）：次式により該当区分が決まる。

　　分子：［対象職員の給与総額×2.3％－（外来・在宅ベースアップ評価料（Ⅰ）及び歯科外来・在宅ベースアップ評価料（Ⅰ）により算定される点数の見込み）×10円］

　　分母：［当該保険医療機関の延べ入院患者数×10円］

算定要件である賃上げながら，今後の医療経営のきびしさを感じさせる。

2 医療 DX の推進

電子カルテ情報共有サービスや全国医療情報プラットフォームなどを進めることによって医療の質向上と現場の効率化を図る一方，カルテ管理体制のサイバーセキュリティ対策を評価する。

① 医療情報取得加算が新設され，マイナ保険証の利用による効率的な情報の取得は1点となり，3月に1回に限り再診時においても評価。

② 医療 DX 推進体制整備加算により，マイナ保険証の診察室等での活用，電子処方箋及び 電子カルテ情報共有サービスの整備が要件。また，2024年10月からマイナ保険証の利用率が施設要件として適応される。

③ 在宅医療 DX 情報活用加算により，マイナ保険証による情報を用いた訪問診療計画の立案による質の高い在宅診療を推進。

新 **医療情報取得加算**……初診時（月1回）：加算1（3点），加算2（1点），再診時（3月に1回）：加算3（2点），加算4（1点）。

新 **医療 DX 推進体制整備加算**（初診時8点）：オンライン資格確認により取得した診療情報・薬剤情報を実際に診療に活用可能な体制を整備し，また，電子処方箋および電子カルテ情報共有サービスを導入し，質の高い医療を提供するため医療 DX に対応する体制を確保している場合。

新 **在宅医療 DX 情報活用加算**（10点／月）：居宅同意取得型のオンライン資格確認等システム，電子処方箋，電子カルテ情報共有サービスによるオンライン資格確認により，在宅診療計画の作成において取得された患者の診療情報や薬剤情報を活用した質の高い在宅医療。

新 **診療録管理体制加算の見直し**：200床以上の施設では専任の診療記録管理者を置いて，非常時用にオフラインのバックアップ体制や復旧業務計画や訓練等の対応をすれば，140点が付く。

3 ポストコロナにおける感染症対策の推進

① 改正感染症法および第8次医療計画に基づく協定指定医療機関であることを感染対策向上加算および外来感染対策向上加算の要件として規定。外来感染対策向上加算の施設基準に罹患後症状に係る対応を明記。

② 発熱外来に代わる発熱患者等対応加算を新設。抗菌薬の適正使用も抗菌薬適正使用体制加算として評価。

③　入院患者に対して，特定感染症入院医療管理加算を新設し，感染対策を引き続き評価。

④　個室で空気感染および飛沫感染を生じる感染症等においては，特定感染症患者療養環境加算として個室管理等を評価。

新　**特定感染症入院医療管理加算**（治療室 200 点，それ以外 100 点）：3 ～ 5 類感染症の患者および指定感染症患者ならびに疑似症患者のうち感染対策が特に必要なものに対して，適切な感染防止対策を実施した場合。

新　**特定感染症患者療養環境特別加算**：2 類～ 5 類感染症，新型インフルエンザ等感染症または指定感染症の患者および疑似症患者のうち，必要を認めて個室または陰圧室に入院させた場合に，個室加算（300 点）または陰圧室加算（200 点）が算定できる。

新　**発熱患者等対応加算**（20 点）(外来感染対策向上加算を算定する場合に)：外来感染対策向上加算を算定する場合に，発熱その他感染症を疑わせる症状を呈する患者に対して適切な感染防止対策を講じた上で診療を行った場合。

新　**抗菌薬適正使用体制加算**（5 点）：直近半年で使用する抗菌薬のうち，Access 抗菌薬の使用比率 60％以上またはサーベイランスに参加する医療機関全体の上位 30％以内であること。

新　**急性期リハビリテーション加算**（50 点）（14 日目まで）：ADL 評価の BI が 10 点以下，認知症高齢者の日常生活自立度がランク M 以上，1）動脈圧測定（動脈ライン），2）シリンジポンプ管理，3）中心静脈圧測定（中心静脈ライン），4）人工呼吸器管理，5）輸血や血液製剤の管理，6）特殊な治療法等（CHDF，IABP，PCPS，補助人工心臓，ICP 測定，ECMO）の実施患者，特定感染症入院医療管理加算の対象となる感染症，感染症法第 6 条第 3 項の 2 類感染症および同法同条第 7 項の新型インフルエンザ等感染症の患者と疑似症患者。

▎4 　同時報酬改定における対応

①　コロナ禍の経験を踏まえた，地域における協力医療機関に関する体制整備の推進も含めた，医療機関と介護保険施設等との連携の強化。

②　かかりつけ医とケアマネ等との連携強化。

③　障害者支援施設に入所する末期悪性腫瘍患者に対する訪問診療料等の費用を医療保険からの給付とするよう見直し。

④　医療的ケア児（者）に対する入院前支援の評価。

⑤　有床診療所における障害連携の評価の充実。

【地ケア・在支診/病・後方支援病院】介護保険施設等の協力医療機関となることを要件化。

新　**協力対象施設入所者入院加算**（初日）（往診 600 点，往診以外 200 点）：入所者の病状急変時に，平時からの連携体制を構築している医療機関の医師が診察を実施し，入院の必要性を判断し，入院をさせた場合。

新　**介護保険施設等連携往診加算**（200 点）：同上の往診を行い，治療の方針について当該患者または家族等に十分に説明。

新　**医療的ケア児／者入院前支援加算**（1,000 点）：患家等を事前訪問し，患者の状態や人工呼吸器設定等のケア状態の把握を行った場合。オンラインでは 500 点を所定点数に加算。

【有床診療所入院基本料】介護障害連携加算「1」（192 点），「2」（38 点）：介護保険法施行令第 2 条各号に規定する疾病を有する 40 歳以上または重度の肢体不自由児（者）については，当該基準区分に従い，入院 15 日以降 30 日まで毎日所定点数に加算。

5　外来医療の機能分化・強化等

①　特定疾患療養管理料の対象疾患から生活習慣病（高血圧症，糖尿病，脂質異常症）を除外し，療養計画書への同意や診療 GL を参考にすることを要件とした生活習慣病管理料（Ⅱ）を新設。ただ，療養計画書作成，患者同意・署名の必要性については物議をかもすかもしれない。また，3 月に1 度の受診患者に，生活習慣病管理料（Ⅰ）を算定すると，検査なしでも，3 割負担の患者支払いが 1 回当たり 1000 円以上あがる。金銭トラブルを避けるべく（Ⅱ）を選択すると，診療側は減収となる。

②　地域包括診療料・加算においてかかりつけ医とケアマネの連携を促進。

③　リフィル処方箋や長期処方の促進，一般名処方加算の見直し等による後発品使用促進。外来腫瘍化学療法の充実。

新　**生活習慣病管理料（Ⅱ）**（333 点／月）：生活習慣病の増加等に対応する効果的・効率的な疾病管理および重症化予防の取組みを評価。検査数を減らして自己負担を考えないのなら（Ⅰ）を選んで十分に管理をすればよい。この 333 点は，外来管理加算（52 点），特定疾患療養管理料（225 点），特定疾患処方管理加算 2（56 点）の合計と同じ。

●　**生活習慣病管理料の評価および要件の見直し**：生活習慣病管理料における療養計画書を簡素化するとともに，2025 年開始予定の電子カルテ情報

共有サービスを活用する場合に血液検査項目についての記載は不要とした。診療ガイドライン等を参考として疾病管理を行う。生活習慣病の診療実態を踏まえ，総合的な治療管理要件を廃止。歯科医師，薬剤師，看護師，管理栄養士等の多職種連携が望ましいことと，糖尿病患者に対して歯科受診を推奨することを要件とする。療養計画書の活用で，指導の質も均霑化されて患者にわかりやすくなる。

● **特定疾患処方管理加算**（56点）：リフィル処方及び長期処方の活用並びに医療DXの活用による効率的な医薬品情報の管理を適切に推進する観点から，処方料および処方箋料の特定疾患処方管理加算について，28日未満の処方を行った際の特定疾患処方管理加算1を廃止し，加算2の評価を見直す。また，リフィル処方箋を発行した場合も算定可能。

● **地域包括診療加算「1」「2」**（28点／21点）：かかりつけ医機能の評価である地域包括診療料等について，リフィル処方および長期処方の活用を推進する観点から，患者の状況等に合わせて医師の判断により，リフィル処方や長期処方を活用することが可能であることを，患者に周知することを要件に追加。介護支援専門員や相談支援員からの相談対応や担当医のサービス担当者会議への参加実績も施設基準になっている。

● **慢性腎臓病の透析予防指導管理の評価の新設**：透析予防診療チームを設置し，日本腎臓学会の「エビデンスに基づくCKD診療ガイドライン」等に基づき，患者の病期分類，食塩制限及び蛋白制限等の食事指導，運動指導，その他生活習慣に関する指導等を必要に応じて個別に実施。

【**一般名処方加算等**】一般名処方加算「1」「2」（10点／8点），後発医薬品使用体制加算「1」「2」（87点／82点／77点），外来後発医薬品使用体制加算「1」「2」「3」（8点／7点／5点）と患者説明の手間を評価した一方，薬剤情報提供料，処方箋料で減点になっている。

6 医療機能に応じた入院医療の評価

① 高齢者の急性疾患の治療とともに，早期退院に向けたリハビリおよび栄養管理等を適切に提供する地域包括医療病棟を新設。

② 重症度，医療・看護必要度及び平均在院日数の見直しにより急性期医療の機能分化を促進：必要度項目はA（モニタリング，処置等），B（患者の状況等），C（手術等の医学的状況）から成る。7対1病床では在院日数を16日以内に短縮して，B項目を廃止，A項目の緊急入院状態評価日数を（5日間から）2日間に短縮した。

③　働き方改革も踏まえ ICU 室管理料の見直しおよび遠隔 ICU 加算の新設。

④　DPC/PDPS による，大学病院の医師派遣機能，臓器提供，医療の質向上の取組みを新たに評価した一方，機能評価係数Ⅱの６項目から「保険診療係数」を削除。

⑤　療養病棟における医療区分を疾患・状態と処置に基づき９区分に細分化し，さらに ADL の３区分に基づく 27 分類＋スモン３分類の合計 30 分類に見直し。IVH の評価も見直した。

⑥　看護補助体制充実加算の見直しにより経験が豊富な看護補助者や介護福祉士を評価。

新　**地域包括医療病棟入院料**（3,050 点）：高齢者救急患者等の受入れ体制を整え，リハビリ，栄養管理，入退院支援，在宅復帰等の機能を包括的に担う病棟の評価。在院日数 21 日以内。

新　**ICU 室管理料５・６**（8,890 点）：重症度，医療・看護必要度Ⅱを用いることが要件。

【急性期充実体制加算】急性期充実体制加算「１」「２」（440 点／ 360 点）（７日以内の期間）等。

・小児・周産期・精神科充実体制加算　急性期充実体制加算「１」「２」（90点／ 60 点）。

・回復期リハビリテーション病棟入院料１（2,229 点）（体制強化加算は廃止）

・地域包括ケア病棟入院料／入院医療管理料１（40 日以内 2,838 点／ 41 日以降 2,690 点）。急性期治療経過後や在宅療養中の患者の受入れと，在宅復帰支援というバランスが求められている。

7　質の高い訪問診療・訪問看護の確保

①　在宅医療における ICT を用いた医療関係職種・介護関係職種等との連携の推進。

②　24 時間の在宅医療提供体制の充実の推進。

③　在宅における心不全患者への指導管理に関する評価の充実。

④　患者の希望に添った看取りの推進に関する見直し。

⑤　患者の状態に応じた往診料等の評価の見直し。

⑥　在宅時医学総合管理料等の評価の見直し。

⑦　専門性の高い看護師を配置やサービスの実績に基づく訪問看護管理療養費の見直し。

⑧　訪問看護ステーションにおける 24 時間対応体制にかかる評価の見直し。

新 **在宅医療情報連携加算**（100点）：他の医療機関等の関係職種がICTを用いて記録した患者に係る診療情報等を活用したうえで，医師が計画的な医学管理を行った場合の評価。

新 **在宅がん患者緊急時医療情報連携指導料**（200点）：在宅療養の末期悪性腫瘍患者の病状急変時に，ICTの活用によって，医療従事者等の間で共有されている人生の最終段階における医療・ケアに関する情報を踏まえ医師が療養上必要な指導を行った場合の評価。

新 **往診時医療情報連携加算**（200点）：在支診・在支病と連携体制を構築する医療機関が訪問診療を行っている患者に，在支診・在支病が往診を行った場合の評価。

新 **緊急往診加算／夜間・休日往診加算／深夜往診加算**（①〜④に該当しない場合）（325点／405点／485点）：入院中の患者以外の患者に対して診療に従事している時に，患者または現にその看護に当たっている者から緊急に求められて往診を行った場合（標榜時間内／午後6時〜午前8時・日曜祝日年末年始／午後10時〜午前6時）。普段から訪問診療をしていない場合は大幅な引下げとなった。

新 **訪問看護管理療養費**（月に2日目以降の訪問の場合）「1」「2」（3000円／2500円）：訪問看護計画書および報告書を当該利用者の主治医に対して提出するとともに，当該利用者に係る指定訪問看護の実施に関する計画的な管理を継続して行った場合。

新 **24時間対応体制加算**（訪問看護管理療養費）（24時間対応体制における看護業務の負担軽減の取組みを行っている場合6800円，それ以外6520円）：ア）またはイ）を含む2項目以上：ア）夜間対応した翌日の勤務間隔の確保，イ）夜間対応に係る勤務の連続回数が2連続（2回）まで，ウ）夜間対応後の暦日の休日確保，エ）夜間勤務のニーズを踏まえた勤務体制の工夫，オ）ICT，AI，IoT等の活用による業務負担軽減，カ）電話等による連絡及び相談を担当する者に対する支援体制の確保。

8 重点的な分野における対応

① 働き方改革も踏まえた救急患者のいわゆる下り搬送の評価。
② NICUにおける重症児へのより手厚い看護配置（2対1）等に対する評価の新設。
③ 発達障害や不適切な養育に繋がり得る児への対応強化。
④ 小児に付き添う家族等に配慮した小児入院医療提供体制の推進。

⑤　精神科における地域包括ケアを推進する精神科地域包括ケア病棟の新設。

⑥　精神病床に入院する患者への入退院支援に対する評価の新設。

新　**救急患者連携搬送料 600〜1,800 点**：救急外来受診患者に初期診療を実施し，連携する他医療機関で入院医療を提供することが適当と判断した上で，医師，看護師または救急救命士が同乗のうえ，搬送を行った場合。

新　**NICU 室重症児対応体制強化管理料（14,539 点）**：高度な医療（9 種類）を要する重症新生児に対する手厚い看護体制について評価。

新　**小児特定疾患カウンセリング料（初回 800 点ほか）**：発達障害等，児童思春期の精神疾患の支援を充実する観点から，要件および評価を見直し，発達障害児に対するオンライン医学管理について，新たな評価を行う。「児童思春期支援指導加算」や，心的外傷に対する「心理支援加算」も新設された。

新　**小児入院医療管理料3**：平均入院患者数が概ね 30 名程度以下の小規模な病棟を有する場合は，急性期一般入院料1，特定機能病院入院基本料（一般病棟に限る）の7対1入院基本料又は専門病院入院基本料の7対1入院基本料を算定すべき病棟と当該小児病棟を併せて1看護単位とすることができる。ただし，この場合は次の点に留意すること。小児入院医療管理料3を算定する病床を集めて区域特定する等により，小児患者が安心して療養生活を送れる環境を整備すること。当該病床における夜勤については，看護職員を2人以上配置していることが望ましい。

新　**看護補助加算（151 点）**：看護補助者が 30：1（夜勤 75：1）以上配置されて，看護職員の負担軽減及び処遇改善に資する体制が整備されている。

新　**看護補助体制充実加算（156 点）**：同上。

新　**精神科地域包括ケア病棟入院料（1,535 点）**：精神患者の地域移行・地域定着に向けた重点的な支援を提供する精神病棟に対する新たな評価ながら，算定要件が7つもある。

新　**精神科入退院支援加算／「注2」精神科措置入院退院支援加算（退院時1回）（1,000 点／300 点）**：精神障害者の地域生活を支援する障害福祉サービス等事業者，介護サービス事業所，行政機関（都道府県，保健所，市町村）等と連携しながら，入院後7日以内に包括的支援マネジメントに基づく入退院支援を行う。

9 個別改定項目／医療資源の少ない地域への対応

① 急性期入院医療におけるリハビリ・栄養・口腔連携体制加算の新設。
② 病態に応じた早期からの疾患別リハビリに対する評価の新設。
③ 医療と介護における栄養情報連携の推進。
④ 入院・外来におけるバイオ後続品の使用促進に関する評価の見直し。
⑤ 病室単位で届出可能な回復期リハビリテーション病棟入院料の区分の新設。
⑥ 医療技術評価分科会等の評価を踏まえた対応等。

新 リハビリ・栄養・口腔連携体制加算（120点／日）：入院後48時間以内にADL，栄養状態および口腔状態の評価を行い，係る計画の作成及び計画に基づく多職種による取組を行う体制の確保

新 急性期リハビリ加算（50点）：ADL・認知機能が低い患者，特定の医療行為を必要とする患者または感染対策が必要な患者に対して，疾患別リハビリテーションを提供した場合。

新 栄養情報連携料（70点）：入院栄養食事指導料算定患者で，退院先が他の保険医療機関，介護老人保健施設，特別養護老人ホームまたは指定障害者支援施設等もしくは福祉型障害児入所施設であり，栄養管理計画が策定されている患者。

新 バイオ後続品使用体制加算（100点）：入院医療にバイオ後続品を使用している医療機関で，患者にバイオ後続品の有効性や安全性について十分な説明を行って使用し，成分の特性を踏まえた使用目標を達成した場合。

【在宅血液透析指導管理料】

新 遠隔モニタリング加算（115点）：注液量，排液量，除水量，体重，血圧，体温等の状態について継続的なモニタリングを行い，その状況に応じて来院を促し，それを踏まえた療養方針について必要な指導を行う。

新 回復期リハビリテーション入院医療管理料（1,859点）：定期的（2週ごと）にFIM測定を行い，10個の施設基準を維持する。医療資源の少ない地域におけるリハビリ対応等について，改定による影響の調査・検証を行うことになる。

　オンライン診療（OLM）については，利便性と経済効率のためか，恒久化が決まった。最低限遵守するべき指針は図表7のとおりであるが，参考通知として，「情報通信機器を用いた診療（いわゆる「遠隔診療」）について」（1. 基本的考え方，2. 留意事項）や事務連絡が発出されている。特に「指針に関するQ&Aについて」は無視できない。

　ここからは，医療機関と保険者の再審査請求事例に基づき，審査側の視点から医科点数表の章・部ごとに留意点を解説していく。

　一般的に，規則や告示は理論や学習法ではなく，解釈や実用化への便法である。医療者と保険者では立場の違いはあるが，患者への医療給付という同一目的があり，行われた診療行為のレセプト内容妥当性について，両者の狭間に（公平適正な）審判を置いて，3者共通の法的基盤（療担規則）に立って審査が行われる。

　レセプト審査は毎月のことだが，厚生局の指導・監査は不定期で，常日頃の医療行為の記録が検閲されることになる。予告があってから，急にカルテの書き替えや添削をしても，隠しきれるものではない。挙句の果ては，返還金が発生し処分に至ることとなりかねない。つまり，そのようなことにならないための心得は意識しておく必要があるので，各章の後半では「算定上の留意点」と「指導のポイント」を具体的に述べることにする。

　さて，基本診療料は，医療サービスとして，初診・再診や入院の際に通常行われる基本的診療行為の費用を一括して支払うという性格のものである（図表19）。簡単な検査や処置は基本診療料に包括されており，これらの診療行為を伴わない診察だけでも初・再診料の所定点数は算定できる。

　従来，どの医療機関を受診しても，初・再診料，外来診療料は同じ料金であったが，近年の診療報酬改定では，医療機関ごとの医療用医薬品仕入れ価格（妥結率）を反映した料金設定や，医療機関の規模・種類による料金設定が行われている。これらももちろん理解しておきたいが，以下に述べる事項は主治医の責任となるので，特に重要な部分である。

■図表19　基本診療料（A）の分類

初診料	A 000	入院基本料	A 100 - 109
再診料	A 001	入院基本料等加算	A 200 - 253
外来診療料	A 002	特定入院料	A 300 - 319
		短期滞在手術等基本料	A 400

1 初・再診料

　初診日とは，当該医療機関が最初に当該傷病の診療を行った日のことである。当月には初診料が算定できるが，その診療期間内に，ほかの傷病に罹患して初診を行った場合は2度目の初診料は算定できないので，再診料（一般病床200床以上の病院では**外来診療料**）を算定することになる。

　したがって，新たに初診料を算定する場合には，それまでの期間に**レセプト「転帰」欄が「治癒」か「中止」**になっていなければならない。しかし，「治癒」か「中止」になっていても，単なる鼻炎，じんま疹，腸炎，頭痛などで7日分の投薬をして，2週間後に同一傷病名で初診として算定するような医療機関は査定対象になりやすい。アレルギーや慢性疾患などで緩解や増悪を繰り返すことが明らかでも，**1カ月以上の診療空白**（投薬期間終了後）があれば，患者の意思で受診しなかったものとして初診扱いになる場合もある（原則13）が，明らかな同一疾病・負傷では初診扱いにはならない。

　よくある間違いは，悪性疾患の傷病名が転帰記載のないまま残っていて，診療形跡がないまま数年間が経ったあと，突如，初診料を算定して種々の癌関連検査が行われているケースである。自他覚症状がない場合の単なるフォローアップは一般的がん検診の類と解釈されて，初診料はもちろん，すべての検査も保険診療外として査定される可能性がある。原疾患の転帰記載には留意して，当該疾患の再発であることや，転移疑いの傷病名を明確にしてから，初診料などを算定したほうがよいだろう。そのときには，もちろんカルテには「再発」や「転移疑い」とした根拠を示さなければならないが，単なる「○○癌のガイドライン準拠」といった理由は適当ではない。ただし，厚労省がそのガイドラインを，検診ではなく保険診療の根拠として認めている場合には査定されることはない。

　初診でありながら初診料が算定できない例としては，①レセプトは別々に作成しているが，分院・本院間や同一開設者の医療機関間での連携診療が行われている場合（1カ所では算定できる），②健康診断による治療開始時（他院では算定可），③労災・自費診療や入院中の期間内の場合，④①のような「特別な関係」にある紹介先での検査や画像診断（判読を除く）だけが行われている場合，⑤保健所における割引契約の場合，⑥特養ホーム等の入所者に対して行う定期的診療や特別に必要のない診療の場合，⑦ある患者の診療期間中に別の疾患が発生した場合——などがある。問診や紹介状解読ができない事務職員が，事情がわからないまま初診料を算定し，審査機関や保険者から指摘されて査定となることが多いので，主治医から事務側に情報がきちんと

伝わるシステムを構築しておく必要がある。

　同一医療機関において，同一日に関連のない他傷病について，新たに別の診療科を初診として受診した場合は，2つ目の診療科に限り**同一日複数科受診時の初診料（複初）**が算定できる。同一症状の場合には，複数の診療科を受診し異なる診断名が付けられても同一傷病とみなされるので，複初の算定はできない（初診料は1回のみとなる）。ただし，歯科併設の医療機関で歯科受診をした場合は別に初診料が算定できる (p.82 ⑥を参照)。

　出生時に異常があり保険診療を受けた新生児の場合は初診料算定が認められるが，出生日の新生児管理保育料は保険診療の診察料に含まれるので，そのあと疾病が発生して保険診療を行っても初診料と重複算定はできない。これは，保医発通知で，「労災保険，健康診断，自費等（医療保険給付対象外）により傷病の治療を入院外で受けている期間中または医療法に規定する病床に入院（当該入院についてその理由等は問わない）している期間中にあっては，当該保険医療機関において医療保険給付対象となる診療を受けた場合においても，初診料は算定できない」と規定されているからである。

　なお，同一日複数科受診時の再診料（外来診療料）については，初診と再診を合わせて同一日（同時）に3科以上を受診する場合，初診料，再診料（外来診療料）を合わせて2科目までしか算定できないので注意する。

2 時間外等加算，時間外対応加算，夜間・早朝等加算

(1) 時間外・休日・深夜加算

　診療時間内ではない初診や再診では，診療応需態勢を解いたあと，再び診療に応じるための態勢を準備することに対して加算がつく。単なる時間帯の問題ではなく，患者は急患等やむを得ない状態になければならない。

　深夜時間帯（午後10時〜翌午前6時）を常態の診療時間としている夜間救急医療機関では，その時間内に初診を行った場合は深夜加算ではなく，特例加算〔230点（乳幼児345点）〕が算定できる。

　休日加算は，休日応需態勢にない医療機関はもちろんのこと，指定の休日救急医療機関でも算定できる。ただし，当該休日を診療日としている医療機関における診療時間内の診療や，時間外急患等でない診療の場合はD査定となる (増減点事由記号の概要等は p.54 図表14 を参照)。

　また，医療機関側の都合によって診療が時間外になった場合は，診療応需体制を解いたあとではないので，時間外加算は算定できない。事務職員は理解しているが，主治医が理解していないために査定となるケースもある。

　時間外加算は，手術料，処置料，麻酔料，内視鏡検査料などにも適用されている。また，小児科標榜医療機関における加算は別途規定されている。

　表示診療時間内に受け付けた患者を時間外に診療した場合はもちろんのこと，単なるガーゼ交換や継続処方を受けるために来た患者を時間外や休日に診療した場合などは該当しない。患者の社会的都合（家族・勤務状況など）は「やむを得ない時間外診療」には該当しない。もし，出勤前の患者を時間外に診療した場合などは，軽症救急患者とわかるようなレセプト記載が求められる。この場合，事務職員が「摘要」欄に記載すると，主治医の記載でないことが露見しやすいので，注意したい。

　なお，緊急受診の必要はないが，患者都合により時間外受診となった場合に，時間外加算が算定できない分を「時間外診察」として患者から費用徴収できる制度がある。

（2）時間外対応加算（再診料）（診療所のみ）

　時間内診療であっても，時間外の問合せ等に対応できる体制等の施設基準に適合し，届け出ていれば，基準区分に従って時間外対応加算（再診料）が別途算定できる。だが，事務側で算定もれ（あるいは施設基準の届出もれ）に気付いていない場合もみられる。この加算は，診療所で緊急時対応体制・連絡先の院内掲示，連絡先記載の文書交付，診察券への記載をして，時間外の問合せや受診に対応できる場合には，標榜時間内の再診時に算定できる。

（3）夜間・早朝等加算（診療所のみ）

　夜間・早朝等加算は，病院よりも身近にある診療所の受入れを促進するべく，午後6時（土曜は正午）から午前8時までの間（深夜・休日を除く）か，休日または深夜の，表示診療時間内の時間において，初・再診に対応したものである。当加算では，来院時の時間をカルテに記載しておく。小児科標榜加算はできない。診療時間が週30時間以上であることのほかに，上記（2）は患者に対し，（3）は地域に周知されていることが条件。

3　外来診療料

　再診料は一般病床200床未満の病院や診療所で算定し，外来診療料（A002）は一般病床200床以上の病院で算定する。例えば，精神科病院で精神病床が200床以上であっても，一般病床数が200床未満であれば再診料を算定する。このような差別化は，患者の大病院指向を抑制し，外来はできる限り中小医療機関で診療をさせたい，という政策（意図）の表れである。

　陥りやすい落とし穴としては，当項目の包括項目（「注6」に規定されて

いる 19 種類の検査・処置）を算定していたり，外来迅速検体検査加算（検
体検査実施料「通則 3」）や処置医療機器等加算・薬剤料の算定がもれてい
ることである。例えば，外来診療料を算定しているのに，その A002（注 6）
でいう消炎鎮痛等処置や創傷処置「1」「2」，皮膚科軟膏処置「1」，爪甲除去
（麻酔を要しないもの），肛門処置，腰部または胸部固定帯固定などを併算定
していたり，逆にこれらの処置料は算定できないという誤解からか，それら
に必要な消毒や軟膏などの薬剤料，特定保険医療材料料，腰部，胸部または
頸部固定帯加算などの算定もれをしているケースが多くみられる。また，膀
胱洗浄は外来診療料に包括されるため，膀胱洗浄と同一日に行う導尿やカテ
ーテル留置，薬剤注入等の随伴処置も外来診療料に含まれる扱いだが，その
ような処理が行われていないとすれば，レセコンまたは IT プログラミング
の修正をしなければならないだろう。また，外来診療料の点数より低い一般
的検査（尿，便，血液等）や一般的処置の多くは外来診療料のなかに含まれ
るが，ヘモグロビン A1c（HbA1c）などの例外もあるので注意する。

4　外来管理加算

　再診料における外来管理加算は，処置やリハビリ等がなく，外来での計画
的医学管理を行った場合に算定する。よくある間違いは，この加算点数より
低い処置やリハビリを実施しておきながら，これらを算定せずに外来管理加
算に振り替えることである。審査返戻＊において，医療機関側は，厚生労働
大臣が定める計画的な医学管理をしているとして，処置やリハビリが必要な
症状や治療経過を回答してくるが，外来管理加算の本来の趣旨は技術的評価
が困難な内科的手法に対する加算である。外科的・整形外科的の傷病名からみ
て，処置・リハビリがあって当然と判断される場合は，処置・リハビリの請
求がなくても，外来管理加算が査定になることがあるので，処置・リハビリ
よりも内科的医学管理を優先させた理由を明らかにしておく必要がある。
　留意すべきは，たとえ内科で計画的医学管理を行っても精神療法を算定し
ていたり，B001「17」慢性疼痛疾患管理料がある場合，外科や整形外科で
処置やリハビリや麻酔を算定している場合には，外来管理加算は算定できな
いということである。同様に，超音波検査，脳波検査，負荷試験等，RI 検査，
内視鏡検査，眼科・耳鼻咽喉科学的検査，神経・筋検査を算定した場合も外
来管理加算は算定できない。もし，これらに関連する査定を受けたら，電カ
ルやレセコン等 IT システムの見直しが必要だろう。また，家族や看護者か
ら症状を聞いて投薬した場合も算定できない。

＊再審査の必要上，診療内容について医療機関に返戻照会することをいう（p.53 参照）。

5 地域包括診療加算

　地域包括診療加算は，複数の慢性疾患（高血圧症，糖尿病，脂質異常症および認知症のうち２つ以上）を有する患者に対する継続的かつ全人的医療を評価したものであるが，B001-2-9 地域包括診療料を届け出ている場合は届け出ることはできない。当該加算に対しては，指導・服薬管理等の詳細が決められているほか，①初診日には算定できないが，複初と同日の再診料には算定できる，②糖尿病網膜症，境界型糖尿病，耐糖能異常は糖尿病に該当しない——など様々な取扱いが示されている。認知症については，さらに 10点追加でき，減薬した場合の薬剤適正使用連携加算もある。

6 初・再診料算定上の留意点

　初診料が再診料の約４倍の点数が付いている限り，それに見合う仕事が評価されているわけで，初診料算定日のカルテには，既往歴，家族歴，アレルギー等の記載が要求されている。

　現場でよく遭遇することだが，同一日に，他の傷病について，新たに別の診療科を初診として受診した場合は，２つ目の診療科に限り初診料の1/2 が算定できる。ただし，一定の要件を満たす必要がある。

　まずは，２つ目の診療科で初診料の算定が不可能な場合を理解する。つまり，①１つ目と２つ目の診療科で受けた診療が同一疾病または互いに関連のある疾病の場合（例えば，内科で糖尿病管理中の患者が，糖尿病性網膜症の疑いで眼科を受診），②１つ目と２つ目の診療科の医師が同一の場合，③患者が総合外来等を受診後，新たに別の診療科を受診した場合などである。

　しかし，患者が医療機関の事情によらず，自らの意思により別の診療科を再診として受診した場合には，２科目の診療科に限り再診料（外来診療料）の約1/2 を算定できる。他方，リハビリ診療料および放射線治療料を外来で算定した場合には，規定日数の間はそれら治療に係る再診料（外来診療料）は算定できない（図表 20）。なお，同一日の２科目初再診では，乳幼児加算や時間外加算等すべての加算は算定不可。

7 初・再診料の指導のポイント

　実際には次のような指摘や指導が行われて，是正が求められる。

(1) 初診料・再診料・外来診療料［A000］［A001］［A002］

ア　現に診療中の患者に対して新たな傷病の診断を行って，初診料を算定している。

イ　慢性疾患等明らかに同一の疾病または傷病の診療を行った場合に，診療開始日をより新しい日付に変更して，初診料を算定している。

ウ　初・再診に附随する一連の行為（図表20「6」）に再診料を算定できないにもかかわらず算定している。

エ　紹介先の公立病院Aで同系公立診療所Bの自分が執刀するために，Bで診療情報提供料を算定して，Aで初診料を算定している。AもBも当該算定は不当である。同類案件は，同一医師が勤務医から開業医に転向するときに発生しやすいから，留意しておく。

オ　初診時理学的所見は，当該局所所見だけではなく，システムレビューに基づくチェックが望ましい：初診時にわかったはずの傷病名が再診時に追加されていることが多い。

カ　やむを得ない事情でもないのに，家族やケアしている者から，症状だけを聞いて投薬し，初・再料を算定している。

(2) 加算等

ア　時間外加算・休日加算・深夜加算だけでなく，診療時間内の夜間・早朝等加算についても，受診日・時間が該当していない。

　・時間外加算等について，常態として診療応需の態勢をとっている時間なのに算定している。

　・時間外加算・休日加算・深夜加算の場合には，急患等やむを得ない事由がわかるようなカルテ記載が必要。

　※時間外対応加算や夜間・早朝等加算とは異なることに留意する。こちらでは当該加算の公表の有無がチェックされる（p.80（2）（3）参照）。また，小児科標榜機関用加算との併算定は不可。

イ　外来管理加算［A001 注 8］

　・問診と身体診察（視診，聴診，打診および触診等）がないうえ，計画的な医学管理を行わず算定している。

　・聴取事項や診察所見，指導内容の要点についてカルテに記載がない。

　・看護に当たっている者から症状を聞いて薬剤を投与した場合であるにもかかわらず算定している（再診料も算定できない）。

ウ　機能強化加算（200床未満）［A000 注 10］

　・次の対応を行うことを院内，ホームページに掲示していない：他院受診と処方薬の把握と服薬管理，専門医や専門医療機関への紹介，健康

■図表 20　初診，再診時の留意点

1	診療期間内で別の疾患が発生した場合や慢性疾患などで受診間隔があいた場合でも初診扱いにならない
2	他の疾病で同一日に他科を受診した場合に，関連疾患や総合外来後，同一医師である場合は算定不可
3	来院目的が別の初再診に伴う一連の行為である場合には再診料*は算定できない**
4	電話再診は病状変化に応じて医師が指示した場合に限る***
5	外来リハや外来照射の診療料を算定した場合，規定日数間は再診料が算定できない
6	検査や画像診断の結果のみを聞きにきた場合や往診後に家人が薬剤のみを取りに来た場合や，いったん帰宅して後刻または後日に約束の検査/画像診断/手術等を受けにきた場合は一連行為になる
7	時間外，休日，深夜，夜間・早朝の診療では来院時間と事由のカルテ記載が重要

*一般病床 200 以上は**外来診療料**と呼ばれ，検査・処置の一部や**電話再診**が包括化されている。
**病状と指示内容の記載。検査や画像診断等のためだけに来院した場合や往診後の薬剤のみを取りに来た場合など。
***検査結果など当日の初再審に付随する一連行為や定期的医学管理を前提にした電話連絡は不可。

　　　診断結果等の健康管理相談，保健・福祉サービスに係る相談，緊急時
　　対応方法等に係る情報提供。
　　・受診医療機関や他院処方医薬品を把握して，必要な服薬管理を行って
　　　いることをカルテに記載していない。
　エ　医療情報取得加算［A000 注 15，A001 注 19，A002 注 10］：オンラ
　　　イン/電子資格確認システムを使っていないのに算定している。
　オ　地域包括診療加算／認知症地域包括診療加算［A001 注 12/13］
　　・患者の同意を得たことが明らかではない。
　　・患者の担当医以外が診療したのに算定している。
　　・患者が受診している医療機関をすべて把握していない。
　　・患者が他医療機関処方分を含めたすべての医薬品を管理していること
　　　のカルテ記載がない（重複投薬や飲み合わせ等を管理していない）。
　　・健康診断や検診の結果等をカルテ記載／受診勧奨していない。
　　・（直近 1 年間の受診歴が 4 回未満であるにもかかわらず）初回算定時
　　　に患者の署名付の同意書を作成していない/診療録に添付していない。
　　・地域包括診療加算：健康相談や介護保険相談，予防接種の対応が可能
　　　なことを周知（院内掲示）できていない。
　　・患者から健康相談や介護保険，予防接種に係る相談の求めがあった場
　　　合に適切に対応していない。
　カ　薬剤適正使用連携加算［A001 注 14］

・他の保険医療機関等に対し，処方内容，薬歴等について情報提供していない／情報提供や連携に関する文書や情報提供内容のカルテ記載がない。

・入院・入所先の処方内容について，患者の退院または退所後1カ月以内に他の保険医療機関等から情報提供を受けていない。

キ　電話等再診：治療上の意見を求められたこと，指示した内容をカルテに記載しておく。なお，再診時の，急病等の患者に係る診療情報提供料（Ⅰ）を除く医学管理料や外来管理加算や地域包括診療加算等の同時算定はできない。単なる検査結果や質問も該当しない。また，「治療上の意見を求められて必要な指示を行った場合」や「定期的な医学管理を前提としているもの」について算定してはならない。医師以外の職員が対応した電話再審も該当しない。

（3）オンライン診療 (p.24〜26 図表 5，6，7 参照)

ア　厚労省の「オンライン診療の適切な実施に関する指針」に沿った診療を行っていない（例：患者の同意，診療を実施した場所，対面診療と組み合わせた診療計画の作成などのカルテ記載がない）。

イ　急変時等に夜間や休日など，当該保険医療機関がやむを得ず対応できない場合に，患者が速やかに受診できる医療機関の事前説明内容についてカルテ記載がない。

ウ　診察日・時間や診察内容等の要点についてカルテに記載がない。

エ　かかりつけ医がいるのに，当該医師の所属医療機関名の記載がない。

オ　当該患者にかかりつけ医がいないのに，対面診療できない理由／紹介先医療機関名／紹介方法／患者の同意について記載がない。

カ　オンライン指針に沿った適切な診療／処方であることについてカルテ／レセプト摘要欄に記載がない。

キ　オンライン診療の医療機関において，対面診療を提供／他医療機関と連携（患者状況によって対応困難な場合）できる体制にない。

（4）予約料徴収*

ア　オンライン診療を行う際に，予約に基づく診察による特別料金の徴収を行っている。

イ　予約時刻に適切な診療を受けられる体制確保が要件。予約時間から30分以上患者を待たせた場合は，特別料金は認められない。

＊患者の自主的選択に基づく予約診察についてのみ認められている。ただし，予約料無徴収の外来診療時間は約2割程度確保するものとする。

　初・再診料と並ぶ，基本診療料のもう一つの柱が「**入院料等**」である。ここでは，看護，入院時医学管理，療養環境（寝具など）の提供に対する費用が，基本的入院医療体制として総合的に評価されている。

　外来診療では，①初診料，②再診料・外来診療料のいずれかを算定するのに対して，入院診療では，**①入院基本料・特定入院料と入院基本料等加算，②短期滞在手術等基本料（短手）**のいずれかを算定することになる。

　なお，入院医療を行っていない無床診療所でも所定の届出（様式58など）を行い要件を満たせば，短手1が算定できる，救急患者が手術・処置室で死亡したため専用病床に入院していなくても，入院扱いにすることができる——などの例外的なものもあるので注目したい。

　他医療機関受診時の規定については，厚労省保険局医療課の通知・事務連絡等を参照するとよい。例えば，入院中に患者や家族が勝手に他科や他院を受診して投薬・注射・リハビリ等の診療を受けた場合，保険者再審でそのことが発覚することがあるが，それは事前に説明しておかなかった医療機関側に落ち度があることになる。

　入院料は入院期間によって点数が異なるものも多く，再入院をしたとき，その起算日は新たな入院日ではなく，前回の入院日にしなければならないことがあるので，留意しておきたい。例えば，退院日から起算して3カ月以内の再入院日は起算日とならないが，悪性腫瘍や難病の場合は1カ月以後なら起算日として算定できる。

1　入院基本料

　入院基本料は，入院医療の機能分類によってA100（一般病棟入院基本料）からA109（有床診療所療養病床入院基本料）までの9種類（A107は削除）の病床・病棟に分かれ，さらに看護師比率・配置・平均在院日数等による区分が設けられている。このほか，「注」加算，患者状態の医療区分（必要度）やADL（自立度），看護必要度や看護補助状況等による細かな評価が行われ

るなど，詳細な点数化がなされている。

　施設基準の届出がどこまで行われ，当該患者がどの範疇に該当するかは，事務・看護側の知るところだが，審査機関でも審査委員会が始まる前に，届出内容や保険医療資格関係などがレセプトごとに事務的に照合されている。

　保険医としては，入院基本料に含まれる診療内容と，加算の対象となる診療内容を熟知しておくことが重要である。熟練の事務職員でも電子カルテに記載されていないことまで把握するのは不可能であるから，加算の対象となる診療内容をもらさずに記載することは主治医の義務であろう。医療機関も主治医に加算項目の有無を確認させたり，各部署での医療行為が関連付けされるようにレセコンシステムに組み込んでおくとよいだろう。

　図表21に，入院基本料の査定例を挙げるので，参考にしてほしい。

2　入院基本料等加算

　入院基本料における「注」加算等とは別に，特定の入院医療管理体制に対する費用を評価したのが入院基本料等加算である。保険医療機関の個別化ないしは機能分化を図って，地域医療の効率化を狙ったものかと思われる。

　自分の所属する医療機関の診療内容，医療従事者，チーム構成，設備など

■**図表21　入院基本料における査定例と対応策等**

*相互の保険医療機関等において同一の開設者・代表者（親族）または10分の3以上の同一役員（親族）が占めているか，それに準ずる場合をいう。

査定例	対応策等
①一般病棟・専門病院・特定機能病院（一般病棟）入院基本料におけるADL維持向上等体制加算を入院のつど14日分算定している	起算日が変わらない以上，B・D査定（記号・概念についてはp.54　図表14を参照）の対象になるので，同一疾病・負傷の急性増悪その他やむを得ない状態がわかるような記載にするか，再入院時の新傷病名を記載するようにする。ただし，転帰欄を「治癒」として再発病名をつけている，前回退院後3カ月（悪性腫瘍・難病では1カ月）以上の期間，同一傷病で医療機関や介護老人保健施設に入院していない等の場合には問題ない
②療養病棟入院基本料「注9」慢性維持透析管理加算を入院全日分算定している	規定の透析等が毎日行われていなくても，継続的に適切に実施されていることを明確にしておく必要がある。ただし，月の途中から始めた場合には，実施前の算定をしてはいけない
③療養病棟入院基本料算定患者に気管切開下気管内洗浄（カニューレ清拭）料を算定した	通常の処置であればD査定である。「急性増悪で本来なら救急病棟か他院へ移す状態であったが，緊急処置により改善した」などの説明が必要である
④最初の医療機関で14日間の救急・在宅等支援病床初期加算が算定され，その後転院してきたので，新たに14日間の同加算を算定している	入院料等「通則5」では同一医療機関（特別の関係*を含む）における入院日の起算について規定している。転院先が特別の関係にある病院と誤解されている可能性があるので，そうではない別個の医療機関であることを説明する必要がある。同加算は転院した日を起算日とすることができる

が施設基準に達していながら届出もれになっているような場合には，事務側に確認させて，しかるべき手続きをしたほうがよいだろう。この加算はA200からA253まであるので，自らの診療に関連する施設基準を参照していただきたい。ここでは，よくみられる査定例を挙げる（図表22）。

3 特定入院料

前述の入院基本料が一般的な入院に対応しているのに対して，特定入院料は，救命救急，特殊疾患，ICUなど23種類もの特定病棟に応じた分類がされている。種類によっては期間ごとに分類され，詳細に点数化されている。病棟の分類さえできれば事務的に点数化されるという単純なものではなく，それぞれに包括範囲など詳細な規定があるので，それらを逸脱した場合は査定対象となる。専門的な内容になると事務側では判断できないこともあるので，事務側にも理解できるようなカルテ記載が不可欠であろう。

また，単なる麻酔覚醒や検査後の休養など一時的な入退院では，特定入院料等は算定できない。1泊入院させる場合は，自宅での経過観察ができない状態であることがわかるレセプトでなければならない。

例えば，直腸鏡検査等のあとにルーチンとして入院させているような場合には査定対象になるので，「深部生検をしたので，歩行すると出血する可能性がある」「穿通した可能性がある」などの理由記載が必要である。特殊な場合なら，入院が認められるであろう。大企業の附属病院で，健保組合との契約のもとで組合員の1泊入院を施行している場合でも，レセプトごとにその旨を記載していないと，査定対象になってしまう（審査委員会では保険者ごとの審査をしていないからである）。

4 短期滞在手術等基本料（短手）

短期滞在手術等基本料は，治療法が標準化して短期間で退院可能な検査・手術等が存在していることを踏まえ，短期滞在手術等を行うための環境および術前後管理，定型的検査・画像診断等を包括的に評価したものである。

①日帰りの場合（短手1），②4泊5日までの場合（短手3）の2区分から成り，短手1では36種類の手術と2種類の検査が対象で，「麻酔を伴う手術」と「それ以外のもの」に区分される。従来の短手2は廃止となり，短手3では6種類の検査と68種類の手術，1種類の放射線治療が対象になっている。

短手には，医療機関の種類や患者状態による点数区分がなく，「注」加算

■図表 22　入院基本料等加算における査定例と対応策等

査定例	対応策等
①救急医療管理加算の「ケ」緊急手術等を必要とする状態（「1」を 7 日間算定）としながら手術をしていない，あるいは待期入院・待期手術になっている	「緊急状態だが，耐術能等の問題で手術できないでいる」「即時入院できなかったので，翌朝の病床が空くまで待たざるを得なかった」などの詳記が必要である
②入院病名が重症糖尿病で，翌日からケトーシスの治療をして救急医療管理加算 1 を算定している	緊急入院なら即日にケトーシス治療を始めているはずなので，翌日開始になった医学的理由を説明する必要がある。あるいは「2」に変更することも検討する（事務側判断は不可能）
③入院時に昏睡状態であったので救急医療管理加算 1 を算定しながら，毎日食有としている	昏睡状態の原因と急性・一時的の医学的説明を記載しておく。また，「昏睡状態が当日中に改善したので，経過観察や精密検査を含めて 7 日間救急医療体制にあったこと」がわかるようなレセプトにする必要がある
④感染対策向上加算と指導強化加算を算定したところ，当該患者に関する感染防止対策チーム記録の提示を求められた	抗菌薬を長期に多種類使用している場合等で，病状が増悪していると判断されたときに，チームが保管する当該患者の検討記録を参照して，当該保険診療の妥当性を評価することがあるので（抗菌剤の適正使用推進の観点から），協力するようにする
⑤痔核根本手術を特殊体位（Jack-knife 位または砕石位）で行っているにもかかわらず，褥瘡ハイリスク患者ケア加算が C 査定された	特殊体位は算定要件の一つではあるが，一般的には 1 時間弱の手術では褥瘡は発生しない。しかし，「他病状で極度の皮膚脆弱や褥瘡危険因子のためにベッド上安静が必要な状態で，普通では褥瘡予防・管理が困難であること」が説明できればよい
⑥短手 3 を算定して，入院起算日の変わらない再入院の退院時や 6 日目以降の医科点数表に基づく入院料算定での退院時にデータ提出加算が算定されている	起算日が異なって，入院期間が通算されない再入院でなければならない
⑦短手 3 の起算日から 15 日目に退院して，総合入院体制加算を 14 日間算定している	起算日から 5 日間は算定できないが，残りの 9 日分は算定できる（9 日分の請求に改める）
⑧妊娠 30 週直前で切迫早産になり，32 週までハイリスク妊娠管理を行った。出産はなかったが，ハイリスク妊娠管理加算を算定した	早産していないので D 査定になるが，当該患者の 32 週までの兆候（切迫早産）から見たハイリスク妊娠管理の必要性と実際に施行したことを説明するべきだろう

もない。特定期間内は入院日数に関係なく同じ点数を算定する。また，同一疾病で，退院 7 日以内の再入院の場合は，短手を算定することはできないこと（再入院後は出来高払いとなる），短手 3 は入院後 5 日以内に手術等を施行しなければならないことなどにも留意しておきたい。

　なお，以下の場合は，短手 3 を算定することはできない。ただし，退院時の薬剤料は算定できる。

　①入院 5 日以内に外泊や他医療機関に転院した場合

■図表 23　短期滞在手術等基本料における査定例と対応策等

査定例	対応策等
①最初の手術の後 6 日目に 2 つ目の手術をして短手 3 を 2 つ算定している	2 つ目の手術以降は出来高で算定するか，最初から DPC で算定する
②短手 3 を算定して 6 日目に退院させ，データ提出加算，手術後医学管理料，検体検査判断料，病理診断，病棟薬剤業務実施加算などを出来高で算定している	同一疾患では査定される。6 日目は無関係な疾患とし，それに必要な診療分だけに限定して算定する（入院基本料等加算や手術関連の項目は算定できない）
③外来で手術前検査を済ませて，入院で短手を算定し，退院後に外来で手術後検査をして，入院と外来とも同一傷病名でそれぞれを算定した	短手に包括される検査や画像診断は突合審査で発覚するので，外来レセプトには「患者には当該疾患以外にも合併症があること」「当該検査と手術は無関係であり，検査が必要であること（理由）」が記載されていなければならない。ただし，短手 3 では外来での術前検査実施は算定できる
④常勤の管理栄養士が配置されていない病院において，短手 3 で 5 日分の栄養管理体制減算が行われていない	入院等「通則 8」に規定する栄養管理体制減算（40 点）は，短手もその対象となる。ただし，短手 3 では，基本診療料と特掲診療料に掲げるすべてが包括されていることに留意する

　②入院 5 日以内に当該手術・検査等に加えて，別の手術（輸血を含む）を行った場合，当該手術・検査等を 2 以上行った場合

　③特別入院基本料および月平均夜勤時間超過減算を算定する場合

　④ DPC 対象病院または有床診療所の場合

　⑤地域包括ケア病棟・特殊病棟入院料等の特定入院料や入院基本料を算定する場合（短手 3 の 6 日目以降なら算定できる）

　短手でよくみられる査定例とその対策等は図表 23 のとおりである。

5　入院基本料・特定入院料算定上の留意点／指導のポイント

　入院基本料は，入院医療体制を総合的に評価するものであり，医療機関の機能（病院，有床診療所，特定機能病院）や病棟類型別（一般病棟，療養病棟，結核病棟，精神病棟等）により分類される。各基本料は，平均在院日数，人員配置等によりさらに分類される。

　入院基本料の一部と特定入院料については，請求の簡素化等の観点から，処置・検査等の点数が包括されている。類型ごとに多くの注がついており，施設基準も細かく決まっている（図表 24）。

　実際には次のような指摘や指導が行われている。

(1) 入院診療計画［第 1 章第 2 部通則 7］［ ］は点数表の該当部分を示す。以下同じ

　ア　入院診療計画を策定していない。

■**図表24　入院基本料の主な留意点**

◎医療提供体制基準に適合するよう積極的に協力する[*]。適時調査で不正請求が指摘されると，返還額は大きい[**]

1	入院診療計画：①共同作成，②個別性配慮の具体性，③７日以内に文書で説明しカルテにも貼付
2	院内感染防止対策：①毎月，委員会の定期的開催，②毎週，感染情報レポートを作成
3	医療安全管理体制：①毎月，委員会の定期的開催，②年２回の職員研修，③院内医療事故報告制度
4	褥瘡対策：①委員会の定期的開催，②専任医師/看護師の対策チーム活動（褥瘡診療PDCA手順の作成），③体圧分散寝具体制
5	栄養管理体制：①入院時栄養状態の３者共同確認と入院診療計画書への記載，②特別栄養管理のPDCA手順の作成
6	看護要員配置：①ルールの理解（要員配置数：部長，専任教員，外来/手術室/中材は含まない），②勤務時間や交代制
7	重症度，医療・看護必要度評価：①ルールの理解，②対象患者評価の根拠についてカルテも記録対象の一つである
8	加算提供体制：①臨床研修病院入院診療，②救急医療管理，③入退院支援
9	減算[***]：他医療機関受診（自院診療以外の専門的診療が必要な場合，診療情報提供書の写しをカルテに添付）

[*] 通知で定められた様式や項目のとおりに空欄がないよう必要事項を適切に記載する。

[**] 例）入院患者数50人/日の病院で200点/日を算定していた場合，年間3650万円の過剰請求となる。

[***] DPC算定病棟では医療機関間の合議とし，他医実施の医療行為を含めて診断群分類を決定する。

イ　入院後７日以内に患者，家族等に文書による説明を行っていない。

ウ　説明に用いた文書を患者に交付していないか，その写しをカルテに貼付していない。

エ　説明に用いた文書について，写しを患者に交付し原本をカルテに貼付している（この逆が正しい）。

オ　患者用クリニカルパスを入院診療計画書として用いて，入院診療計画書の様式を満たしていない。

カ　説明文書に，34種類の参考様式で示している以下の項目についての記載がない：年月日，主治医氏名，病棟（病室），主治医以外の担当者名，病名，症状，治療計画，推定される入院期間，特別な栄養管理の必要性，その他（看護計画，リハビリ等の計画）。

キ　説明文書に，不適切/不十分な記載内容がある。

・特別な栄養管理の必要性が一律に「無」「有」と記載されている。

・その他（看護計画，リハビリテーション等の計画）の記載内容が画一

的であり，個々の患者の病状に応じたものとなっていない。

　　・平易な用語を用いておらず，患者にとってわかりにくい。

　　・主治医氏名について，記名のみで押印／署名がない。

　ク　医師・看護師のみが計画を策定し，関係職種が共同策定していない。

　ケ　本人または家族等の署名がない。

（2）院内感染防止対策 ［第1章第2部通則7］

　ア　各病室に水道または速乾式手洗い液を設置していない。

　イ　各病室の入口に速乾式手洗い液を設置しているものの，中身が空であるか，使用していない。職員に院内感染防止対策の趣旨を理解させ，病室に入る際の手指消毒を徹底させること。

　ウ　院内感染防止対策委員会の構成が適切でない／月1回程度，定期的に開催していない／一部委員の出席率が低い。

　エ　検査部の「感染情報レポート」作成が週1回程度でなくなっている。

　オ　感染情報レポートは各種細菌の検出状況等を含めて作成すること。

（3）医療安全管理体制 ［第1章第2部通則7］

　ア　安全管理の責任者等で構成される委員会を月1回程度開催していない／一部委員の出席率が低い／職員研修を年2回程度実施していない。

　イ　医療事故等の報告制度について，職員・医師が適切に報告していない／一層の啓発に努めること。

（4）褥瘡対策 ［第1章第2部通則7］

　ア　日常生活の自立度が低い入院患者について，参考様式にある危険因子の評価を実施していない。

　イ　褥瘡の危険因子がある患者および褥瘡患者について，褥瘡に関する診療計画を作成していない。

　ウ　診療計画の様式につき参考様式で示している項目を網羅していない。

　エ　届出専任ではない医師・看護職員が，褥瘡対策に関する診療計画を作成している／褥瘡対策の評価を行っている（届出専任以外は不可）。

　オ　褥瘡対策加算（A101，A109）では治療ケア確認リスト写しの添付と療養計画見直し内容をカルテに記載していない。アウトカム評価1に基づいて［1］DESIGN-R2020スコアが上がっていないのか，悪化しているのかが判定されていない。

（5）栄養管理体制 ［第1章第2部通則7］

　ア　特別な栄養管理が必要な患者に栄養管理計画を作成していない。

　イ　栄養管理計画書に必要事項の記載がない／写しをカルテに添付していない。

ウ　栄養管理計画を作成した患者について，栄養状態管理を定期的に行っていない／栄養状態を定期的に記録／評価していない／必要に応じた計画の見直しを行っていない。

エ　多職種の医療従事者が共同で栄養管理を行う体制を整備していない。

オ　改善見込がないのに栄養サポートチーム加算を算定している。

カ　特別食の食事箋の記載が乏しい。

（6）療養病棟・有床診療所療養病床の入院基本料［A101］［A109］

ア　定期的（少なくとも月1回）に患者状態の評価・入院療養計画の見直しをカルテに記載していない。

イ　入院時と退院時の ADL の程度をカルテに記載していない。

ウ　医療区分／ ADL 区分にかかわる評価が不適切である。

エ　医療区分／ ADL 区分等にかかわる評価票またはその写しを交付／カルテに貼付していない。

オ　ADL 変化のつど，状態評価と治療ケアの見直し要点をカルテに記載していない。

（7）看護補助体制充実加算［A101 注 13，A106 注 10，A207-3 注 4，A214 注 4，A304 注 8，A307 注 10，A308-3 注 5 ロ］

ア　身体的拘束を実施するに当たって，次の対応を行っていない。
①実施の必要性等のアセスメント，②患者家族への説明と同意，③身体的拘束の具体的な行為や実施時間等の記録，④二次的な身体障害の予防，⑤身体的拘束の解除に向けた検討（1 度／日）

イ　看護補助者が行う業務内容ごとに業務範囲，実施手順，留意事項等について示した業務マニュアルを作成していない／業務マニュアルを用いて院内研修を実施していない。

6　入院基本料等加算算定上の留意点／指導のポイント

　第 2 節の加算では約 80 もの項目を用意して，きめ細やかな療養の給付を行っている。それは医療スタッフの規模（人数や技術や能力）に負うところが多く，加算条件を満たしていない場合には次のような指導を受けることになる。実際には次のような指摘・指導が行われている。

（1）臨床研修病院入院診療加算［A204-2］

・研修医のカルテの記載にかかわる指導医の指導内容がわかるように，また確認が速やかに行われたことを指導医自らが記載・署名していない。

（2）救急医療管理加算／乳幼児加算・小児加算［A205］

　　ア　加算対象の状態ではない患者に対して算定している（p.280 ③参照）。

　　イ　予約なしの患者といえども，カルテ記載内容と治療内容から見て，対象は規定（2）の「ア〜サ」状態に至っていないことが明らかである。

（3）診療録管理体制加算［A207］

　　・患者へ診療情報の提供と診療記録の開示体制（退院時要約）作成

（4）重症者等療養環境特別加算［A221］

　　・加算対象の状態ではない患者に対して算定している。

（5）緩和ケア診療加算［A226-2］／有床診療所緩和ケア診療加算［A226-3］

　　ア　緩和ケア診療実施計画書について作成していない。

　　イ　その写しをカルテに添付していない／患者に交付していない。

　　ウ　別紙様式3で示している項目が欠けている。

　　エ　悪性腫瘍／後天性免疫不全症候群／末期心不全以外の患者や適応症状（疼痛，倦怠感，呼吸困難等）の乏しい患者に算定している。

　　オ　個別栄養食事管理加算（A226-2のみ）：当該管理内容をカルテに記載または記録物をカルテに添付することなく算定している。

（6）精神科隔離室管理加算［A229］

　　ア　隔離の理由／毎日診療の内容をカルテに記載していない。

　　イ　1回／日の診療内容をカルテに記載していない。

（7）栄養サポートチーム加算［A233-2］：栄養指導記録の作成

　　ア　栄養状態の改善に関するカンファレンスおよび回診が週1回程度開催されていない。

　　イ　チーム構成員の一部が栄養管理に係る研修を修了していない。

　　ウ　回診に当たりチーム構成員の一部が参加していない（4職種以上）。

　　エ　加算対象の状態（血清アルブミン値＜3ｇ/dLの栄養障害，静脈／経腸栄養法，改善見込み）ではない患者に対して算定している。

　　オ　栄養治療実施計画・報告書を作成／患者に説明交付していない。写しのカルテ添付がない。

　　カ　定期的評価等の栄養管理手順の内容を適切に記載していない。

　　キ　担当医，看護師等と共同で栄養治療実施計画を作成していない。

　　ク　退院・転院時診療情報提供書に栄養治療実施報告書の添付がない。

（8）感染対策向上加算［A234-2］

　　ア　感染制御チームが，1回/Wの院内を巡回していないか，巡回，院内感染に関する情報を記録に残していない。

　　イ　感染対策向上加算1／2の届出を行っていながら，抗MRSA薬及び広

域抗菌薬等の使用について，届出制または許可制をとっていない。

ウ　感染対策向上加算3の届出を行っていながら，抗MRSA薬及び広域抗菌薬等の使用について，感染対策向上加算1の保険医療機関または地域の医師会より助言を受けていない。

エ　感染制御チームが院内感染対策のための職員研修を行っていない。

オ　院内感染に関するマニュアルを作成していないか，職員がそのマニュアルを遵守していることを巡回時に確認していない。

(9) 重症患者初期支援充実加算［A234-4］

・患者およびその家族等に対して入院時重症患者対応メディエーターが実施した支援の内容および実施時間についてカルテに記載がない。

(10) 褥瘡ハイリスク患者ケア加算［A236］

ア　加算対象の状態ではない患者に対して算定している。

イ　専従の褥瘡管理者以外の者が実施したものについて算定している。

ウ　褥瘡リスクアセスメント票・褥瘡予防治療計画書を作成していない。

(11) ハイリスク分娩等管理加算［A237］

ア　「2」地域連携分娩管理加算を算定対象患者以外に算定している。

イ　当該患者の分娩を伴う入院前において，連携している総合周産期母子医療センター等に当該患者を紹介していない／当該患者が受診していない。

ウ　ハイリスク分娩管理加算の対象疾患を併せ有する患者に対して「2」を算定している。

(12) 呼吸ケアチーム加算［A242］

ア　診療計画書が作成されていない。

イ　人工呼吸器離脱のために必要な診療とは言えないものについて算定している。

(13) 術後疼痛管理チーム加算［A242-2］

・術後疼痛管理プロトコルに基づく患者の状態に応じた疼痛管理およびその評価についてカルテに記載していない。

(14) 入退院支援加算［A246］

ア　退院支援計画書を作成／患者交付をしていない。

イ　退院支援計画書の写しをカルテに添付／内容を記載していない。

ウ　退院先について，カルテに記載していない。

エ　退院支援計画を実施するにあたってのカンファレンスに病棟看護師・病棟専任の入退院支援職員・入退院支援部門看護師・社会福祉士が参加していない。

96

オ　入院時支援加算：入院前に，身体的・社会的・精神的背景を含めた患者情報の把握，入院前利用の介護／福祉サービス（褥瘡，栄養状態，服薬）の把握，入院中検査・治療や入院生活の説明等を実施していない。

（15）認知症ケア加算［A247］

ア　看護計画を作成していない／看護計画・ケアの評価を行っていない。

イ　看護計画に基づき認知症症状を考慮したケアを実施していない。

ウ　身体的拘束を実施した場合の点数を算定した場合，身体的拘束の開始および解除の日，必要な状況等がカルテ等に記載されていない。

（16）せん妄ハイリスク患者ケア加算［A247-2］

ア　チェックリストを作成していない。

イ　せん妄のリスク因子の確認及びハイリスク患者に対するせん妄対策がそのチェックリストに基づいて行われていない。

（17）薬剤総合評価調整加算［A250］

ア　処方内容を総合的に評価した内容や，処方内容の調整要点についてカルテ記載がない／個々の患者の状態に応じた記載になっていない。

イ　薬剤調整加算を，退院時に処方される内服薬が2種類以上減少し4週間以上継続すると見込まれる場合／退院までに向精神病薬の種類数が2種類以上減少した場合ではないにもかかわらず，算定している。

（18）排尿自立支援加算［A251］

ア　排尿ケアチームへの相談／排尿自立に向けた包括的排尿ケアの計画／定期的な評価についてカルテに記載がない。

イ　退院後に外来排尿自立指導料を算定する患者／退院後の外来において引き続き包括的排尿ケアを実施する必要性を認める患者について，外来において引き続き包括的排尿ケアを実施する必要性を認めた旨についてカルテへの記載がない。

（19）その他

ア　入院診療計画書の関係諸職種の記載が患者の個人特異性に乏しく，画一的で不十分／個別性に配慮して患者にわかりやすい具体的な表現になっていない（p.93 6 (1) 参照）。

イ　患者に説明交付した入院診療計画書のコピーが添付されていない。

ウ　病棟薬剤業務実施加算［A244］：持参薬の確認と服薬計画を書面で主治医に提案しているのに，それを添付せず，薬物療法や関連業務のカルテ記載がない。

7　特定入院料の指導のポイント

(1) 救命救急入院料［A300］
・実態として，予定入院の患者であったのに算定している。

(2) 特定集中治療室管理料［A301］，ハイケアユニット入院医療管理料［A301-2］，脳卒中ケアユニット入院医療管理料［A301-3］，小児特定集中治療室管理料［A301-4］，その他のICU管理料［A302，A303］

ア　管理要件を満たしていない。
イ　毎日のカルテ記載が不十分である。
ウ　早期離床・リハビリ加算や早期栄養介入管理加算についても，算定要件を満たしていない。

(3) 回復期リハビリテーション病棟入院料［A308］
・入院時・転院時・退院時に日常生活機能評価またはFIM（機能的自立度評価法）の測定を行っていない／その結果についてカルテ記載がない。

(4) 地域包括ケア病棟入院料と同ケア入院医療管理料［A308-3］

ア　入室7日以内に診療計画書／在宅復帰支援計画を作成していない。
イ　退室先をカルテに記載していない。
ウ　急性期患者支援病床初期加算・在宅患者支援病床初期加算：入院前の患者の居場所，自院入院歴の有無，入院までの経過をカルテに記載していない。

(5) その他の留意点
・新生児を保険入院とする場合は，適応疾患の診断根拠をカルテに詳細に記載する。

8　短期滞在手術等基本料の指導のポイント

●短期滞在手術等基本料［A400］

ア　術前に別紙様式8を参考にした同意書を作成していない。
イ　退院翌日に状態を確認するなどのフォローアップを行っていない。
ウ　短手1の算定なのにレセプト摘要欄に対象手術名を記載していない。

1 DPC の国家計略

　医科点数表の入院料等と対比すべきものが**診断群分類別包括支払い制度，DPC/PDPS**（Diagnosis Procedure Combination/Per-Diem Payment System；「DPC」あるいは「包括評価制度」と略称される）であり，それは「**急性期入院診療報酬を対象とする診断群分類による1日当たり包括支払い方式**」という概念である。

　医療資源を最も投入した傷病名（医療資源病名）に基づき，特掲診療料（手術，麻酔，放射線治療，リハビリ，精神科専門療法等を除く）も含めて包括算定するものだが，患者側が診断群分類点数表（DPC）か医科点数表（出来高）かを選択することはできない。前述の短期滞在手術等基本料3などの包括算定と同様，医療経済効果を目論んでいるものと推察される。

　その歴史と実績などについては，厚労省保険局医療課が診療報酬改定の概要（DPC 制度関連部分）を公表しているので，参照してほしい。

　DPC レセプト作成は複雑で難解にみえるが，全国の急性期一般病床数の約85％（1786 病院数：48 万床）が DPC 対象になっており，保険医としても無関心ではいられないし，DPC コーディング決定者（最終責任者）であることも自覚してほしい。仕組みがわかれば難解ではないので，まずは**「DPC/PDPS 傷病名コーディングテキスト」**（厚労省）を熟読してほしい。あとは ICD-10 コードや DPC 定義検索テーブルから病名を検索し，表示される一覧の樹形図（ツリー図）と診療内容を照合して14桁コードを決めることになる。まずは診断群分類決定手順を図表25 で理解していただきたい。

2 制度の概要

　診断群分類の基本構造は，18 の**「主要診断群（MDC：Major Diagnostic Category）」**と呼ばれる疾患分野ごとに大別し（MDC01：神経系疾患，MDC02：眼科系疾患など詳細は図表26），それぞれ傷病により分類するこ

■図表25　診断群分類番号決定の流れ（DPC/PDPS）

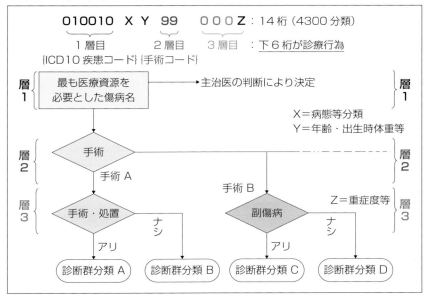

※DPCコード14桁の13桁目にある副傷病は，医療資源名に対して併存/合併する疾患（定義副傷病と呼ぶ）のことであり，MDCコードにより示されて，「手術あり・なし」で分かれている。

とから始まる。次に，診療行為（手術，処置等），重症度等により分類する。傷病名は国際疾病分類であるICD10（International Classification of Diseases-10），診療行為等については診療報酬上の区分により定義され，重症度等については傷病ごとに評価する重症度等指標が設定されている。

　診断群分類の構成は，数字と'x'からなる14桁の英数字で表され，桁ごとに意味をもつ。この分類は，MDC毎作業班の見直し案及びDPC対象病院等の退院患者に係る調査に基づき，診療報酬改定時のほか，高額薬剤の保険収載等に応じて部分的に随時見直されている。現在は18主要診断群，506疾患，3248診断群分類，うち包括対象の分類は2477分類，CCPマトリックスを導入した支払い分類2348（2024年改定時）から構成されている。

　医療資源（室料・設備・看護などの入院基本料等に相当する部分と診療行為など特掲診療料に相当する部分を含めて，特に入院治療に必要なヒト・モノ・カネ）が最も投入された医療資源病名の決定にあたっては，診療情報管理士や事務職員の協力が必要なことが多い。ただ，保険医が多忙等を理由に事務任せにすると，アップ（ダウン）コーディングが行われて，主治医の面

■図表26　主要診断群

MDC	診断群名
1	神経系疾患
2	眼科系疾患
3	耳鼻咽喉科系疾患
4	呼吸器系疾患
5	循環器系疾患
6	消化器系疾患，肝臓・胆道・膵臓疾患
7	筋骨格系疾患
8	皮膚・皮下組織の疾患
9	乳房の疾患
10	内分泌・栄養・代謝に関する疾患

MDC	診断群名
11	腎・尿路系疾患及び男性生殖器系疾患
12	女性生殖器系疾患，産褥期疾患・異常妊娠分娩
13	血液・造血器・免疫臓器の疾患
14	新生児疾患，先天性奇形
15	小児疾患
16	外傷・熱傷・中毒
17	精神疾患
18	その他

点数設定方式 E により 47 分類になる

■図表27　DPC の対象病院と除外患者

対象病院の基準	除外患者
・7：1 または 10：1 の入院基本料届出 ・診療録管理体制加算届出 ・レセコン処理データの提出 ・データ/病床数＞0.875 ・コーディング委員会を年 4 回以上	・入院後 24 時間以内に死亡 ・生後 1 週間以内死亡新生児 ・評価療養・患者申出療養患者 ・臓器移植患者（一部） ・急性期以外の特定入院料等算定患者* ・その他厚労大臣が定める者**

* 回復期リハ，地域包括ケア，緩和ケア，特殊疾患の病棟入院料等算定患者
** 40 種類の新規保険収載手術や特定高額薬剤投与の患者

目がつぶれるだけでなく，DPC 導入評価調査データに反映されて，点数の適正化に悪影響を及ぼしかねない。医療資源病名が何であり，何のために資源が投下されたのかが説明できるのは主治医だけである。

　図表27 に DPC 対象医療機関の基準と包括評価の対象（診断群分類該当者）から除外される患者を表示しておくので，参考にしていただきたい。

3　診療報酬算定方法

　DPC 点数算定は包括評価部分と出来高部分で構成されている。各部分の範囲は図表28 に示す。包括評価部分は次の計算式で算定する。

包括範囲点数＝診断群分類ごとの 1 日当たり点数×DPC 係数×入院日数

　診断群分類ごとの 1 日当たり点数は，在院日数に応じた医療資源投入量を適切に評価する観点から，在院日数に応じて逓減する仕組みになっており，

■図表28　DPC点数の構成

DPC/PDPS 診療報酬＝包括評価部分（Doctor Fee）＋出来高部分（Hospital Fee）

{診断群ごとの1日当たり点数×医療機関別係数×入院日数}	{医科点数表に基づく評価}
• 入院基本料，入院基本料等加算 • 手術前/後 医学管理料 • 画像診断（管理加算1/2を除く） • 投薬・注射 • 検査*（心カテ，内視鏡，生検等以外） • 1000点未満の処置料 • 処置（腹膜灌流，カウンターショック等以外） • 手術・麻酔中以外の薬剤/材料 • 病理標本作製料	• 入院基本料等加算（患者ごとに算定される加算等） • 医学管理料（手術前/後管理料を除く） • 在宅医療　・リハビリテーション • 精神科専門療法 • 手術料・麻酔料　　• 放射線療法 • カテーテル検査　・内視鏡検査 • 選択的動脈造影カテ手技　• 生検 • 処置（腹膜灌流，カウンターショック等） • 無菌製剤処理料，HIV/血友病薬 • 手術・麻酔中の薬剤/特定材料 • 病理診断・判断料，術中迅速病理

*A200，204，207，214，218，234，243，245，252やD026の管理加算は機能評価係数Ⅰとして評価。

4種類の点数設定パターンがある。入院初期を重点評価するため，3段階の在院日数対応定額報酬を設定しており，長期化患者（アウトライヤー）については平均在院日数から標準偏差の2倍以上の30の整数倍を超えた分を医科点数表による出来高算定としている。この点数イメージは公示されているので，事務担当者に聞くと容易に提示してくれる。

4　DPC 係数による評価・調整 （図表29）

　医療機関ごとに変わるDPC係数は**基礎係数，機能評価係数Ⅰ・Ⅱ**，救急補正係数，**激変緩和係数**の合計である。機能評価係数Ⅰは，病院アメニティ（施設基準の認可の程度）など急性期病院の格を，機能評価係数Ⅱは，病院の診療機能の特徴を表している。この係数Ⅱは医療提供体制全体の効率改善等を狙ったものなので，主治医も評価項目には留意しておくほうがよい。

　機能評価係数Ⅱは次の6項目からなるが，各評価指標の算出方法は事務側に聞いて，相互理解の一助にするとよいだろう。

　①**保険診療指数**：質が遵守されたDPCデータの提出を含めた適切な保険診療実施・取組・公表等を評価したもの。

■図表29　DPC の留意点

1	レセプトにはコーディングデータも記載する（特定入院料*算定期間でも）
2	レセプトは一入院期間で統一する（退院時に出来高なら，入院期間を通して［包括］にはしない）
3	包括評価の範囲と出来高評価の範囲を区別する（同じ項目**でも点数や診療内容によって異なる）
4	アウトライヤー***では超過部分（第Ⅲ日以降）については出来高算定（医科点数表）にする

*ICU, HCU, NICU, 救命救急料等。
**処置料（1000 点以上か否か）や選択的動脈造影カテーテル手技（分枝血管か否か）等。
***長期化入院の患者。平均在院日数から SD×2 以上の 30 の整数倍の日数。

　②**効率性指数**：在院日数短縮の努力を評価したもの。
　③**複雑性指数**：患者構成の差を 1 入院当たり点数で評価したもの。
　④**カバー率指数**：様々な疾患に対応できる総合的な体制を評価したもの。
　⑤**救急医療指数**：救急医療（緊急入院）の対象となる患者治療に要する資源投入量の乖離を評価したもの。
　⑥**地域医療指数**：地域医療への貢献を評価したもの。体制評価指数（急性心筋梗塞の24時間診療体制や精神科身体合併症の受入体制等の10項目）と定量評価指数で構成される。
　また，**激変緩和係数**は診療報酬改定に伴う激変緩和に対応するための係数で，改定年度のみ適用されるよう設定されている。
　なお，この制度は医療の透明化も目的の一つとしており，自院の治療内容が一般に公開される。同じ診断群の治療内容について他医療機関とのベンチマークが容易に行えるため，保険医も興味を示さざるを得ないだろう。
　その 2 年ごとの見直し（改定）は医療の標準化に直結している。保険医としては，入院中の医療資源病名を正しく選択することは主治医の必須課題であると自覚してほしい。また，DPC の対象外となる患者の範囲や包括算定項目などを理解するのは面倒であろうが，参照先くらいは知っておきたい。

5　その他の取決め事項

(1) 特定入院料の取扱い

　救命救急入院料と ICU／HCU／NICU 管理料の急性期型特定入院料を算定している間も，DPC 対象診断群分類に該当する場合には DPC 対象となる。その場合，急性期型特定入院料算定期間には，特定入院料を算定せず，1 日当たりの加算点数を算定する（包括範囲は DPC のそれに整理されている）。

したがって例えば，医科点数表では包括される心臓カテーテル検査にかかわる手技料等はICU管理料にかかわる加算を算定している期間であっても算定できる。ただし，1日当たりの加算点数を算定している期間は，地域加算以外の入院基本料等加算は算定できない。主治医はそれらのことを事務担当者がレセプトに反映してくれているかどうかを確認しておく。

（2）再入院・転棟の取扱い

DPC同一傷病名（診断群分類の上2桁）における7日以内の再入院や再転棟については，前回入院と一連の入院とみなして取り扱う。再入院契機となった傷病名が分類不能コードである場合も，手術・処置等の合併症にかかわるDPCのICDコードである場合も，前回と一連の入院とみなす。再入院時に悪性腫瘍にかかわる計画的化学療法を実施する場合は，起算日を再入院した日とする。再入院後に診断群分類の変更があった場合は，1回目の入院から診断群分類を変更して，退院月に差額の調整を行うことになっている。

（3）持参薬の取扱い

入院の契機となった傷病の治療に，あらかじめ処方された薬剤を患者に持参させて，入院中に使用することは認められない。ただし，個々の患者の状態に応じた個別具体的理由があって，やむを得ず持参薬を入院中に使用する場合は，カルテにその特別理由を記載しておく。

（4）DPC用語

医学用語ではないので医師にとっては面倒なことかもしれないが，医事課職員，特に診療情報管理士（HIA：Health Information Administrator）と情報交換する際の共通用語を理解しておきたい。

◆点数設定方式：診断群分類の点数は入院日/期間に応じて，4パタン構成になっており，各分類別に4パタンから期間と包括点数が決まる。点数は入院当初の期間Iが最高で，期間II，IIIと順次小さくなり，この特定入院期間が過ぎると，DPC包括ではなくなって出来高算定に替わる。この時点でレセプト型式も変わる。この期間IIIが終わる第III日は，平均在院日数＋2SD以上の30の整数倍の日数と決まっている。

◆ ［DPCファイル］事務方が作成するファイルには記号が付いており，関心のある医師にとっては知りたくなる。DPC導入の影響評価に係る調査基本事項として，以下の名称がある。

EFファイル：医科点数表に基づく診療報酬算定情報で，入力される内容は外来用と入院用の出来高レセプトに分かれている。

Dファイル：診断群分類点数表に基づく診療報酬算定情報で，DPCレセプトとして入力される。

H ファイル：日ごとの患者情報として，重症度，医療・看護必要度が入力
されている。

K ファイル：患者の生年月日，カナ氏名，性別の 3 情報を元に支援ツール
で自動生成される一次共通 ID（64 桁以下で可変：施設コード，データ
識別番号，入退院年月日，データ実施年月を含む）及び被保険者番号等

様式 1，3，4：1）は患者の性別，生年月日，氏名，病気分類などの情報，
3）は当該医療施設の入院基本料等の届出状況，4）は医科保険診療以
外（公費，先進医療等の実施状況）

◆ **[DPC コード]** 医師でないと決定できない医療行為を，事務方が聞いてき
たときに使用される用語の一つで，6 桁の病名に始まって，定義副傷病の
有無，重症度に終わる計 14 桁から成り立っている。

ICD-10 コード：疾病及び関連保健問題の国際統計分類（2013 年版）に準
拠した 2015 年総務省告示第 35 号（統計法第 28 条第 1 項）に基づく疾病，
傷害及び死因に関する分類の「(1) 基本分類表」から選択された，医療
資源を最も投入した傷病（未確定なら入院の契機となった傷病）に付け
ることになっている。

R コード：症状及び徴候に分類される病名で，入院時併存症，入院後発症
疾患に使用することが多い。

K コード：入院中に実施（予定を含む）する手術術式につけられているも
ので，医科点数表の手術の区分番号に準じる。手術なしで K590-2 輸血
管理料を算定する場合は，「その他の手術あり」の分類で，K920 となる。

MDC コード：診断群分類をするにあたって用いる主要診断群（Major Di-
agnostic Category）のことで，18 種類の疾患区分からなり，DPC コー
ドの病名につける最初の 2 桁になる。

CCP マトリックス：Comorbidity Complication Procedure の略で，重症
度を考慮した評価手法。DPC では脳梗塞と肺炎とに使用されている。
重症度には A-DROP スコアが用いられて，スコア合計の値によって
DPC 分類は 5 段階に分かれる。

6　出来高算定

DPC における出来高算定に関するポイントを列挙する。

(1) 入院料

① DPC において出来高算定できる入院基本料等加算であるかどうかを確
認する。総合入院体制加算，地域医療支援病院入院診療加算，臨床研修

病院入院診療加算など14項目を除き，出来高算定できる。

②地域包括ケア入院医療管理料の算定病室への再入院（転室）となった際の「入院の契機となった傷病名」に係る治療内容と経過を摘要欄に記載する（DPC対象外病棟へ転棟した場合，転棟日以降は出来高となる）。

（2）検査

心カテの左右，内視鏡（鼻鏡や肛門鏡も含む）や診断穿刺・生検・検体採取の有無を確認する。

（3）画像診断

画像診断管理加算の有無，動脈造影カテーテル挿入血管名と血流予備能測定の有無を確認する。

（4）注射

①無菌製剤処理の有無を確認する。

②化学療法については，抗悪性腫瘍剤（高額）による算定方法（コード化）や入退院日数の起算法が複雑なので，事務担当者（診療情報管理士等）と統一した見解をもつようにする。

（5）処置

処置の範囲や部位を確認する（1000点以上の処置は出来高算定可）。

（6）手術

①手術の使用品（薬剤や材料）について，手術（50）に必要なものか，麻酔（54）に必要なものかを区別する。手術料以外でも，輸血料（第2節）や手術医療機器等加算（第3節），またそれに付随する薬剤や材料で見落としはないかを確認する（検査と処置に付随する薬剤料や特定保険医療材料料は算定不可）。

②手術等が短期滞在手術等基本料（p.88. 2-3 4 参照）に該当するか確認する（「3」は全包括）。

（7）病理診断

①病理標本作製料のうち，術中迅速病理（T-M／OP）・迅速細胞診があるかを確認する（出来高算定可）。

②病理診断（組織診断，細胞診断，病理判断）がある場合は，その種類を確認する。

（8）薬剤

①リハビリ，精神科専門療法，退院に伴う処方（退院後は転院か在宅か）を確認する。

②予定入院の契機となった傷病に対して用いる薬剤を外来で処方して，持参薬になっていないかを確認する（特定薬剤治療管理料・薬剤管理指導

料2など算定時に持参薬の記載がある場合，突合審査で査定対象になりうるが，入院傷病名に関連しない薬は持参可。入院前使用と入院後の緊急使用も可）。

（9）疑い病名

入院中に確定診断がつかなかった理由を確認する。

（10）その他

①播種性血管内凝固症候群（DIC）の場合，退院月にDICスコアや症状詳記（検査データ等）があるか確認する。

②同一疾病で7日以内の再入院の場合，コーディングに注意する〔診断群分類番号の上2桁（MDC）〕。

7 DPCの問題事例

よくみられる査定・返戻の例を挙げて，その対策を考えてみる。

（1）コーディング

● **急性虫垂炎（K359）で，K718 虫垂切除術「2」虫垂周囲膿瘍を伴うものを行ったが，ミスコーディングとして返戻された。**

➡ 急性虫垂炎の場合，ICD-10では，「穿孔，腹腔内膿瘍/腹膜炎，破裂を伴わない」（K359），「汎発性腹膜炎を伴う」（K350），「腹腔内膿瘍を伴う」（K351）の3種類がある。手術がK718「2」ならK351であるべきで，K359ならK718「1」になるはずなので，是正して再請求する。

（2）入院料等

❶ **ICUからHCUへ転床したので，各特定入院料を14日分ずつ算定した。**

➡ HCU分は21日が算定限度なので，ICU 14日分の後のHCU分は7日分に是正する。

❷ **初診即DPC入院の小児入院医療管理料と初診料が査定された。**

➡ 一般的に初診料が包括されるので査定されたと思われるが，「診断群分類点数表に含まれる費用」のなかにA000初診料やA300〜A305，A307の特定入院料は含まれないことを指摘し再審査請求する。

❸ **毎月1週間は在宅に戻り，その後再入院する悪性腫瘍の小児患者に対して，再入院ごとに小児入院医療管理料を算定したら，一連の入院期間に1回として，返戻された。**

➡ 入院させた連続する期間に対して1回算定するものであるが，入院していなかった1週間を退院期間とするか，外泊のような入院期間ととるかによって特定入院料の算定が変わるので，「退院期間中の日数は

入院治療の継続ではなく，一連の入院期間にはならないこと」が理解できる詳記があればよいだろう。

❹ **特定入院期間 20 日の診断群分類で算定していたが，次月にまたがり，途中で分類区分を変更することになった。次月の新分類区分では包括入院期間が終了しているとして返戻になった。**

➡　特定入院期間は，平均在院日数の 2SD（標準偏差の 2 倍）に設定されているので，この期間を超えた日から出来高の点数表により算定することになる。つまり，DPC ではなく，入院している当該病棟の届出入院料を算定する。引き続き入院している翌月も前月の残り特定入院期間までは DPC 算定が可能である。

　入院中に診断群分類が変更になった場合には，その差額を退院月に調整することになる。次月に新区分となった場合の起算日から分のみに限定してもよいが，前月の残り期間は算定できない。同月に複数の診断群分類はあり得ない。

❺ **DPC 病棟で短期滞在手術等基本料 3 を算定したが，状態不安定で 6 日目以降に退院となり，その超過分を DPC 点数で算定した。**

➡　最初から DPC（特定入院期間超過分は出来高）で算定する。DPC 対象病院では短期滞在手術等基本料 3 は算定できない。

（3）検査・画像診断

❶ **腹腔鏡検査や胃・十二指腸ファイバースコピーで経皮経肝胆管造影を行ったので，造影剤注入手技（E003「6」「ロ」）も算定した。**

➡　画像診断そのものが DPC の包括評価範囲内なので，DPC レセプト以外での出来高算定にする。

❷ **月初の 1 週間，心不全の患者が DPC 病棟に入院したが，退院後はじめて BNP を検査した際に，生化学的検査（Ⅱ）判断料を算定した。**

➡　検体検査判断料は DPC の包括項目なので，当該月は査定されうるが，最初から出来高扱いにするか，次月に BNP 検査を行い検体検査判断料を算定する。ただし，当月はすでに DPC で請求した以上，正当な理由がない限り，事後訂正は困難である。

❸ **DPC 入院患者が同一月に退院したあと，外来で月 1 回の算定条件のある検体検査を施行したので，その実施料を算定したところ，包括評価期間・出来高期間にかかわらず当該検査の実施回数に応じて算定することとして返戻された。**

➡　DPC 期間中に当該検査を実施していないことを明らかにする必要がある。実施していたなら査定を認めざるを得ないが，「急変などやむを

得ない理由で次月初めの検査予定を数日早めて実施せざるを得なかったこと」と「次月分は算定していないこと」を強調して再請求する。

❹ DPC 入院前後に外来診療があり，外来レセプトで調剤技術基本料と検体検査判断料が D 査定された。

➡　月1回算定できる項目が DPC 算定では包括されていることから査定になったと推測されるが，「入院前に検体検査や調剤が必要であったこと」あるいは「包括期間中は調剤も検体検査もなく，退院後に初めて必要になったこと」などが証明できるとよいだろう。

（4）手術・麻酔

❶ 開胸手術時の術後管理用ペーシングリード設置を診断群分類の「手術・処置等2」の選択において，K596 体外ペースメーキング術「あり」とした。

➡　一連の手術扱いになるので査定されうるが，開胸手術とは別に（術前に緊急で）K596 を実施しておく。

❷ 経皮的冠動脈形成術・ステント留置術を施行したため，同手術に伴うカテーテル一式とステントセット一式を算定し，術直後の血流再開診療の必要性を詳記したが，返戻された。

➡　まずは返戻理由を熟考して，コーディングを手直しすることになるが，出来高に直して考えてみる。手術手技は成功報酬が原則なので，手技名だけは残して手技料は算定せず，手術に必要だった材料や薬剤は算定のまま再提出するか，レセプト区分（50）を（60）に変更してD206 心カテ検査として提出する。ただし，DPC では検査に必要な薬剤や材料は包括されているので，カテーテルやステントセットは名前だけを残して点数は空欄にしておく。

❸ 後期高齢者に対する8時間に及ぶ腹部手術で，閉鎖循環式全身麻酔（L008「5」「イ」）を施行するに当たり，経食道心エコー法（D215「3」「ハ」）を算定した。

➡　超音波検査は査定されうるが，区分（54）麻酔で術中経食道心エコー連続監視加算に変更する。ただし，狭心症，心筋梗塞，大動脈閉鎖不全，大動脈弁狭窄または僧帽弁狭窄等の合併症があることを記載する必要がある。

（5）薬剤料等

❶ 内視鏡手術に必要な薬剤として，区分（50）で Niflec 1 袋と生食2Lを算定し，D 査定となった。

➡　本来，下剤は手術前日か早朝に使用するため D 査定になるが，「手術

開始後，腸洗が不十分な状態であったため，内視鏡手術中に屯服させて，半時間後に生食洗腸しながら続行することができた」などの緊急的特殊事情が理解されれば術中必要薬剤となりうる。

❷ **アルブミン製剤を輸注したので注射薬は包括とし，輸血管理料を算定したが，D査定となった。**

➡ 　区分（50）で手術も輸血もないため査定されたと思われるが，輸血管理料のみの場合は診断群分類区分が「手術なし」となるため，再請求するべきである（2012年改定までは「手術あり」に該当していたことから，レセプトの作成年により判断する）。

❸ **乳がん手術におけるセンチネルリンパ節生検で，放射性同位元素薬剤料を算定し，D査定となった。**

➡ 　検査や画像診断ではD査定になっても，区分（50）では再審査請求できる。「算定のキットと併用するセンチネルリンパ節同定に必要な薬剤であり，術中にリンパ節転移の有無によって術式を決めることになるので，K476にかかる保医発通知（K940による算定）に該当する。RIとはいえ，術中使用薬剤としてDPC算定可になる」ことを理解してもらう。ただし，一般的には包括評価対象患者に対する術中造影検査と薬剤は算定できない。

❹ **1000点以上の処置に伴う薬剤料や特定保険医療材料料を算定したが，査定された。**

➡ 　査定になりうるが，DPC病棟に入院していなければ出来高算定が可能になる。

❺ **当該入院と無関係の退院時処方薬を算定した。**

➡ 　当該薬剤の適応病名が，レセプトの傷病情報欄に記載された傷病名および診断群分類関連病名にない場合には投薬理由となった傷病情報を摘要欄に記載する。また，薬は転院先ではなく，居宅で使用することを理解してもらわない限り，減点に直結するので，**医師，看護師，薬剤師および請求事務担当者との共通理解が必須**となる。また，投与日数が予定再入院日数を超えた場合は，その理由を記載する。

（6）傷病名・副傷病名

❶ **傷病情報欄の併存傷病名と入院後発症傷病名で4件ずつ記載しているのに，それ以上の傷病名を求められた。**

➡ 　出来高部分について，傷病情報欄で説明がつかない場合などには，記載傷病名の重要度順位を変更して該当傷病名を記載範囲内に繰り上げるか，症状詳記を付けて提出する。

❷ **ICD-10 は疾病分類としてはよいが，同じ疾病のなかでも，病態や重症性などから亜分類がないと，現場の医療と合致しない。**

➡ 　ICD-10 における続発・後遺症等の解釈を取り入れた DPC コーディングが行われているだけでなく，CCP＊マトリックスも採用され，専門学会の分類法も参考にされている。診療報酬改定のたびに，診断群分類調査研究班による見直しが行われている。実際のコーディングでは医療現場のデータ分析から，医療資源の同等性，臨床的類似性，分類の簡素化・精緻化，アップコーディング防止などが図られている。

＊ 　CCP：Comorbidity Complication Procedure（重症度を考慮した評価手法）

❸ **入院治療中の合併症や入院時の併存疾患があるので，13 桁目コードを 1 にするが，不適切として返戻されてくることが多い。**

➡ 　副傷病名として列挙できても，該当する主要診断群（MDC）の中で，当該合併症や併存疾患に対する検査や治療の有無にかかわらず，「定義副傷病名」はすべての分類に設定されているわけではない（設定なしのコードは x）。つまり，MDC コードにより個別に示されているので，当該コード内で，まずは手術や手術・処置1，2 が「あり・なし」の分岐選択でわかれ，そこで，副傷病の有無（1/2，0）を判断することになる。しかしながら，コーディング上の定義副傷病に該当しない x でも，診療報酬請求時のレセプト作成では，患者基礎情報の 1 段目にある「傷病情報」のなかで，入院時併存傷病名や入院後発症傷病名の各欄に，重要なものから順に記載しておくほうがよい。

（7）その他

❶ **DPC 患者が入院中に他院を受診し，出来高部分を算定した。**

➡ 　他院から当該診療分を請求されたことが保険者の突合で発覚したのであれば，当該診療にかかる費用の分配については医療機関間の合議に委ねられる（本来は事前の合議が必要）。外泊日数分を他院で DPC 入院として請求せずに，当院での入院期間に算入し，合議精算する。特別の関係＊にある DPC 病院への転出や 7 日以内の再入院の場合は，レセプトの出来高欄に「特別」と記載し，一連入院とみなす。また，外来でしか算定できない診療料は算定不可となる (p.87 図表 21 参照)。

❷ **DPC 入院中に治験や先進医療を開始し，終了ないしは中断するまでの期間（入退院を繰り返す場合）は医科点数表により算定しているのに，治験や先進医療がない期間までも DPC 適応でないとして返戻された。**

➡ 　治験契約書，先進医療の届出，患者承諾書など開始日を証明できるものや中断理由（容体急変など）のデータをコピー添付して，それら

の開始・中断・終了の月日を理解してもらう。ただし，医学的に一連の診療の場合は出来高*により算定する。

*レセプト請求では退院時に決定された請求方法をもって，一つの入院期間において統一する。たとえば，入院時に「DPC」であっても，診療方針の変更等によって，退院時には「出来高」になっていた場合には，入院期間を通してDPCではなく医科点数表で算定することになる。

❸ K522（食道狭窄拡張術）やK781（経尿道的尿路結石除去術）のような短時間手術を7日以上の退院期間を空けた再入院時に再び実施したので，初回と同じDPC算定をした。

➡ DPCとは関係なく，また手術時間や難易度とも関係なく，施行頻度に制限がある手術の場合や，所期の目的が達成できず手技を変更して再入院するような場合は，手術料は算定しない。また，後者の場合は，再入院治療が必要な理由を詳記して添付する。ただし，入院中の食事療養内容や手術の使用材料などから，症状の正当性が判断される。

❹ 事務方から，複雑性指数を改善したいと言われたが，協力の仕方が不明。

➡ 当該指数を高める診断群分類を特定して，その所属科の医師に係数改善を依頼したものと考えられる。この指数は病院全体評価となる機能評価係数Ⅱの一つで，当該病院で年12症例以上ある診断群分類を対象にして，患者構成の差を1入院当たり点数で評価したもの。診療の複雑度の指標としている。つまり，自院の診断群分類別包括範囲出来高点数を全国平均値より上げてほしいということ。それには，重症疾患や入院期間Ⅱが長く，高点数の診療を増やすことが必要。しかし，DPCのコード表が理解できないとか，樹形図表が読めない医師には無理な話。事務としては，包括点数設定の中で「手術・処置等2あり」「定義副傷病あり」のような複雑分枝や入院期間の長いものを選択してほしいわけである。そうなるようなカルテ記載が求められているので，医師としては，自科診療領域で該当する樹形図表を持ってこさせて，説明を求めるのがよい。

「定義副傷病」については（6）③で述べたが，DPCコード12桁目の「手術・処置等2」は診療報酬点数表のEコード（画像診断），Gコード（注射），Jコード（処置），Mコード（放射線治療），特定薬剤が入る。該当なしなら0でよいが，ありの場合には医師に確認してほしい。

8　DPC算定上の指導のポイント

実際には次のような指摘や指導が行われている。

（1）診断群分類および傷病名

ア　包括評価対象外の患者について，DPC で算定している。

・入院後 24 時間以内の死亡患者・生後 7 日以内の新生児の死亡。

・治験の対象患者・臓器移植患者・患者申出療養／先進医療の対象患者。

・急性期以外の特定入院料の算定対象患者・その他厚労大臣が定める者。

イ　DPC 対象患者について出来高で算定している。

ウ　妥当と考えられる診断群分類番号と異なる分類番号で算定している。

①DPC 病名（ICD-10 傷病名）の選択が医学的に妥当ではない。

②その DPC 傷病名が実際に医療資源を最も投入した傷病名とは異なる。

・原疾患が判明しているにもかかわらず，相応の理由なく，入院併存傷病名や入院後発症傷病名を DPC 病名（ICD-10 傷病名）として選択している。

・DPC 病名として，医療資源投入 2 番目の傷病名を選択している。

・実際には xxx であるところ yyy を選択している。

③年齢，JCS（Japan Coma Scale），体重等が実際と異なる。

④手術を行ったものについて，手術の術式の選択が不適切である。

⑤実際には行っていない（または実際に行われたものと異なる）「手術・処置等 1／2」を行ったものとして包括評価している。

⑥実際には「手術・処置等 1／2」を行っているものについて，行っていないものとして包括評価している。

⑦実際には「副傷病なし」とすべきものを「副傷病あり」として分類している／［疑いの傷病名・診断根拠なく付与した傷病名］をもって「副傷病あり」としている。

⑧実際には「副傷病あり（定義告示で定義された疾病）」とすべきものを「副傷病なし」として分類している。

⑨「重症度等」が実際と異なる。

エ　傷病名が不適切に付与されている。

・カルテに記載のない ICD-10 傷病名を DPC 病名として記載している。

・主治医に確認することなく，事務部門（診療録管理部門）が DPC 病名を付与している。

・病変の部位や性状が判明しているものについて，「部位不明・性状不明・詳細不明」等の ICD-10 傷病名を DPC 病名として記載している。

（2）DPC用レセプト

ア　「副傷病名」欄の記載が不適切である。

イ　「転帰」の選択が不適切である。
　・検査入院であるものについて，「不変」を選択すべきところ「その他」を選択。
　・「死亡」を選択すべきところ「外死亡」を選択。

ウ　「傷病情報」欄の記載が不適切である。
　・DPC支援システムで直接傷病名の入力が行える仕様となっているため，医療情報システムの傷病名欄と齟齬を生じている：DPC支援システムへの傷病名の入力は，必ず医療情報システム本体の傷病名欄に記載している傷病名から選択すること。
　・「主傷病名」「入院の契機となった傷病名」「2番目に医療資源を投入した傷病名」の記載が不適切である。
　・「入院時併存傷病名」「入院後発症傷病名」について，4つを超えて記載している。
　・カルテ・出来高のレセプトに記載した傷病名で，「入院時併存傷病名」「入院後発症傷病名」に相当する傷病名があるにもかかわらず，空欄となっている。
　・「入院時併存傷病名」と「入院後発症傷病名」について，正しい区分に記載していない。

エ　その他
　・「入退院情報」欄では，予定入院・緊急入院の選択が誤っている。
　・「診療関連情報」欄について，記載が不適切である。
　・「出生時の体重，JCS，入院区分，手術・処置の内容等」の必要な情報記載がない。
　・総括表（同一月にDPC点数算定日と医科点数表費用算定日がある場合に作成）に必要事項を記載していない。

（3）その他の包括評価事項

ア　医療機関別係数について，理解が誤っている（p.100 ③ ④ 参照）。

イ　包括範囲について，理解が誤っている。
　・包括期間中に処方した薬剤の一部を，その残薬に相当する処方を中止せずに，退院時処方として出来高で算定している。
　・手術に当たって使用した薬剤以外の薬剤（術後の鎮痛剤を含む）を手術・麻酔の項で出来高算定している。
　・術後疼痛に対する注射に際して使用した特定保険医療材料（携帯型デ

ィスポーザブル PCA 用装置・携帯型ディスポーザブル注入ポンプ［一般型／一般用・一体型］）および薬剤を出来高で算定している。
- 術前・検査前に行ったグリセリン浣腸を出来高で算定している。
- 転院であるものについて，退院時処方を算定している。

ウ　「適切なコーディングに関する委員会」について，不適切事項がある。
- 委員会が，適切な診断群分類の決定を行う体制になっていない。
- 委員会が，診療報酬の多寡に関する議論を行う場となっている。
- 診療部門に所属する医師・薬剤部門所属の薬剤師・カルテ管理部門／請求事務部門に所属する診療記録管理者が構成員に含まれていない。
- 実症例を扱う際に当該症例に携わった医師等の参加を求めていない。
- 年 4 回以上開催していない。

エ　包括評価にかかわるその他の事項
- DPC に関する事項の院内掲示がない。
- 同一の疾病に対する検査・治療を目的とする 7 日以内の再入院について，一連の入院とみなしていない：1 回のみ可能な加算等を再度出来高で算定。
- 包括評価対象の入院患者の他院受診時の取扱いが不適切である。
- カルテの退院時要約に，DPC 請求上の医療資源病名が欠けている。
- 持参薬の入院中使用の特別理由についてのカルテ記載がない。
- 当該入院の契機となる傷病の治療薬剤を患者に持参させて使用している。

1 医学管理の評価

　基本診療料や DPC の包括評価に対して，特殊な基準的診療行為に対する評価を行ったものが「特掲診療料」であり（図表 30），その第 1 部が「医学管理等」である。医学管理等は，特定疾患，特定外来・施設，特定診療等における専門的管理や指導，医療技術や設備等を評価したものである。

　例えば，特定疾患が主病である患者に，かかりつけ医が計画的な療養上の管理（服薬，運動，栄養等）を外来で行った場合（カルテ記載が必要），診療所や 200 床未満の病院では **B000 特定疾患療養管理料** が月 2 回算定できる（初診から 1 カ月以内の費用は初診料に，当該医療機関の退院から 1 カ月以内の費用は入院基本料に含まれる）。必ず，医師が管理に関与していなければならない。厚生局の指導監査ではカルテ内容がチェックされるし，レセプト審査では主病の有無がチェックされる。

　「医学管理等」ではそのほかに，B001（特定疾患治療管理料 36 種類）と，B001-2 小児科外来診療料から B015（精神科退院時共同指導料）まで 63 項目の診療報酬が規定されている。医学管理の対象となる患者を担当している場合には，自分の行っている専門的指導・管理がどのように評価されているかを見直す必要がある。また，情報通信機器を用いた場合の算定が可能な医学管理等もあるので，検討してほしい。

■**図表 30　特掲診療料（B-O）の分類**　◎各部の冒頭にある「通則」が重要（必読）

医学管理等	B 000 - 200	精神科専門療法	I 000 - 100
在宅医療	C 000 - 300	処置	J 000 - 400
検査	D 000 - 600	手術	K 000 - 950
画像診断	E 000 - 401	麻酔	L 000 - 300
投薬	F 000 - 500	放射線治療	M 000 - 200
注射	G 000 - 200	病理診断	N 000 - 007
リハビリテーション	H 000 - 100	その他	O 000 - 102

2 問題事例と対応等

原審査や保険者再審でよくみられる事例・対応等を例示したい。

❶ **歯科受診で患者紹介をし，B009 診療情報提供料（Ⅰ）のほかに「注14」歯科医療機関連携加算１を算定したが，査定された。**

➡ ①病理診断のある悪性腫瘍手術や心・脈管系の手術もしくは造血幹細胞移植の手術を行う患者について，周術期口腔機能管理の必要がある，②在宅療養支援診療所・病院の医師が訪問診療を行った栄養障害を有する患者について，歯科訪問診療の必要がある——のいずれかに該当しなければならない。

❷ **治療手段がない疾患に対して，整・接骨院受診のための同意書を出したが，B013 療養費同意書交付料が頻繁に査定される。**

➡ しかるべき検査で，「神経痛」「リウマチ」等と診断し，当該医師が治療できないなら，専門医に紹介すべきところだが，しかるべき診療もなく，健康保険法の受領委任払い制度下に認められている柔道整復師による捻挫・脱臼・骨折等の治療が行われているからではないか。「肩凝り」や「腰痛」の鑑別診断もなく，初診日に同意書だけを出しているような症例も査定されやすい。なお，同交付料の算定は柔道整復以外の施術（鍼灸，あん摩，指圧，マッサージ）に係るものに限られる。

❸ **B001「10」入院栄養食事指導料が査定される。**

➡ 特別食を必要とする者が対象なので，特別食加算（入院時食事・生活療養費）が算定されていないことが理由と考えられる。特別食が提供されていることを明記し，特別食加算を算定していない理由を理解してもらうようにするとよいだろう。

❹ **手術時には，常に B001-4 手術前医学管理料（１日）と B001-5 手術後医学管理料（３日）を算定しているが，どちらかを査定されることがある。**

➡ 前者は硬膜外麻酔・脊椎麻酔・全身麻酔（マスクまたは挿管）の症例，後者は全身麻酔（マスクまたは挿管）の症例においてのみ算定できる。

また，前者は術前１週間以内に検査をして手術日に算定し，後者は入院日から10日以内に手術をして術翌日から３日間しか算定が認められていないので，その要件に該当しない場合はＤ査定となる。

また，手術入院期間が月をまたがっている場合（前月手術）には，次月レセプトで誤解されることもありうるので，前月レセを縦覧するよう求めるとよいだろう。術後３日で退院した，あるいは術式等から見て３日連続の検査が不要であるような場合にはＢ査定もありうる。

❺ B001-4 手術前医学管理料に含まれていない尿蛋白・グルコース，蛋白分画，血液ガス分析，経皮的動脈血酸素飽和度測定，中心静脈圧測定，呼吸心拍監視等の術前検査，あるいは B001-5 手術後医学管理料に含まれていない出血・凝固検査，銅（Cu），リパーゼ，CRP 等の術後検査が査定されることがある。さらに，D007 血液化学検査の入院時初回加算が査定されることがある。

➡　レセプトから当該検査を要する症状や傷病が読み取れない場合には，それぞれの必要性を詳記しておきたい。D007 血液化学検査における多項目包括規定（「注」の「イ」「ロ」「ハ」の加算）の「ハ」の入院時初回加算は，入院後初回でない場合や基本的検体検査実施料算定病院では D 査定になる。入院後 1 回目の血液化学検査が術後に行われているのであれば，その旨を強調したほうがよいだろう。

❻ 手術に際して，弾性ストッキングや間歇的空気圧迫装置を使って肺血栓塞栓予防管理をしているが，B001-6 肺血栓塞栓症予防管理料が査定されることがある。

➡　肺血栓塞栓症を発症する危険性がほとんどない青少年や短時間の小手術の症例，また関係学会の予防ガイドライン（http://ja-sper.org/guideline2/index.html）の内容に該当しない場合には，関連データや症状を添付して摘要欄に必要性を詳記したほうがよい。

❼ 土曜日の午後（時間外），休日，平日の深夜の診療の際に，初診料に加えて算定している B001-2-6 夜間休日救急搬送医学管理料または B001-2-5 院内トリアージ実施料が査定されることがある。

➡　各「注」の条件を満たしていればよいが，①救急または初診ではない，②「夜間であって，診療応需態勢解除後から翌日再開までの時間」に該当していない，③患者 1 名のみで来院している，④患者や家族にトリアージの趣旨を説明できる状態ではない（②～④は院内トリアージ実施料算定の場合）――などと判断されたら査定の対象になるので，その誤解を解くような記載が求められる。例えば，「初診即入院であった」，あるいは「アルコール依存症患者に付き添ってきた親友に説明した」など，算定要件を満たしていることの詳記が必要だろう。

❽ 胃腸炎や急性胃炎を主病として投薬し，B000 特定疾患療養管理料と特定疾患処方管理加算（F100，F400）を算定したが，D 査定になる。

➡　主病が厚生労働大臣が定める疾患（ICD-10 のうち，「別表第 1」に掲げる疾病）でなければならないが，「胃炎及び十二指腸炎」の ICD-10 コードは K29 で，A09 感染性胃腸炎や K529 非感染性胃腸炎などは該

当しない。したがって，主病が特定疾患と同一のものであることが検査所見や症状，経過の詳記から理解できるようにしておくとよい。なお，K29 では K290「急性出血性胃炎」から K299「胃十二指腸炎，詳細不明」まで各種の胃炎が区分されているので，同管理料の要件（主病，服薬・運動・栄養等の計画的管理，初診日または退院日から起算して 1 カ月経過日以降の算定など）を満たす場合には，摘要欄に記載しておくとよいだろう。また，査定された場合は，再審査請求も検討したい。

❾ **転勤など患者都合による転医であるのに，算定期間や回数が特殊な医学管理料（B001-3-2 ニコチン依存症管理料など）が査定された。**

➡ 前医における診療情報提供料算定や後医における紹介状持参（前医への照会済み）などで一連診療であることがわかればよいが，そうでない場合や，後医で初回扱いの算定になっている場合は査定の対象となる。レセプト摘要欄に継続診療である旨を説明するとよいだろう。

❿ **入院中に他院他科の対診が必要になったので，紹介状を書いて往診依頼をして，B009 診療情報提供料（I）を算定した。**

➡ 当該事例は患者が出向く受診ではなく，他医に来てもらう対診（他医の立会い診察）依頼なので，査定の対象となる。この場合，他医は，基本診療料や往診料等は請求できるが，治療費については合議による。

⓫ **他施設での入院治療を継続してもらうための退院時診療状況の添付に関する加算〔B009 診療情報提供料（I）「注 8」〕が査定された。**

➡ 退院後の治療計画，検査結果，画像情報等を添付していない，あるいは傷病名や診療内容から見て添付の必要性がないと判断されたものと推測される。また，半年以内に介護老人保健施設を対象に算定していた場合も査定対象となる（審査機関では，過去半年分のレセプト情報が瞬時に参照できる）。転院の目的が理解できるような資料等を添えて，納得してもらえるような説明を付したい。

⓬ **外科主治医，看護師，薬剤師それぞれががん患者指導管理を行い，3 者がそれぞれの端末からオーダリングシステムに入力し，B001「23」がん患者指導管理料「イ」「ロ」「ハ」を算定したが，一部が査定された。**

➡ 同管理料「イ」には「ロ」「ハ」にかかる指導料が含まれているので，①同一日に算定したと誤解された（算定日情報でわかる），②B008 薬剤管理指導料を併算定している――のいずれかが理由ではないだろうか。「ロ」と「ハ」を同一日に算定することは可能であるが，「イ」は別の日に実施したこと，「ハ」と薬剤管理指導料の算定間隔は 6 日以上であることなどがわかるようなカルテ，記録簿のコピーを付けて説明すれ

ばよいだろう（ただし，当月に抗がん剤投与がなければならない）。もし，レセプトから意識障害や重度認知症の患者と誤解されているのであれば，患者意思確認を行っていることがわかるような記載が求められる。

❸ B001「23」がん患者指導管理料「ハ」を6回算定したあとも抗がん剤投与を行っていたため，抗悪性腫瘍剤処方管理加算（F100，F400）を算定したが，査定された。

➡　抗悪性腫瘍剤処方管理加算は，「ハ」の6回目の算定月には算定できないので，その翌月に算定するような工夫が必要であろう。6回目までの間で「ハ」を算定しない月には同加算は算定できるが，過去の全算定年月日の記載が必要である。

❹ DPCの特定入院日Ⅲの翌日，つまり出来高算定開始日に，DPC病棟から地域包括ケア病棟に移ったので，地域包括ケア入院医療管理料（A308-3「2」「4」）を算定した。その際，A226-2緩和ケア診療加算とB001「22」がん性疼痛緩和指導管理料を併算定した。

➡　DPC病棟から一般病棟である地域包括ケア病棟への転棟の場合，地域包括ケア病棟入院料については入院日Ⅱまで，地域包括ケア入院医療管理料については入院日ⅢまではDPC点数表で算定するが，事例は入院日Ⅲを過ぎているので，A308-3で算定する。併算定した緩和ケア診療加算とがん性疼痛緩和指導管理料はDPCの包括対象ではないので，両者の算定は可能だが，算定要件等は検討をする。

❺ 悪性腫瘍の場合に，B000特定疾患療養管理料のほかに，B001「3」悪性腫瘍特異物質治療管理料，同「22」がん性疼痛緩和指導管理料，同「23」がん患者指導管理料，同「24」外来緩和ケア管理料，B005-6がん治療連携計画策定料，B005-6-2がん治療連携指導料，B005-6-3がん治療連携管理料，H007-2がん患者リハビリテーション料を算定した。

➡　特定疾患療養管理料は200床未満の病院・診療所ではあっても，在宅療養指導管理料（C100～C121）を算定している場合はD査定になる。その他の医学管理料等については算定要件等を満たしていれば算定可能である。ただし，1カ月の間にこれらすべてが行われたとしたら，カルテなどの証拠記録の提示が求められる可能性がある。

❻ 先天性心疾患のある2歳児にパリビズマブを毎月1回筋注投与しており，同月にRSウイルス抗原定性と抗体価の検査をしたので，B001-2小児科外来診療料とD026「6」免疫学的検査判断料も算定した。

➡　同剤投与日に小児科外来診療料は算定できないが，同月の別日に再診した場合には算定できる。在宅療養指導管理料（C100～C121）を算

定している場合には，原則として算定できない（保険者の判断による）。

　検査および検査判断料は医学的に見ても投与当日の算定は査定されるであろう。一般的には，同注開始の前月なら RS ウイルス抗原定性が，また，同注終了の翌月以降ならウイルス抗体価が算定可能であるが，同剤投与の適応には十分に留意しなければならない。

⑰ 生活習慣病の患者に調剤薬局用処方箋を交付しているが，緊急的または頓服的に院内処方で間に合わせることがある。

➡ 　B001-3 生活習慣病管理料（Ⅰ）は月 1 回しか算定できないが，投薬は包括対象から外れたので，調剤処方の後に院内で算定するような場合は，緊急性や頓服処方内容から院内投薬が適切であることを説明するとよい。検査内容や症状の詳記などが必要であろう。

⑱ 糖尿病が主病の患者に院内投薬を行う場合，B001-3 生活習慣病管理料（Ⅰ）の 3 が査定されることがある。

➡ 　C101 在宅自己注射指導管理料や注射・検査，毎月の血糖自己測定指導加算等を算定している場合，1 年以内は生活習慣病管理料が査定されることがある。ただ，B001「20」糖尿病合併症管理料，同「27」糖尿病透析予防指導管理料の算定があると，生活習慣病管理料とともに査定されることはなく，在宅自己注射指導管理料や注射・検査のほうが査定されるのではないだろうか。

⑲ TTR-FAP という家族性アミロイドーシスの診療に当たり算定した B001「7」難病外来指導管理料が査定された。

➡ 　同管理料は初診・退院から 1 カ月は算定できないが，① 1 カ月後のレセプトから指定対象疾患にかかわる実態的治療が行われていないと判断された，② B001「8」皮膚科特定疾患指導管理料を併算定している，③複数科で同一算定が行われている──などの理由が考えられる。

3　医学管理料算定上の留意点

　処置や投薬等の物理的な技術料と異なり，医師による患者指導や医学的管理そのものを評価するものである。項目ごとの算定要件や算定回数制限など，請求上留意すべき事項について，レセプトチェックの際などに十分確認する必要がある。指導内容，治療計画等のカルテ記載などの算定要件を満たしていなければ算定できないし，請求は返還対象となりうる。また，カルテに記載すべき事項が項目ごとに定められていることにも留意する（図表 31）。ただし，連月の画一的計画の記載や「前回に同じ」は不適切である。

　また，請求事務担当者のみの判断で一律に請求を行う，いわゆる「**自動算定**」は，極めて不適切であって，不正請求の温床となり得る。医学管理料の算定が可能か否かについて，算定要件（対象疾患，記載要件等）を満たしていることを主治医が自ら確認して，請求事務担当者に伝達する必要がある。さもないと事務では，医学的管理の必要性やカルテの記載等を確認することなく一律に算定せざるを得ない。悪性腫瘍マーカー測定患者に対する悪性腫瘍特異物質治療管理料算定に代表されるように，オーダー項目記載が欠損しているのに傷病名や投薬・検査内容だけで一律に算定した医学管理料が査定されたときの責任は主治医にかかってくることを自覚すべきであろう。

4 医学管理料の指導のポイント

　実際には次のような指摘や指導が行われている。

(1) 特定疾患療養管理料［B000］
　ア　かかりつけ医が管理に関与していない。

■図表31　医学管理算定上の留意点

1	目に見えない医師の技術等に対する評価であり，事務やICの自動算定は不正請求[*]
2	指導内容や治療計画等のカルテ記載要件が満たされていないと返還対象になる
3	特定薬剤治療管理料[**]：対象疾患に対する対象薬剤の血中濃度を測定し，結果に基づく投与量精密管理のカルテ記載
4	診療情報提供料（Ⅰ）：他院診療の必要性，患者の同意，自院診療状況の文書がわかるカルテ〔無診療の紹介状は不可。セカンドオピニオンは（Ⅱ）で，紹介に対する診療状況の返信はB011連携強化診療情報提供料で算定〕
5	療養費同意書交付料：医師では治療できない慢性病[***]に按摩，指圧，鍼灸の同意書または診断書を発行し，診断根拠のカルテ記載
6	がん患者指導管理料：経験医師と専任看護師が必要職種と共同して診断結果や治療法など説明と相談を行った要点をカルテ記載
7	悪性腫瘍特異物質治療管理料：悪性腫瘍確定患者に腫瘍マーカー検査結果に基づく計画的治療管理を行ったカルテ記載
8	栄養食事指導料：特別食必要患者，がん患者，摂食/嚥下機能低下患者，低栄養患者に対する管理栄養士への個別指示記載
9	肺血栓塞栓症予防管理料：GLにより，高危険性入院患者に弾性ストッキングまたは間歇的空気圧迫装置を用いた計画的管理記録

[*]項目名が他の13特掲診療料内や37特定疾患治療管理料内の項目名と類似しているので，医師自身が算定項目名を指示する。特定疾患療養管理料の対象疾患とは別物である。

[**]薬剤管理指導料と混同しないこと。

[***]神経痛，リウマチ，頚腕症候群，五十肩，腰痛症，頚椎捻挫後遺症，医師治療手段のないもの。

　イ　治療計画に基づく，服薬，運動，栄養等の療養上の管理内容の要点に
　　　ついてカルテへの記載がないか，不十分で画一的である。
　ウ　算定対象外である主病・全身的医学管理のない疾患・主病でない疾患
　　　について算定している／レセプト病名を主病にして算定している。

（2）特定疾患治療管理料［B001］

　共通：主傷病に対する特異的な計画と指導内容をカルテに記載しておく。

ア　ウイルス疾患指導料［B001・1］：感染予防を含む指導内容要点のカ
　　　ルテ記載がない。

イ　特定薬剤治療管理料1［B001・2 イ］
　・薬剤血中濃度と治療管理計画の要点についてカルテへの記載がない。
　・初回月ではないにもかかわらず初回月加算を算定している。
　・薬剤の安定した血中至適濃度を得るための頻回の測定がない。
　・抗てんかん剤または免疫抑制剤を投与している患者以外の患者につい
　　て，4月目以降も所定点数で算定している（減算していない）。
　・採血料（B-V）が含まれているにもかかわらず算定している。

ウ　悪性腫瘍特異物質治療管理料［B001・3］
　・悪性腫瘍以外の者に対して算定している：悪性腫瘍を疑って実施した
　　腫瘍マーカー検査は，本来の検査の項目で算定すること。
　・腫瘍マーカー検査の結果・治療計画の要点をカルテへ記載していない。
　・初回月ではないにもかかわらず，初回月加算を算定している。
　・算定要件を満たさない腫瘍マーカー検査を算定している。

エ　小児特定疾患カウンセリング料［B001・4］：カウンセリング概要の
　　　カルテ記載がない。公認心理師作成の概要写しのカルテ添付がない。

オ　小児科療養指導料［B001・5］：対象外の患者に算定している。

カ　てんかん指導料［B001・6］
　・当該標榜診療科の専任の医師以外が診療している。
　・診療計画や内容要点の記載がない。

キ　難病外来指導管理料［B001・7］
　・算定対象外である主病について算定している。
　・主病に対する治療を行っていないものについて算定している。
　・診療計画と実内容の要点をカルテに記載していない。
　・人工呼吸器導入時相談支援加算について，説明等の内容の要点に係る
　　診療録等への記載が，患者の状態に応じた記載になっていない。

ク　皮膚科特定疾患指導管理料［B001・8］：［Ⅰ］10疾患，［Ⅱ］6疾患
　　　が特定されている。その治療計画と指導内容のカルテ記載が必要。

- ・単なる脂漏や粃糠疹等，外用療法のないアトピー性皮膚炎の算定対象
外疾患で算定している。
- ・他診療科併任の医師が行った場合について算定している。

ケ　外来・入院・集団栄養食事指導料［B001・9，10，11］
- ・食事計画案等を交付していない。
- ・特別食を医師が必要と認めた者以外の患者に対して算定している。
- ・対象とはならない患者に対して算定している。
- ・当該医療機関の職員でない者・管理栄養士以外の者が指導している。
- ・栄養指導記録を作成していない／指導内容の要点・指導時間が未記載。
- ・集団栄養食事指導において指導時間が40分を超えない患者に対して
算定している。
- ・カルテに医師が管理栄養士に対して指示した事項の記載がない。
- ・管理栄養士への指示事項に，熱量・構成，蛋白質，脂質その他の栄養
素の量，病態に応じた食事の形態等に係る情報のうち，医師が必要と
認めるものに関する具体的な指示が含まれていない。
- ・診断根拠のない傷病名を付与し，対象疾患として算定している。
- ・厚労大臣が定める要件を満たしていない食事を特別食として提供して
いる患者に対して算定している。

コ　心臓ペースメーカー指導管理料［B001・12］：計測した機能指標の
値・指導内容の要点についてカルテへの記載がない。

サ　在宅療養指導料［B001・13］：指導時間と在宅療養指導管理料
［C100-121］対象患者または器具装着者かどうかがチェックされる。
- ・保健師，助産師または看護師（保助看と略す）への指示事項について
カルテへの記載がない。
- ・外来受診時に保助看が個別に30分以上療養上の指導を行っていない。
- ・保助看が，患者ごとに作成した療養指導記録に指導の要点・指導実施
時間を明記していない。また，患家での指導は算定できない。

シ　高度難聴指導管理料［B001・14］：対象外の患者に算定している。

ス　慢性維持透析患者外来医学管理料［B001・15］
- ・特定の検査結果・計画的治療管理の要点をカルテに記載していない。
- ・腎代替療法実績加算；十分な説明など条件を満たしていない。
- ・副甲状腺機能亢進症に対する「パルス療法施行時・副甲状腺切除を行
った患者へ」のカルシウム，無機リン，PTH検査について，本管理料
の算定に加えて別に算定できるのは，算定月の2回目以後の検査から
であるが，算定月の1回目の検査を2回目の検査として算定している。

2
5章

セ　喘息治療管理料［B001・16］：必要な機械・器具を備えていない：酸素吸入設備，気管内挿管または気管切開の器具，レスピレーター，気道内分泌物吸引装置，動脈血ガス分析装置，スパイロメトリー用装置，胸部 X 線撮影装置（後 3 者は常時実施できる状態）。重度加算では，ピークフローメーター・一秒量計測器・スパイロメーターを患者に提供し，指導内容を文書で交付していなければならない。

ソ　慢性疼痛疾患管理料［B001・17］
・算定対象（主病が変形性膝関節症や筋・筋膜性腰痛症等の痙痛）外の疾患の患者について算定している。
・マッサージまたは器具等による療法を行っていないのに算定している。
・算定日が誤っている，または開始日を移動している。
・外来管理加算（再診料）とは併算定できない。

タ　糖尿病合併症管理料［B001・20］
・看護師に対して医師が行った指示事項についてカルテの記載がない。
・足病変ハイリスク要因に関する評価結果，指導計画／内容をカルテまたは医師指示を受けた専任看護師の療養指導記録に記載していない。
・通院外来患者が対象ではあるが，在宅療養指導管理料［C100〜C121］は併算定できる。ただし， 1 回指導が 30 分未満では算定不可。

チ　耳鼻咽喉科特定疾患指導管理料［B001・21］
・耳鼻咽喉科と標榜する他の診療科を併せて担当している医師が当該医学管理を行った場合に算定している。
・発症から 3 カ月以上遷延ないしは 1 年以内に 3 回以上繰返し発症した 15 歳未満の滲出性中耳炎が対象であるが，初診または退院から 1 月以内は対象外である。
・診療計画と指導内容要点がカルテに記載されていない。

ツ　がん性疼痛緩和指導管理料［B001・22］
・麻薬の処方前の疼痛の程度・麻薬処方後の効果判定・副作用の有無・治療計画・指導内容の要点のカルテへの記載がない。
・患者の意思が確認できない状態なのに算定している。
・緩和ケア研修を受けた緩和ケア経験を有する医師以外の者が指導管理を行ったのに算定している。

テ　がん患者指導管理料［B001・23］
・算定対象と点数が 4 種類に分かれており，各施設基準と算定要件に合致していることが明らかに判明できるカルテ記録が求められている。

ト　外来緩和ケア管理料［B001・24］〜慢性腎臓病透析予防指導管理料

　　[**B001・37**]：詳細は当該項目における注と通達を見ること。

（3）小児科外来診療料［B001-2］
- ア　再診時のものを初診時として算定している。
- イ　6歳未満でない患者に対して算定している。
- ウ　電話での対応指示（A001注9），小児かかりつけ診療料（B001-2-11），在宅療養指導管理（C100-121），パリビズマブの投薬を算定している場合は，算定対象とならない。
- エ　小児抗菌薬適正使用支援加算：急性気道感染症／下痢症でない患者に算定している。

（4）乳幼児育児栄養指導料［B001-2-3］
- ア　3歳未満でない患者に対して算定している。
- イ　指導の要点についてカルテへの記載がない。
- ウ　初診即入院や他傷病での他科受診では算定できない。

（5）地域連携夜間・休日診療料［B001-2-4］，小児［B001-2-2］
- ア　診療内容の要点，診療医師名と主たる勤務先名のカルテ記載がない。
- イ　地域に周知している時間ではない時間帯に診療していたり，慢性疾患の継続的な診療に対して算定している。在宅当番医制も対象外。

（6）院内トリアージ実施料［B001-2-5］
- ア　院内トリアージが行われた旨についてカルテへの記載がない。
- イ　救急用の自動車等により緊急に搬送された者に対して算定している。
- ウ　夜間休日救急搬送医学管理料を算定した患者に対して算定している。
- エ　再評価時間について院内トリアージの実施基準に規定していない。

（7）外来リハビリテーション診療料［B001-2-7］
- ア　リハビリテーション提供前の患者の状態の観察結果について，療養指導記録への記載がない。
- イ　疾患別リハビリテーション料（H000〜H003）の算定ごとにカンファレンスを行って，当該患者のリハビリテーションの効果や進捗状況等を確認した内容について，カルテへの記載がない。

（8）外来放射線照射診療料［B001-2-8］
- ア　看護師，診療放射線技師等が算定日から起算して第2日目以降に行った患者の観察結果を照射ごとに記録・医師に報告していない。
- イ　放射線治療を行う前に，期待される治療効果，成績，合併症，副作用等について患者または家族に説明し，文書等による同意を得ていない。

（9）地域包括診療料／認知症地域包括診療料［B001-2-9／10］
- ア　患者の担当医以外が診療したのに算定している／患者受診の全医療機

関を把握していない。

イ　患者に処方されている，他医療機関も含めたすべての医薬品を管理していることをカルテに記載していない。

ウ　カルテにお薬手帳のコピーもしくは保険薬局からの文書のコピーを貼付していない／算定時の投薬内容について記載していない。

エ　健康診断や検診の受診勧奨を行っていない／結果等をカルテに添付または記載していない。

オ　（直近1年間の受診歴が4回未満であるにもかかわらず）初回算定時に患者の署名付の同意書を作成していない／カルテに添付していない。

(10)　生活習慣病管理料（Ⅰ）（Ⅱ）［B001-3，B001-3-3］

ア　療養計画書（初回時は別紙様式9，継続時は別紙様式9の2，または各々に準じた様式を用いる）を作成・交付していない。

イ　療養計画書に患者の署名がない／写しをカルテに添付していない。

ウ　実際の主病と算定上の区分が異なる。

(11)　ニコチン依存症管理料［B001-3-2］

ア　ニコチン依存症に係るスクリーニングテストでニコチン依存症と診断された者以外の者について算定している。

イ　35歳以上であるのに1日の喫煙本数に喫煙年数を乗じて得た数が200未満の者について算定している。

ウ　「禁煙治療のための標準手順書」（日本循環器学会，日本肺癌学会，日本癌学会及び日本呼吸器学会の承認を得たものに限る）に則った禁煙治療について，患者に説明していない／文書により同意を得ていない。

エ　治療管理の要点についてカルテへの記載がない。

オ　指導と治療管理の内容について文書による情報提供を行っていない。

(12)　肺血栓塞栓症予防管理料［B001-6］

※リスク程度と使用材料の記載がチェックされる。

ア　肺血栓塞栓症を発症する危険性につき評価したことが確認できない。

イ　弾性ストッキングまたは間歇的空気圧迫装置を用いて計画的な医学管理を行っていない。

(13)　リンパ浮腫指導管理料［B001-7］

ア　算定対象外の患者に算定している。

イ　医師の指示なしに看護師・理学療法士・作業療法士が実施している。

ウ　指導内容の要点についてカルテへの記載がない。

(14)　療養・就労両立支援指導料［B001-9］

ア　悪性腫瘍の治療を担当する医師が，患者の勤務する事業場の産業医あ

てに診療情報の提供を文書により行ったことが明らかでない。

　イ　相談支援加算には，専任の看護師，社会福祉士，精神保健福祉士又は公認心理師が療養上の指導に同席したことの明記が不可欠。

　ウ　患者に対する指導および説明ならびに産業医による助言についてカルテ等への記載がない。

(15) 開放型病院共同指導料（Ⅰ）［B002］

　ア　カルテに開放型病院に赴いて指導等を行った事実の記載がない。

　イ　入院させた診療所の主治医が当該開放型病院に赴いていない。

(16) 退院時共同指導料1・2［B004］［B005］

　ア　行った指導の内容等のカルテへの記載がない。

　イ　患者・家族等に提供した文書の写しをカルテに添付していない。

(17) 介護支援等連携指導料［B005-1-2］

　ア　介護支援専門員等と連携していない。

　イ　行った指導の内容等の要点についてカルテへの記載がない。

　ウ　患者・家族等に提供した文書の写しをカルテに添付していない。

(18) 認知症専門診断管理料［B005-7］

　ア　認知症の鑑別診断を行っていない。

　イ　認知症と診断されているのに，その療養計画を作成していない／患者または家族に説明して文書提供が行われていない。

(19) 退院時リハビリテーション指導料［B006-3］

　※在宅での動作能力，社会的適応能力。

　ア　訓練指導・指示内容の要点についてカルテ等への記載が乏しい。

　イ　医師の指示がなく，理学療法士等が看護師等と共に指導を行っている。

　ウ　指導内容として定められている項目以外の指導で算定している。

　エ　他医療機関に転院した患者に対して算定している。

　オ　患家の家屋構造，介護力等を確認していない。

(20) 退院前／後訪問指導料［B007／B007-2］

　・指導または指示の内容の要点についてカルテ等への記載がない。

(21) 薬剤管理指導料［B008］

　ア　要件に該当せず，F500調剤技術基本料の「1」で算定するべきところを誤算定している。

　イ　算定日をレセプトの摘要欄に記載していない。

(22) 薬剤総合評価調整管理料［B008-2］

　ア　処方の内容を総合的に評価した内容や，処方内容の調整の要点についてカルテへの記載がない。

　イ　6種類以上の内服薬が処方されていたものについて，内服薬を合計した種類数が2種類以上減少し，その状態が4週間以上継続すると見込まれる場合ではないにもかかわらず，算定している。

（23）診療情報提供料（Ⅰ）[B009]

　※　押印がある交付文書の写し（薬局に対しては処方箋の写しも）をカルテに添付する（押印なしの電カルの印刷では不可）。

　ア　紹介元医療機関への受診行動を伴わない患者紹介の返事について算定している。

　イ　他の医療機関から診療情報の提供を依頼され，それに回答したものについて算定している。

　ウ　紹介先の機関名を特定していない文書で算定している。

　エ　交付した文書が別紙様式に準じていない：特定項目欄への記載がない，複数の項目欄を一つにまとめている，記載が不十分，押印がない。

　オ　特別の関係にある医療機関を紹介先として交付した文書や対象外の所に交付した文書について算定している。

　カ　検査・画像診断等の機器があるにもかかわらず，他医療機関に検査依頼して算定している。

　キ　**退院時診療情報等添付加算**：退院後の治療計画，検査結果，画像情報その他の必要な情報を添付していないものについて算定している／添付の写しまたはその内容をカルテに添付または記載していない。

　ク　**検査・画像情報提供加算**：検査結果，画像情報，画像診断の所見，投薬内容，注射内容，退院時要約等の診療記録のうち主要なものについて，電子的方法により，他の保険医療機関が常時閲覧可能な形式で提供していない，または電子的に送受される診療情報提供書に添付していない場合に算定している。

　ケ　診療情報提供の必要性は乏しいのに，毎月，同一文面で診療情報提供書を発行して算定している。

　コ　（注7：別紙様式14）学校医等に対して，診療状況を示す文書を添えて，患者が学校生活を送るに当たり必要な情報を提供していない。

（24）電子的診療情報評価料 [B009-2]

　ア　電子的方法により閲覧または受信した検査結果や画像の評価の要点をカルテに記載していない。

　イ　他の保険医療機関から検査結果，画像情報，画像診断の所見，投薬内容，注射内容および退院時要約等のうち主要なものを電子的方法により閲覧または受信していない。

ウ　他の保険医療機関から診療情報提供書の提供を受けていないにもかか
　　わらず算定している。

(25) 診療情報提供料（Ⅱ）［B010］

ア　患者・家族からの希望があった旨をカルテに記載していない。

イ　主治医が誘導して，セカンドオピニオンを求めさせている。

(26) 診療情報連携共有料［B010-2］

※歯科診療を担う別の保険医療機関への交付文書。

ア　以下の事項が記載されていない：患者の氏名・生年月日・連絡先，診
　　療情報の提供先保険医療機関名，提供する診療情報の内容（検査結果・
　　投薬内容等），診療情報を提供する保険医療機関名と担当医師名。

イ　交付文書の写し（押印を含む）がカルテに添付されていない。

(27) 連携強化診療情報提供料［B011］：当該患者を紹介してきた医療機関（か
　　かりつけ医）からの求めがないのに，患者の同意も得ずに，診療状況
　　を示す文書を提供している。

(28) 薬剤情報提供料［B011-3］

※用法用量，効能効果，副作用相互作用等。

ア　カルテに薬剤情報を提供した旨の記載がない。

イ　処方の変更がないにもかかわらず月2回以上算定している。

ウ　手帳記載加算：手帳を持参していない患者に対して薬剤の名称が記載
　　された簡潔な文書（シール等）の交付をもって，算定している。ある
　　いは手帳記載なしに算定している。

(29) 療養費同意書交付料［B013］

ア　診療内容からみて，はり・きゅうの施術にかかわる療養費の支給対象
　　となる疾病であるかを適切に判断したとは思えない。

イ　療養の給付を行うことが困難であると認められない患者に同意書等を
　　交付し算定している。

ウ　専門外にわたるものであるという理由によって／患者の希望のまま／
　　施術所からの依頼によって，みだりに同意を与えている。

(30) 退院時薬剤情報管理指導料［B014］

ア　入院時に患者が持参した医薬品の名称と確認結果の要点をカルテに記
　　載していない。

イ　患者に提供した情報や指導内容の要点をカルテに記載していない。

ウ　注2の情報連携加算について，患者若しくはその家族又は保険薬局に
　　交付した文書の写しをカルテ等へ添付していない。

在宅医療における留意点とは？

1 在宅医療の評価

医療機関や主治医に対する機能分化の充実と連携に関しては，施設基準を届け出ることによって評価される仕組みを，「外来」，「入院」と「医学管理」において俯瞰してきた。後者で在宅患者は「入院中の患者以外」の範疇で扱ってきたので，ここでは，「在宅医療」の評価について見ていく。

病院における長期入院医療や介護者付き通院医療から在宅医療へとシフトするに当たって，患者や医療者の望むような施策になっているのかを，診療報酬点数から読み取ることができるのではないだろうか。

また，地域包括ケアシステムのなかで，医療・介護連携を進めていくに当たり，在宅医療における保険診療のノウハウを会得しておきたいものである。

在宅医療については，近年の診療報酬改定で様々な変更が加えられている。C002 在宅時医学総合管理料（在医総管）や C002-2 施設入居時等医学総合管理料（施医総管）等では，単一建物診療患者の人数によって大きな点数の差が付けられたほか，療担規則でも経済的誘引による患者紹介を受けることが禁止された。訪問診療（C001）についても，算定要件の厳格化と同一建物居住者の評価の引下げだけでなく，診療時間と場所，必要理由等を記入した記録や患者同意書の添付が義務付けられた。これほどまでしないと，適正審査ができないかと思うと情けないが，これらが形骸化して別の悪知恵が働くことも懸念される。このほか，往診と訪問診療の区別や回数制限など，様々な取決めがされている（図表 32）。

在宅患者診療・指導料（C000〜015）では，同一患者，同一日について，訪問診療関連（往診，訪問診療，看護・指導，リハ等）と，附随管理関連（医学総合管理，がん医療総合診療，救急搬送，訪問看護指示，介護職員指示，連携指導，緊急時等カンファレンス等）を算定するが，回数や訪問条件などに制約があるので，最も患者のためになるものを選択する必要がある。

在宅患者診療・指導料のなかで最高額の在医総管は毎月 1 回算定でき，C003 在宅がん医療総合診療料は 1 日ごとの算定なので，関係者間で人気は

■**図表32　在宅医療算定上の留意点**

1	目に見えない医師の技術等に対する評価であり，事務やICの自動算定は不正請求*
2	指導内容や治療計画等のカルテ記載要件が満たされていないと返還対象になる
3	往診料：患家の要請の記録と患家に赴き診療した記録が重要。定期的または計画的な訪問診療は往診に非ず（例えば術前後麻酔対診）：患者訪問診療料を算定する
4	訪問診療料：通院困難患者の同意書をカルテ上添付し，必要性，訪問診療計画・内容の要点と日時場所をカルテ記載：I-1，I-2，IIの区別
5	訪問看護指示は，通院による療養が困難な者に対する適切な在宅医療の確保を目的としており，必要性の評価をせずに指示料を算定してはならない
6	在宅時/施設入居時等医学総合管理料：療養計画と患者説明の要点をカルテ記載。投薬と医学管理・処置の一部は算定不可に注意
7	在宅療養指導管理料：在宅療養指示根拠と指示事項（療養方法，注意点，緊急時措置等），指導内容と治療計画等の要点カルテ記載 　　a）自己注射：投与対象薬剤ごとに疾患や投与目的等が限定されている 　　b）酸素療法：チアノーゼ型先天性心疾患以外の慢性呼吸不全，肺高血圧症，慢性心不全等については動脈血酸素分圧，NYHA，無呼吸 　　c）悪性腫瘍等**：末期悪性腫瘍，筋萎縮性側索硬化症，筋ジストロフィで，在宅で注射による鎮痛または化学療法を自ら実施した場合
8	在宅がん医療総合診療料***：通院困難な末期悪性腫瘍患者に対して訪問診療と看護の各々が週1回以上で，合わせて週4回以上

*項目名が他の12特掲診療料内や35特定疾患治療管理料内の項目名と類似しているので，医師自身が算定項目名を指示する。

**化学療法の適応については，末期でなくてもこれに準じて取り扱う。

***在宅療養支援診療所/病院，在宅医療専門診療所のみ。

高いが，在宅療養患者に対するかかりつけ医機能確立と在宅療養の推進，つまり総合的な療養計画のもとでの定期的訪問診療が目的である以上，その必要がない（通院可能または継続的診療が不要な）患者には適用されない。

　在宅療養指導管理料（C100〜121）と**在宅療養指導管理材料加算**（C150〜175）はいずれも，主たるものを月1回平均で算定することとされているので，熟考して選択したほうがよい。投与対象注射薬のなかに肝庇護剤等は含まれていないほか，ビタミン剤・血液凝固阻止剤等は高カロリー輸液投与時または経口摂取不能または不十分の場合の電解質製剤投与時のみ併用できるなどの制約がある。特に留意すべきは，在宅療養指導管理料を算定した場合には，B000特定疾患療養管理料は算定できないことである。また，特定疾患治療管理料の在宅療養指導料（B001「13」）と混同しないように注意する。

　材料加算については，持続血糖測定器加算（C152-2）のようにポンプ連動の有無を区別したり，特殊カテーテル加算（C163）のように使用本数を区別することがあるので留意する。

2 問題事例と対応等

原審査や保険者再審で頻出する問題事例等を解説してみたい。

❶ **睡眠時無呼吸症候群（SAS）の病名で，C107 在宅人工呼吸指導管理料とC164 人工呼吸器加算「2」人工呼吸器を算定している。**

➡ 　在宅人工呼吸指導管理料は呼吸筋不全麻痺を伴う神経・筋疾患や慢性換気不全（呼吸性アシドーシス）などで算定されるのが通常である。一般的にSASの場合はD査定されるか，ASV（二相式気道陽圧呼吸療法）に相当するとしてC107-2 在宅持続陽圧呼吸療法指導管理料とC165 在宅持続陽圧呼吸療法用治療器加算に振り替えてC査定となる可能性がある。

　しかし，中枢性疾患が慢性化して人工呼吸器が必要な場合や，肺気腫等の慢性呼吸器疾患や慢性心不全を伴うSAS等で在宅人工呼吸指導管理料を算定することが不適切とは言いがたい。酸素吸入が主目的の場合には，在宅人工呼吸指導管理料よりもC103 在宅酸素療法指導管理料，C157 酸素ボンベ加算，C159 液化酸素装置加算および人工呼吸器加算を算定するとよい。

　また，査定が不当と思う場合には，$PaCO_2$，pH，%FEV1，PSG等のデータや，人工呼吸器装着に至る経過やNPPV使用後の改善具合などの症状詳記を付けて，再審査請求をするべきであろう。

❷ **在宅自己注射導入前の教育期間内に使用した薬剤料，在宅自己注射再開に当たって算定したC101「注2」導入初期加算が査定された。**

➡ 　外来で薬剤を使用した場合は，注射欄に記載し，往診や訪問診療で使用した場合は，（14）在宅欄に記載する。ただし，初診料算定のみの訪看では算定できないし，また注射料が算定できるのは外来のみである。

　導入初期加算は1年の空白期間があれば，3カ月間は毎月1回算定できるが，同一施設内での入院または週2回以上の外来，往診，訪問診療での十分な教育指導が基本条件であり，教育期間内は算定できない。

❸ **保険者再審の結果，C002 在宅時医学総合管理料やC109 在宅寝たきり患者処置指導管理料が査定された。**

➡ 　原審査は医療機関ごとに見ているが，保険者は患者ごとにレセプトを縦横に見ることができるので，複数の医療機関分を見て要件に該当しない項目を指摘してくる。在宅時医学総合管理料（在医総管）では，通院可能な患者である場合や在宅寝たきり患者処置指導管理料と併算定の場合は査定されるので，特に医療機関同士の連携や照会，患者へ

の照会などが重要になる。

　また，B001-2-9 地域包括診療料算定時には在宅医療が算定できるが，C001 在宅患者訪問診療料（Ⅰ）と在医総管（施医総管）は除外されており，併算定はできない。

❹ **保険者再審の結果，在宅療養指導管理料（C100〜121）が返戻または査定されることがある。**

➡　原審査と保険者審査の違いは上記❸のとおりであるが，同一在宅療養指導管理料については 1 カ所で算定する原則があるため，医療機関間で今後のことも含めて情報交換と合議をして，その結果を審査機関に文書で通知するようにする。また，自院の退院日に算定して（入院レセ），その退院月の外来レセ（往診，訪問診療を含む）でも同一の算定をした場合には査定される。

❺ **末期癌患者について，C108 在宅麻薬等注射指導管理料に加えて，C008 在宅患者訪問薬剤管理指導料を月に 6 回算定しているが，査定されることがある。**

➡　6 月間のレセプト縦覧点検で，末期癌ではないと判断された場合，6 日以上の間隔で月 4 回（末期であれば週 2 回かつ月 8 回）という制限から逸脱している場合には C008 の査定が考えられる。本来，「末期」の診断は当該患者の主治医の判断によるものであるから，その診断根拠を説明できるとよい。鎮痛療法や化学療法を受けていない場合は適応外であり，「末期癌の病名を付けている」「毎週，訪問診療・看護をしている」「入浴も食事もできない」「寝たきり」というだけでは不十分であり，治療経過や再発転移状態，現在の診療・看護の内容が末期相応のものでなければならない。

　算定回数についても，6 回も必要であった変則性を理解してもらえるだけの根拠が求められる。

❻ **C003 在宅がん医療総合診療料を算定する患者に「注 2」死亡診断加算のほかに，在宅患者訪問診療料と在宅患者訪問看護・指導料の在宅ターミナルケア加算を算定した。**

➡　C003 在宅がん医療総合診療料「注 3」および関連通知により，C001 在宅患者訪問診療料（Ⅰ）「注 6」在宅ターミナルケア加算と「注 7」看取り加算が算定できるが，C001 の在宅ターミナルケア加算を算定する場合には C005 在宅患者訪問看護・指導料「注 10」の在宅ターミナルケア加算は算定できない取決めになっている。

　また，看取り加算を算定する場合には，在宅がん医療総合診療料「注

2
6章

2」死亡診断加算と在宅患者訪問看護・指導料「注 10」在宅ターミナルケア加算は算定できない。

❼ **保険医，栄養管理士，他院の WOC 看護師から成る在宅褥瘡対策チームが毎月カンファレンスを開き，C013 在宅患者訪問褥瘡管理指導料を算定したが，査定された。**

➡ 過去半年間のレセプト縦覧点検から，①重点的褥瘡管理が不必要と判断された場合：ベッド上安静＋ア〜カの 6 要件を満たしていない，②外来受診が可能である，③毎月，各チーム構成員が患家を訪問していない，④ C009 在宅患者訪問栄養食事指導料の対象患者とは言えない，⑤ WOC 看護師がカンファレンスに参加していない，あるいは管理指導をしていない，⑥初回カンファレンスから 3 月以内の評価カンファレンスがない（レセプト摘要欄にカンファレンスの日時，実施場所，概要の記載がない），⑦評価カンファレンスの前に入院している，⑧初回カンファレンス時に，関係職種が患家に一堂に介していない（在宅患者訪問診療料，在宅患者訪問看護・指導料，在宅患者訪問栄養食事指導料が請求されていない），⑨在宅患者訪問看護・指導料「3」が併算定されている——などが指摘されているのではないか。誤解であるなら，「褥瘡対策に関する診療計画書」（別紙様式 43）のコピーを付けて，そうでないことを説明する。

❽ **難病患者について，毎月 1 回の在医総管と週 4 日の C005 在宅患者訪問看護・指導料と「注 3」難病等複数回訪問加算を算定したが，B001「7」難病外来指導管理料と難病等複数回訪問加算が査定された。**

➡ 難病等複数回訪問加算は，厚生労働大臣が定める疾病等の患者に対して，1 日に複数回の訪問看護指導を実施した場合に算定できる。留意すべきは，指定難病＝レセプト上の難病ではないことである。指定難病は 300 以上もあるが，在宅患者訪問診療料，在宅患者訪問看護・指導料に規定する難病疾患は 24 しかなく，状態も 5 種類しかない。

　一方，難病外来指導管理料の対象は指定難病と同一だが，当該管理料は在医総管の算定月には算定できない。

　よく問題となるのは，大病院で難病確診を受けた患者が在宅医の訪問診療を受けて，「難病自己負担上限額管理票」を利用していたところ，月末に急変等で元の大病院に入院するケースである。病院と在宅医ともにレセプト上，自己負担上限額を自院徴収と記載したために，保険者の突合審査で返戻扱いになることがある。同様のことは，在宅医と訪問看護・介護ステーションとの間でも発生して，上限額を徴収でき

ないままになったり，不適切請求や過払いになりうる。

❾ 在医総管と C001 在宅患者訪問診療料（Ⅰ）を併算定すると，返戻されることがある。

➡　不規則な訪問診療は在医総管の算定要件でいう計画的・定期的診療とはみなされないことがあり，在医総管を取り下げて出来高算定にするか，訪問診療を往診料（C000）に変更する。一般的には，訪問診療を月１回以上定期的に行う限り，在医総管の算定は認められるが，傷病名から見て定期的訪問診療の必要がない，あるいは算定患者数と訪問回数の関連から１人の在宅医では無理と判断されると，返戻や査定があり得る。

❿ C005 在宅患者訪問看護・指導料の各種加算や C013 在宅患者訪問褥瘡管理指導料が返戻あるいは査定されることが多い。

➡　査定件数が全請求件数の２割を超えるようであれば，医師会，看護協会，審査機関などでレセプト指導を受けたほうがよいだろう。

　C005 の各種加算では，それらの必要性がわかる看護記録（訪問日ごとの状態，処置，指導内容など）が求められていることが多い。特に，介護保険法第 62 条に規定する要介護被保険者等である場合には，頻回の訪問看護が必要と認めた理由とその期間の記載が必要になる。

　また，在宅患者訪問看護・指導料「3」専門の看護師による場合の点数と在宅患者訪問褥瘡管理指導料を併算定している場合，前者の算定は，褥瘡が「真皮までの患者」に限られる（後者の算定がなければ，真皮を越える褥瘡状態の患者も対象になる）。

⓫ 在宅療養指導管理料の算定患者に対する処方箋料，生食注，蒸留水，リドカインゼリーなど日常薬剤の算定が認められない。

➡　指導管理に要するアルコール等の消毒薬や注射針等の衛生材料は当該保険医療機関が提供するが，加算として評価されているもの以外は算定できない。また，適応外処方は認められない。

　例えば，生食注の体内（皮膚・粘膜を含む）処置や医療器具洗浄以外での外用薬，水道水で間に合うような場合の蒸留水や，医療従事者以外には認められていない局所麻酔外用剤などは算定できないし，それらに対する F400 処方箋料も査定される。

　また，C109 在宅寝たきり患者処置指導管理料を算定する場合などは，特定の処置に使用される薬剤の費用は包括されているので，医師が処置を行った場合には算定できないが，在宅指導管理に伴い患者に支給した薬剤等の費用は別に算定できる。在宅での使用はまれだが，臨床

試用医薬品の場合は，処方料・調剤料などの技術料は算定できるが，薬剤料や処方箋料は算定できない。

⓬ 寝たきり老人の患家に呼ばれて往診にて皮膚疾患の治療をしているが，C000 往診料が査定されて A001 再診料しか認められない。

➡ 定期的でないにしても，計画的に患家に赴いた診療と判断されたと思われる。往診の2回目以降はC001 在宅患者訪問診療料（Ⅰ）の算定要件に合わせて請求したほうがよい。ただし，再診料は算定しない。

3 在宅患者診療・指導料算定上の留意点／指導のポイント

実際には次のような指摘や指導が行われている。

(1) 往診料［C000］

ア 定期的ないし計画的に患家または保険医療機関に赴いて診療をしたものについて算定している。

イ 当該保険医療機関からの往診を必要とする絶対的な理由のない，16キロメートルを超える往診について算定している。

ウ 緊急往診加算を標榜時間外加算として算定している：緊急時には往診料と再診料または外来診療料にする。

エ 患家の要請であることをカルテに記載していない。

オ 実診療時間を記載していない。

(2) 在宅患者訪問診療料［C001］［C001-2］

ア 医療機関への通院が困難な患者以外の患者に対して算定している。厚労大臣が定める疾病（別表第7）以外の患者に対し，週3回を超えて算定している。

イ 在宅時医学総合管理料，施設入居時等医学総合管理料または在宅がん医療総合診療料の算定要件を満たす他の保険医療機関の求めがなく／満たさない他の保険医療機関の求めにより，これを算定している。半年超え訪問診療の必要性をレセプト摘要欄に記載する。

ウ 当該患者またはその家族等の署名付の訪問診療にかかわる同意書をカルテに添付していない。

エ カルテへの訪問診療計画・診療内容の要点の記載がない。

オ 訪問診療を行った日における当該医師の当該在宅患者に対する診療時間（開始と終了の時刻）・診療場所についてカルテに記載していない。

カ 有料老人ホーム等に併設されている保険医療機関が，当該有料老人ホーム等への入居患者に在宅患者訪問診療料Ⅰを算定している。

キ 看取り加算（C001 注7）
　・看取り行為を実施せずに死亡診断のみを行った場合に算定している。
　・療養上の不安等を解消するための十分な説明と同意が確認できない。
　・カルテへの診療内容の要点等の記載がない。

（3）在宅時・施設入居時等医学総合管理料 ［C002］・［C002-2］

※患者同意（独歩者不可），計画的医学管理，定期的訪問診療の必要性が
　チェックされる。

ア カルテへの在宅療養計画・説明の要点等の記載が乏しい。
イ 連絡担当者の氏名，連絡先電話番号等，担当日，緊急時の注意事項，
　往診担当医と訪問看護担当者の氏名等について，文書提供していない。
ウ 在宅移行早期加算：退院後に在宅療養を始めた患者であって，訪問診
　療を行うものに該当しない患者について算定している。
エ 頻回訪問加算：厚生労働大臣が定める状態（末期悪性腫瘍，ドレーン
　チューブ／留置カテーテル使用，ストーマ設置）にない患者に算定し
　ている。
オ 在宅療養移行加算：常時往診を行う体制にはないのに算定している。
カ 包括的支援加算：別表8の3の状態ではないのに算定している。
キ その他，第20章老健施設入所者診療の4にも留意点を記載した。

（4）在宅がん医療総合診療料 ［C003］

ア 末期の悪性腫瘍ではない患者について算定している（訪問診療・看護
　の毎週経歴が重要）。
イ 患者の同意を得たことが明らかではない。
ウ 死亡診断加算は，在患訪診［C001（Ⅰ）/-2（Ⅱ）］の看取り加算と併
　算定できない。なお，ターミナルケア加算は在宅患者/同一建物居住
　者の訪問看護・指導料（C005 注10，注18/C005-1-2 注6）で算定で
　きるものである。在宅死亡時のレセコンプログラム上のミスであるな
　ら，速やかに改善する必要がある。

（5）救急搬送診療料 ［C004］

ア 救急搬送されていない患者について算定している。
イ 救急搬送中に人工心肺補助装置，補助循環装置または人工呼吸器を装
　着し医師による集中治療を要する状態ではない患者について，重症患
　者搬送加算（注4）を算定している。

（6）在宅患者訪問看護・指導料 ［C005］

ア 計画を作成していない／計画見直しを月に1回行っていない。
イ 看護および指導の目標，実施すべき内容，訪問頻度等の記載がない。

ウ　家庭療養状況と，保健師，助産師，看護師または准看護師に行った指示内容のカルテ記載がない。

エ　訪問看護・指導を実施した患者氏名，訪問場所，訪問時間（開始と終了の時刻）と訪問人数等について記録していない。

オ　VS などの患者状態・行った指導と看護の内容の要点の記録がない。

カ　緊急訪問看護加算：看護師等への指示内容をカルテ記載していない。

キ　複数名訪問看護・指導加算：患者・家族等の同意を得たことが明らかでない。

（7）在宅患者訪問点滴注射管理指導料［C005-2］

ア　当該患者の在宅での療養を担う保険医の指示書が交付されていない。

イ　在宅中心静脈栄養法指導管理料，在宅麻薬等注射指導管理料，在宅腫瘍化学療法注射指導管理料または在宅強心剤持続投与指導管理料と併せて算定している。

（8）在宅患者訪問リハビリテーション指導管理料［C006］

・理学療法士，作業療法士または言語聴覚士に対して行った指示内容の要点のカルテ記載がない。理学療法士等もまた，指導内容の要点および指導時間を記録する必要がある。

（9）訪問看護指示料［C007］

ア　指示書の作成がない／必要な項目が備わっていない／記載が不十分。

イ　診療に基づかない訪問看護指示書を交付している。

ウ　指定訪問看護について患者の同意を得たことが明らかではない。

エ　訪問看護指示書等の写しをカルテに添付していない。

オ　急性増悪でもないのに特別訪問指示加算を算定している。

カ　指示有効期間（6 カ月）を過ぎて，更新していない。

キ　必要な衛生材料と量を把握していない。

（10）在宅患者緊急時等カンファレンス料［C011］

ア　患者の状態の急変や診療方針の変更等がないのに算定している。

イ　カンファレンスに参加した医療関係職種等の氏名，カンファレンスの要点，患者指導内容，実施日についてのカルテ記載がない。

4　在宅療養指導管理料算定上の留意点／指導のポイント

　患者またはその看護者に，療養上必要事項の適正注意・指導を行ったうえで，医学管理を行い，在宅療養の方法，注意点，緊急時の措置に関する指導等に対して算定できるものである。項目ごとの算定要件や算定回数制限など，

請求上留意すべき事項について，レセプト提出前に十分確認する必要がある。特に，月1回を限度として算定，複数の指導管理や複数医療機関での同一指導管理，同一月に「入院と外来」で2回算定では，主たる指導管理のみ算定できる。

　なお当然のことながら，当該在宅療養を指示した根拠，指示事項（方法，注意点，緊急時の措置を含む），指導内容の要点をカルテに記載することがすべての項目の算定要件として定められている〔次頁（5）に一括掲載〕。また，各在宅療養指導管理料ごとに対象患者や追加記載事項等が算定要件として定められているほか，一部の処置費用の算定に制限がある。

　実際には次のような指摘や指導が行われている。

（1）在宅自己注射指導管理料［C101］

- ア　在宅自己注射の導入前に，入院または2回以上の外来，往診もしくは訪問診療により，医師による十分な教育期間をとり，血糖値の結果に基づいた十分な指導を行っていない。
- イ　在宅自己注射の指導内容を詳細に記載した文書を在宅自己注射の導入前に作成していない／患者に交付していない。
- ウ　自己注射の回数が不明確である。
- エ　導入初期加算：在宅注射を導入済みの患者に対して算定している（前医ですでに自己注射を導入している患者について，期間を通算せずに算定している）。
- オ　バイオ後続品導入初期加算：同品の有効性や安全性等について説明していない／対面診療を行った場合以外で算定している。

（2）在宅酸素療法指導管理料［C103］

- ア　開始の要件（SpO_2測定値のレセプト記載）を満たしていない。
- イ　酸素の使用（酸素ボンベや酸素発生器）が確認できない。
- ウ　対象（チアノーゼ型先天性心疾患，高度慢性呼吸不全，肺高血圧症，慢性心不全の退院／手術待機／重度群発頭痛）でない患者に対して算定している。

（3）在宅成分栄養経管栄養法指導管理料［C105］

- ア　栄養維持のため主として栄養素の成分の明らかなもの（アミノ酸，ジペプチドまたはトリペプチドを主なタンパク源とし，未消化態タンパクを含まないもの）を用いていない。
- イ　在宅成分栄養経管栄養法以外で栄養維持が可能な患者（経口摂取可能）に算定している。

2
6章

（4）在宅持続陽圧呼吸療法指導管理料［C107-2］

　　ア　対象（睡眠時無呼吸症候群又は心不全）でない患者に対して算定している。

　　イ　無呼吸低呼吸指数や NYHA 指数と関連症状の記載がない。

（5）その他の在宅療養指導管理料

　　・次の在宅療養指導管理料について当該在宅療養を指示した根拠・指示事項・指導内容の要点（教育期間・方法等）のカルテへの記載がない／不十分／不適切：在宅自己注射指導管理料［C101］，在宅自己腹膜灌流指導管理料［C102］，在宅血液透析指導管理料［C102-2］，在宅中心静脈栄養法指導管理料［C104］，在宅成分栄養経管栄養法指導管理料［C105］，在宅自己導尿指導管理料［C106］，在宅人工呼吸指導管理料［C107］，在宅ハイフローセラピー指導管理料［C107-3］在宅麻薬等注射指導管理料［C108］，在宅寝たきり患者処置指導管理料［C109］，［C110/-2〜5］，［C111］，［C112/-2］，［C112-2］，［C114］，［C116〜121］。

（6）遠隔モニタリング加算

　　次の指導管理料：心臓ペースメーカー［B001・12］，在宅酸素療法 LTOT［C103］，在宅持続陽圧呼吸療法 CPPV［C107-2］。後2者では診療計画に沿ったモニタリング臨床所見対応指導の施設届出が必要。急変時の対応や体制が整備されていなければならない（オンライン診療については p.22, 24 図表 4, 5 参照）。

　　1．情報通信機器を活用して，血圧，脈拍，酸素飽和度等の状態について定期的にモニタリングを行ったうえで，適切な指導・管理を行い，状況に応じ，療養上必要な指導を行う。

　　2．患者の同意を得たうえで，対面診療とモニタリングを組み合わせた診療計画を作成する。ただし，患者やその家族に機器の基本的操作や緊急時の対応について十分に説明する。

　　3．モニタリングにより得られた臨床所見をカルテに記載し，必要な指導を行った際には，その内容をカルテに記載する。

　　4．厚生労働省規定の情報通信機器を用いた診療に係る指針に従ってモニタリング*を行う。

　　5．当該診察に関する費用は所定点数に含まれている。

　　6．指導管理状況だけでなく，LTOT/CPPV では材料，装置，治療器等の実態も調べられることがあるので，関連加算（C171「2」，C157，C158，C159/-2，C107-2，C165，C171-2）には相応の記載が求められる。

　　＊リアルタイムでの画像または電話等を介したコミュニケーションおよび医師の指導。

5　療養指導管理材料加算など算定上の留意点／指導のポイント

　在宅療養指導管理に必要な衛生材料，保険医療材料等の費用や，小型酸素ボンベ，人工呼吸装置等の機材の費用は，原則として当該指導管理料に含まれており，別に算定することができないし，患者から実費徴収をすることもできない。ただ一部の材料費用については，特に規定する場合を除き，月1回に限り算定可能である。実際には次のような指摘や指導が行われている。

(1) 血糖自己測定器加算［C150］

　ア　実際に指示している回数より多い回数で算定している。

　イ　血糖自己測定値に基づいた指導を実施していない患者に対して算定している（血糖値変動が大きいことの確認）。

　ウ　インスリン製剤を1カ月分以下しか処方していない患者に対して1月に複数回算定している。

　エ　間歇スキャン式持続血糖測定器によるもの「7」：糖尿病治療に関し，専門知識および5年以上の経験を有する常勤医師又は当該専門医師の指導下で糖尿病の治療を実施する医師以外が血糖管理を行った場合に算定している。

　オ　血中ケトン体自己測定器加算（注4）について，SGLT2阻害薬を服用している1型糖尿病の患者以外の患者で算定している。

(2) 注入器用注射針加算「1」［C153「1」］

　・糖尿病等で1日概ね4回以上自己注射が必要な場合または血友病で自己注射が必要な場合以外に算定している。

(3) 皮膚欠損用創傷被覆材［C300 008］

　ア　在宅難治性皮膚疾患処理指導管理料（C114）以外の在宅療養指導管理料を算定しているが，3週間を超えて算定が必要であるにもかかわらず，レセプト摘要欄に詳細な理由を記載していない。

　イ　在宅療養指導管理料を算定していないが，特に必要と認められないにもかかわらず，2週間を超えて算定している。

(4) 在宅自己導尿／在宅寝たきり患者処置指導管理料［C106/109］

　・在宅自己導尿／寝たきり患者処置指導管理料に係る在宅療養指導管理材料加算を算定している患者に，膀胱洗浄（J060）の費用を算定している。

(5) その他

　・在宅療養中に紛失した医薬品や特定医療材料の再交付に対し，その費用を算定している。

2
6章

7章

検体検査料算定上の留意点とは？

1 検体検査の診療報酬

　確定診断への第一歩は検査である。その手掛かりとなるのは，鑑別すべき重要な問診項目や年齢・性・症状経過を考えながら，丁寧な指診・打聴診に至る古典的な診断方法である。ベテランの医師ほど，これだけでおおよその診断を付けてしまう。しかし，いつの時代でも，そういう実力を持とうとしないばかりか，古典法を邪道視して新技術にあこがれる医師は多い。医療者側もそうなのだから，立場の違う保険者，審査委員でも考え方に差異が生じる。そこは医療現場重視の審査でありたい。

　一方，最も効果的でピンポイントな治療と最小限の有害事象を目指すために，適応決定と治療開始を医療経済学の立場から最短期間で行うことが求められる。そのためには，薬剤料や検査料が高くなっても仕方がないという考え方がある一方，保険診療は時間がかかっても普遍的に進めるべきで，いきなり高価な検査をすることには反対という考え方もある。

　検査料は，検体検査料，生体検査料（本書では次章で扱う），診断穿刺・検体採取料に大別され，さらに項目ごとに細分類されているが，医療に携わるもの（保険医）としてはこれらを通覧しておくことが望ましい。例えば，がん患者を診療している医師は，D004-2 悪性腫瘍組織検査が尿・糞便等検査の範疇にあり，遺伝子検査と感受性検査に分かれていることくらいは理解しておきたい。検体検査料の第2款として「判断料」が付いており，この細分類ごとに点数が異なり，さらに検体検査管理加算の4種類と特殊診断加算等があるので，関係する保険医には必見事項である（図表33）。

2 検体検査の問題事例

　診療報酬点数表においては，医学常識が通用しない面もあるし，各検査に適応や留意事項が細かく規定もされている。ここでは，原審査や保険者再審で頻出する問題事例等を解説してみたい。

■図表33　検査料（D）の分類

検体検査料		生体検査料	
尿・糞便等	D 000 - 004 - 2	呼吸循環機能	D 200 - 214 - 2
血液学的	D 005 - 006 - 30	超音波	D 215 - 217
生化学的（Ⅰ）	D 007（1～65）	監視装置	D 218 - 234
生化学的（Ⅱ）	D 008 - 010	脳波	D 235 - 238
免疫学的	D 011 - 016	神経・筋	D 239 - 242
微生物学的	D 017 - 023 - 2	耳鼻咽喉科学的	D 244 - 254
検査実施料（特定機能病院）	D 025	眼科学的	D 255 - 282 - 3
検査判断料	D 026	皮膚科学的	D 282 - 4
検査判断料（特定機能病院）	D 027	臨床/神経心理	D 283 - 285
その他		負荷試験等	D 286 - 291 - 3
診断穿刺・検体採取	D 400 - 419 - 2	RI	D 292 - 294
薬剤/材料	D 500/600	内視鏡	D 295 - 325

❶ **摘要欄に妊娠歴を記載し，手術欄で輸血を算定しているケースで，D011「4」不規則抗体がＤ査定された。**

➡　当月に手術がないか，あった場合でも胸腹部（心・脈管を含む）手術・婦人科大手術以外の手術では査定になり得る。適応する傷病名があり，輸血をしているのであれば，K920 輸血「注6」不規則抗体検査加算 197 点を算定する（Ｄ項とＫ項の相違に留意）。

❷ **糖尿病（DM）の副作用が頻発することが知られている抗精神病薬 SGA（クロザピン，セロクエル，オランザピン，クエチアピン等）で D005「9」HbA1c を，心毒性の強い抗がん剤（ドキソルビシン，ダウノルビシン，イダルビシン，トラスツズマブ等）で D007「29」TnT 定性・定量や D008「18」BNP を測定したが，査定された。**

➡　本来なら症状や身体所見から DM や不整脈・心不全を疑って，血糖値・尿糖を測定したり，心電図検査から始めるべきだが，当該薬剤の「警告」欄に HbA1c，TnT/BNP や心エコー等に関連する事項があれば，その旨を症状とともに摘要欄に記載するべきだろう（保険者・審査委員も「警告」欄の内容までは知らないことが多い）。

❸ **悪性腫瘍の疑いで，D009 腫瘍マーカーを実施したが，査定された。**

➡　悪性腫瘍が強く疑われた根拠がわかるようなレセプトならよいが，そうでない場合，医療機関特性や連月に近い複数回検査，数カ月から半年ごとに疑い病名を更新して同一検査を行った場合には査定される。

しかし，現実には他の検査や臨床所見等から急速に病態が進行した可能性もあるので，必要性を摘要欄に記載することが望ましい。例えば，

「リンパ節腫大に対する sIL-2R が正常であったため良性として治療してきたが，3 カ月以上経っても増大傾向にある。他部位でも腫大しており，血液検査からも悪性リンパ腫が強く疑われるので再検した」などと記載するのもよい。

　また，診断が確定した他の悪性腫瘍があって，計画的な治療管理のために B001「3」悪性腫瘍特異物質治療管理料を算定している場合であって，別種類・他臓器の悪性腫瘍疑いに対する D009 であったなら，その旨を摘要欄に記載しておいたほうが無難である。そのほか，悪性腫瘍の疑いのない単なる腫瘍マーカー検査の場合は健診や検診扱いになるので，保険外診療となることを患者に説明しておく必要がある。

　なお，悪性腫瘍特異物質治療管理料とは別に，①膵炎に対する D009「8」エラスターゼ1，②肝硬変や B・C 型慢性肝炎に対する「2」AFP と「10」PIVKA-Ⅱ 半定量・定量，③子宮内膜症に対する「11」CA125，「27」CA602 のうち 1 つ，④家族性大腸腺腫症に対する「3」CEA──等は算定が可能である（それぞれ算定要件は異なる）。

❹ 術前に「MRSA 保菌者の疑い」で鼻腔の細菌培養同定検査（D018「1」）を算定したが，査定された。

➡ 　バクトロバン鼻腔用軟膏を適用するための検査だが，同剤の留意事項通知（平成 8 年 9 月 6 日保険発 126 号）では，当該検査がなくても，4 条件下で，易感染患者とその者から隔離することが困難な入院患者に適応であることが規定されている。当該検査をしている場合で，術前に投薬していなければ，疑い病名の転帰（中止）の記載もれに留意することはもちろん，4 条件以外による投薬であっても，転帰は「中止」として，確定傷病名を追加しておくことが必要だろう。

　なお，MRSA 菌の有無検索だけなら，検体の種類にかかわらず，D018「6」簡易培養を算定する。

❺ 術前の出血凝固系検査として，D006「1」出血時間，「2」PT，「4」Fib，「7」APTT，「9」AT，「10」FDP，「15」D ダイマーをルーティンにしている。

➡ 　出血・止血機構からみると，血管系と血小板系では D005「5」（血小板数など）と D006「1」出血時間，凝固系では PT，APTT，線溶系では DIC や血栓症が予測される場合に AT と FDP を行うのが一般的で，スクリーニングとしては D006「注」で算定することが多い。大手術では Fib が必要だが，D ダイマーは事前検査として不要であり，使用は化学療法等の副作用で血栓症や線溶系異常が生じた場合，薬剤の添付

文書に投薬前検査の必要性が記載されている場合に限られる。

❻ **観血的検査・処置や内視鏡検査等の施行時には，手術時と同様に感染症スクリーニング検査として，D012「1」STS 定性，「4」梅毒トレポネーマ抗体定性，「17」HIV-1 抗体，D013「1」HBs 抗原定性・半定量，「5」HCV 抗体定性・定量を算定している。**

➡　これらの検査は B001-4 手術前医学管理料の包括範囲（「ホ」「ヘ」）に含まれており，心臓カテーテル法や PTCA など時間のかかる内視鏡検査では，感染症検査の結果に基づき計画的医学管理が行われることには意義がある。しかし，初診即検査・処置等の緊急時，瞬時的内視鏡検査（肛門鏡，喉頭鏡など）における当該スクリーニングはいかがなものか。緊急検査・処置終了後の感染症対策もあり得るが，事前スクリーニングは検診扱いになりかねない。

　なお，STS については，定性と半定量・定量の検査意義をわきまえる。HIV-1 抗体は，エイズ診療拠点（連携）施設が，HIV 感染ハイリスク群の患者に対して行うことが必要であるし，他のスクリーニング検査も実施目的がわかるような記載（摘要欄）が必要であろう。

❼ **免疫抑制剤投与や化学療法の際に，B 型肝炎スクリーニングとして，D013「2」HBs 抗体定性・半定量，「3」HBs 抗体，「4」HBe 抗原・抗体，「6」HBc 抗体半定量・定量，D023「4」HBV 核酸定量を測定。**

➡　厚労省が認めるガイドラインには，これらの検査方法・手順が定められている。これに従い，まずは HBs 抗原を検査して，その結果を受けて次段階に進むべきである。当該スクリーニングの必要性がわかるように，一度に全過程の検査をしなければならない理由（HBs 抗原測定日や「免疫抑制剤投与前」「化学療法前」など）を詳記することが不可欠である。このような詳記がないと，初回検査は「B 型肝炎疑い」に対する HBs 抗原以外の関連検査は認められない（審査委員や保険者が，HBs 抗原が検査済みだと判断してくれることはないだろう）。

　手術前や内視鏡検査前などでは，これらの検査は HCV 抗体とともに実施していることは当然であるが，測定日と結果を摘要欄に記載しておくべきだろう。

❽ **慢性胃炎のヘリコバクター・ピロリ（＋）患者に除菌治療を終えたが，逆流性食道炎の症状が続いているので PPI 製剤を続けて投与し，翌月に抗体測定をしたが，査定された。**

➡　除菌判定は 7 日間の治療後，4 週間以上経過した時点で実施すればよいが，治療終了後 4 週間以内と判断された場合は D 査定となる。

原則として6診断法のうち1つ（初回は2つ）実施できるので，検査法としては正しいのだが，抗体測定は除菌終了後半年が経過し，除菌前の抗体価との定量的比較が可能な場合に限り算定できるという縛りがある。また，PPI継続中は静菌作用が継続中と判断されると，PPI中断または終了後2週間以上経過していることが必要である。なお，摘要欄には除菌終了年月日，検査法と結果を記載する。

❾ 関節リウマチに対して生物製剤を使用しているので，D007「28」KL-6，D008「18」BNP，D012「42」(1→3)-β-D-グルカン，D015「30」結核菌特異的インターフェロン-γ産生能を算定したが，査定された。

⇒ 投薬内容等から副作用チェックの頻度が問題になったと考えられる。必要性に応じて，(1→3)-β-D-グルカン，BNP，KL-6は3カ月ごと，結核菌特異的インターフェロン-γ産生能は6カ月ごとに行うのが標準的ではないだろうか。

❿ 淋疾疑いの患者に，D018 細菌培養同定検査「4」（生殖器）と，D012「39」淋菌抗原定性または D023「2」淋菌核酸検出を併施している。

⇒ 細菌培養の淋菌検出率が低いので，淋菌関連検査をして早期治療効果を上げたいという考えは理解できるが，主たるもの1項目しか算定できない。核酸同定を優先させて，次月に培養同定する方法もあろうが，関連学会と連携し厚労省に見直しを働きかけるとよいのではないか。

⓫ 再診時，D005 の末梢血液像は「3」自動機械法ではなく，「6」鏡検法で算定している。

⇒ 再診時，一般病床200床未満の医療機関では，点数が高い鏡検法を選択する傾向がある。鏡検法は造血器疾患や感染症，自己免疫疾患を疑う場合などに実施すべきもので，レセプト上，妥当適切でない場合は査定されるか，自動機械法に変更される。特に，アレルギー疾患や強力な化学療法の症例等では，鏡検法で丁寧に観察しなければならない必要性を摘要欄に記載するとよいだろう。

⓬ D017 細菌顕微鏡検査（S-M），D018 細菌培養同定検査や嫌気性培養加算，D019 細菌薬剤感受性検査を併算定したが，査定された。

⇒ S-M は検体として13種類の排泄物・滲出物・分泌物が規定されているが，血液検体は認められていない。D018 も抗酸菌感染症チェックのためには認められていないし，D019 は菌が検出できていない場合や抗菌剤が使用されていない場合には認められない。このルールが適用されて困るような場合には，摘要欄に検査の必要性・理由を記載する。

D018 の加算については，開放創や皮膚粘膜からの検体では算定が疑

問視されやすいし，嫌気性培養のみの場合は算定できない。

⓭ 悪性中皮腫の補助診断目的で，胸水のヒアルロン酸（D007「46」）を請求した。

⇒　原発性胆汁性肝硬変を含め，慢性肝炎の経過観察および肝生検適応の確認を行う検査だが，学問的・臨床的に悪性中皮腫診断の補助として有用な証拠を摘要欄に記載するか，関連学会等と連携のうえ，中医協を通して厚労省に適応拡大を働きかけるとよい。

⓮ 後腹膜線維症疑いで，D014「41」IgG₄ を請求した。

⇒　IgG4 関連疾患の研究班の診断基準に従って，全身諸臓器に関連疾患があるときに算定が認められるが，単独では認められにくい（水腎症や尿閉でもあればよい）。まずは，生検で確定診断できるのではないか。

⓯ 間質性肺疾患の疑いで，D007「28」KL-6，「35」SP-A，「39」SP-D を1つずつ，順番に3カ月ごとに検査（請求）している。

⇒　胸部エックス線検査もないのに，これらの検査をしなければならない理由が問題になる。じん肺やベリリウム肺，あるいはサルコイドーシスやリンパ増殖性疾患（肺疾患）ではなく，もし過敏性肺臓炎，間質性肺炎の疑いなら，毎月測定しなければならない根拠を詳記したほうがよい。その根拠が示されないと，審査委員会としては疑問を抱くことになる。少なくとも，異常値になったことがあること，あるいは漸増しているデータを記載したい。

⓰ 糖尿病疑いで毎月1回，D005「9」HbA1c，D007「17」グリコアルブミン，「21」1,5AG を請求している。

⇒　併せて3回になるので，主たるもの1回に査定される。妊娠中の場合，血糖降下作用のある薬剤を投与している場合には2項目算定できるが，算定要件をレセプト摘要欄に明記するとよい。

⓱ 肝疾患に対する線維化の検査で，D007「39」P-Ⅲ-P，「36」Ⅳ型コラーゲン，「42」Ⅳ型コラーゲン・7S の併施に対してどれかが査定される。

⇒　Ⅳ型コラーゲン（7S を含む）と P-Ⅲ-P 等を併せて行った場合は，主たるものしか算定できない。また，末期に近い肝硬変や肝癌には線維化を示す諸検査は必要ないため，査定の対象となる。

⓲ 胃癌で B001「3」悪性腫瘍特異物質治療管理料を算定した。Schnitzler 転移を鑑別する必要もあったが，無関係に男性では前立腺癌，女性では付属器の子宮内膜症合併，を疑い病名にした D009 腫瘍マーカーのPSA や CA125・CA602 が査定された。

⇒　B001「3」を算定している場合，D009 の注1から D009 は算定しな

いとされている。ただ，胃癌と無関係のCA125とCA602はその留意事項(1)ウと(2)により主たるものが認められているので，再審請求したほうがよい。また，胃癌と関係なく新たに前立腺癌を強く疑う根拠があるのであれば，それを示せばPSAは復点可能となるであろう。

⓳ **慢性維持透析患者の副甲状腺疾患に対して検査をしたが，前者の外来医学管理料（B001「15」）は認められたのに，検査料はA査定された。**

➡ 　当該管理料には腎不全関連の検査料が含まれているが，副甲状腺疾患の検査は2回目以降ならレセプト摘要欄の記載で認められる。透析の副作用検査が誤解された可能性があり，再請求をしたほうがよい。

3　検体検査料算定上の留意点／指導のポイント

検体検査の算定上の留意点を図表34に示す。

保険診療として請求することは認められていない健康診断を目的とした検

■図表34　検査料算定上の留意点

1	診療上必要不可欠な検査は段階を踏んで最小限に行う。診断に反映されないと健康診断，治療に反映されないと研究目的となりうる
2	カルテやレセプト上の記載義務[*]，検査組合せ規定，検査回数/頻度規定などの項目があるので，事前にチェックしておく
3	入院時，術前後，XX病疑い等のセット検査は画一的なので，患者ごとに必要項目を吟味した検査項目が求められる
4	類似検査項目の併施や多数の関連項目の同時検査など画一的傾向は査定対象になりうる（各検査意義や患者病態が重要）[**]
5	既知の血液型や半永久的感染症抗原抗体等は変化しないのに転/入院や，転科/棟のつど再検査すると重複/過剰となりうる
6	確定診断があり治療方針もある場合，診断治療に直接関係しない検査は認められていない[***]
7	単なるスクリーニング目的の検査は保険外扱い（自己負担）になりかねない
8	検査が必要な根拠，結果，評価の要点をカルテに記載しておく[****]
9	外来迅速検体検査加算では当日中の結果説明，文書提供，結果に基づく診療（治療計画の変更など）の3条件がカルテ上で示せること

[*]呼吸心拍監視（EKGモニター）では，観察結果要点のカルテ記載が算定要件になっている。

[**]例：CRPと赤沈，β-D-グルカンとカンジダ抗原，定性と定量検査，非特異的と特異的検査などの同時実施。

[***]例えば，DICでTAT，Dダイマー，フィブリンモノマー複合体，プラスミン，α2プラスミンインヒビター・プラスミン複合体など。

[****]検査結果添付や交付済みで主治医としてわかっており，患者も説明を受けて納得済みでも，記載がないと検査していないことになる。

査や，結果が治療に反映されない研究を目的とした検査についてはきびしい指導を受けることになる。主治医はそうは思っていなくても，カルテ記載が不十分であると，研究目的と決めつけられるし，患者の要望で検査したとなると，健康診断と決めつけられるので，留意しておく。特に，対象となる患者状態等が算定要件として定められているほか，算定可能な検査の組み合わせが限定されていることに留意する。また，医学管理等と同様に，診療録やレセプトの摘要欄に記載すべき事項が定められている検査項目があることに留意する。D006出血・凝固検査や血液化学（D007）等では1採血につき項目数規定を超えて検査をしても，所定点数があるにもかかわらず，項目数に応じた点数で算定することになる。しかし，レセプト上は指示した項目名がすべて上がってくるので，指導では「不必要な検査」があると指摘されるので，検査オーダーでは留意しておかなければならない。

　検体検査では次の8点には特に留意しておきたい。

①尿沈渣（鏡検法またはフローサイトメトリー法）は，尿中一般物質定性半定量検査等で異常所見がある場合，または診察の結果から実施の必要があると考えられる場合が対象。

②ヘモグロビンA1c，グリコアルブミン，1,5-アンヒドロ-D-グルシトールのうちいずれかを同一月中に併せて2回以上実施した場合は，月1回に限り主たるもののみ算定。

③観血的動脈圧測定用カテーテル，人工腎臓回路，心カテーテル検査用カテーテル回路など，血液回路から採取した場合は算定できない。

④セット検査（入院時セット，術前（後）セット，○○病セットなど）を，患者ごとに必要な項目を吟味せず画一的に実施すると，カルテ記載内容と関係のない検査については，規定項目数以上が丸めになっているにもかかわらず，不必要と指摘される。

⑤スクリーニング的に多項目（出血凝固線溶系検査，免疫系検査，甲状腺機能検査等）を画一的に実施することも，保険診療として許されない。

⑥甲状腺機能を調べるために，FT_3とT_3（FT_4とT_4）を画一的に併施する。

⑦DICの診断・治療に反映されないTAT，Dダイマー，フィブリンモノマー複合体，プラスミン，α2プラスミンインヒビター・プラスミン複合体等の必要性が乏しいと思われる検査。

⑧血液検査は適応に配慮して過剰にならないようにする。

　　　　　　　＊　　　　　＊　　　　　＊

実際には次のような指摘・指導が行われている。

(1) 医学的に必要性が乏しい

　ア　結果が治療に反映されていない。

　　・検体検査（尿・糞便，血液等）［D000〜D002-2］［D003］［D005〜D006-21］：ABO 血液型・Rh（D）血液型［D011・1］：輸血の可能性のまったくない患者に対して実施している。

　イ　段階を踏んでいない。

　　・HbA1c［D005・9］：スクリーニング目的に実施している。

　　・HIV-1, 2 抗体価測定［D012・16，17，20］：画一的，スクリーニング的に実施している。

　ウ　重複とみなされる。

　　・末梢血液像（白血球分画）［D005］を目的もなく毎日実施している。

　　・HBs 抗原・HCV 抗体価［D013・1，5］や血液型［D011］や感染症検査を同一患者に 2 回以上実施している：入退院を繰り返している患者に対し，再入院時に再度実施したスクリーニング検査。

　　・セット検査や前回検査オーダのコピーで指示して，不必要な検査項目まで実施している。

　　・CRP と赤沈［D015・1］［D005・1］：炎症反応を調べるために画一的に併施している。

　　・悪性腫瘍特異物質治療管理料［B001・3］に含まれる腫瘍マーカー検査を同一月に併算定している。例外については，②検体検査料の問題事例❸（p.143）回答の最後を参照のこと。

　エ　必要以上に実施回数が多い：過剰にならないよう適応に配慮する。

　　・個々の患者の状況に応じて必要な項目を選択し，必要最小限の回数で実施すること。

　　・画一的，傾向的な検査を実施し，算定している。

　　・セット検査・前回の検査オーダーのコピーで指示しているため，不必要な検査項目まで繰り返し実施している。

(2) 研究目的で行われた

　　・検査は本来，疾病を診断するためであり，その結果によって治療方針が決まるのに，そのようにならないで，単なるデータ集めになっている。

(3) 健康診断として実施した

　ア　腫瘍マーカー CEA・PSA 精密測定［D009・3，9］等，症状等のない患者の希望に応じて実施した。

　イ　施設入居時に必要として，その医学管理料とは別に，入居時と同じ検査を算定している。

（4）その他

ア　尿中一般物質定性半定量検査［D000］：当該医療機関外で実施された検査なのに算定している。

イ　尿沈渣（鏡検法・フローサイトメトリー法）［D002］［D002-2］
・尿中一般物質定性半定量検査もしくは尿中特殊物質定性定量検査において何らかの所見が認められた場合，または診察の結果から実施の必要があると考えられる場合ではないにもかかわらず実施している。
・当該医療機関外で実施された検査について算定している。
・尿路系疾患が強く疑われる患者について，尿沈渣（鏡検法）を衛生検査所等に委託したが，当該衛生検査所等が採尿後4時間以内に検査を行っていない／検査結果が速やかに当該診療所に報告されていない。

ウ　腫瘍マーカー検査［D009］
・診察および他の検査，画像診断等の結果から悪性腫瘍の患者であることが強く疑われる者以外の者に対して実施している。
・初診時に画一的な検査をしている：悪性診断の確定または転帰の決定までの間に1回のみに限る。

エ　インフルエンザウイルス抗原定性［D012・22］：発症後48時間経過後に実施したものを算定している。

オ　初診時に胸部レントゲン撮影や心電図等の検査もなく，心不全の傷病名で，BNP［D008・18］の算定は不適切である。

（5）算定要件を満たしていない

ア　外来迅速検体検査加算について，当日中に結果説明と文書による情報提供を行っていない／結果に基づく診療が行われていない。

イ　クレアチニン［D007・1］：ヤッフェ法を用いて実施した場合に算定している。

ウ　シスタチンC［D007・30］：尿素窒素またはクレアチニンにより腎機能低下が疑われた場合に3月に1回に限り算定できる。

エ　脳性Na利尿ペプチド（BNP）［D008・18］：心不全の診断または病態把握のために実施した場合に月1回に限り算定できる。

オ　TRACP-5b（酒石酸抵抗性酸ホスファターゼ）［D008・25］：「その後6月以内の治療経過観察時の補助的指標として実施した場合」に該当しない。

カ　I型コラーゲン架橋C-テロペプチド-β異性体（β-CTX）［D008・35］：6月以内に2回算定している。

キ　ヘリコバクター・ピロリ抗体定性・半定量［D012・9］：ヘリコバク

ター・ピロリ感染の除菌前の感染診断については，内視鏡検査または造影検査において，胃潰瘍または十二指腸潰瘍の確定診断がなされた患者，内視鏡検査において胃炎の確定診断がなされた患者のうち，ヘリコバクター・ピロリ感染が疑われる患者に対して算定する。

ク　アスペルギルス抗原［D012・30］：侵襲性肺アスペルギルス症の診断のために実施した場合にのみ算定できる。

ケ　サイトメガロウイルス pp65 抗原定性［D012・57］：臓器移植後もしくは造血幹細胞移植後の患者または HIV 感染者または高度細胞性免疫不全の患者以外に対して測定している。

コ　抗シトルリン化ペプチド抗体定性・定量［D014・24］：関節リウマチと確定診断できない者に対して診断の補助として検査を行った場合，原則として1回を限度として算定する／検査結果が陰性の場合においては3月に1回に限り算定できる／検査を2回以上算定する場合に検査値をレセプト摘要欄に記載していない。

サ　抗好中球細胞質ミエロペルオキシダーゼ抗体（MPO-ANCA）［D014・32］：急速進行性糸球体腎炎の診断または経過観察のために測定した場合に算定する。

シ　結核菌特異的インターフェロン-γ 産生能［D015・30］：診察または画像診断等により結核感染が強く疑われる患者以外に対して測定している。

ス　血液培養検査もなく，「敗血症疑い」で，プロカルシトニン（半）定量［D007・59］やエンドトキシン［D012・52］の算定は不適切である。

セ　便のアデノウイルス抗原定性［D012・7］とロタウイルス抗原定性（量）［D012・8］の同時算定は不適切である。

ソ　自己免疫疾患でループスアンチコアグラント定量（性）検査［D014・35］：抗リン脂質抗体症候群の診断を目的としていない（傷病名なし）。

タ　心筋梗塞で H-FABP［D007・36］：この心臓由来脂肪酸結合蛋白定量検査は心筋細胞障害後1日以内に測定するならまだしも，数カ月前に診断が確定している例に対して行っている。

8章

生体検査料算定上の留意点とは？

1　生体検査の診療報酬

　検査方法によっては，患者に不快や負担を強いることになるが，できるだけ患者に侵襲を与えたくないというのが医療者の考えるところである。それでも，適確な治療法の選択や正確な診断のためにやむを得ない場合は，そのことを患者や家族に理解してもらい検査と治療を進めることになる。

　また，そこでは医療者に，相応の専門性と特異性を伴う技術や判断力が求められる。その実力や経験がない場合は，別の専門家に紹介することになるが，紹介を受けた側は，患者への病状確認や検査の必要性を再確認することなく，安易に実施してしまうケースも散見される。いわゆる"検査屋"の医療ビジネスが存在するだけに，保険診療の適応条件がきびしく問われるところである。検査依頼を受けたらまずはその保険適用を確認する。

　生体検査料は，呼吸循環機能，超音波，監視装置，脳波，神経・筋，耳鼻咽喉科学，眼科学，皮膚科学，臨床心理・神経心理，負荷試験，RI，内視鏡の12区分から構成され，その次節では診断穿刺・検体採取料が点数化されている。新生児・乳幼児・幼児加算，麻酔料，投薬料，特定保険医療材料料が算定できる検査もあるので，算定もれのないようにしたい。

　また，個々に呼吸機能検査等（D205），脳波検査（D238），神経・筋検査（D241），ラジオアイソトープ検査（D294）の判断料があり，他院の検査資料の診断料として心電図検査（D208），負荷心電図検査（D209），脳波検査（D235）や内視鏡検査[*]で加算の算定ができる。

　検査は疾病を診断し，治療に繋がるものであるが，そのようになっていないことが明らかな場合には査定対象になり得る。特に，超音波検査では所見（測定値や性状）をカルテに記載し，医師以外が実施した場合にはその文書を医師が確認した旨をカルテに記載する。そのエコー画像をスキャンしてカルテに添付することも忘れてはならない。胸腹部の断層撮影法算定時にはレセプト摘要欄に検査領域該当項目（「ア」～「カ」^{**}）を記載しなければならない。超音波検査に限らず，偶然見つかった疾患については，レセプトの

傷病名に挙げた以上，その治療方針や患者説明の要点をカルテに記載しておく。そのようにして，健康診断の検査ではないことを明らかにしておきたい。

*D295〜D325では初診料算定日に限る。**「カ」の場合は具体的な臓器または領域。

2　生体検査の問題事例

よく遭遇する問題点と対策を考えてみたい。

❶ **内視鏡検査では，心電図（EKG）と SpO₂ またはカルジオスコープのモニタ分を算定している。**

➡　内視鏡の種類にもよるが，全身状態の把握のために必要な心電図等の検査の算定は，心・肺機能障害がある場合や内視鏡検査が鎮静下に行われる場合に限られ，意識明瞭な状態でのモニタの算定はそれ相応の疾患を合併している場合に限られる。その場合において，算定要件を満たせば各所定点数を算定できるが，一般的にモニタは鎮静状態に応じて1種類だけを選択することになる。

　なお，内視鏡検査時の鎮静に使用する薬剤の適応には留意しておかないと，薬剤査定に伴いモニタも査定される可能性がある。

❷ **下肢静脈瘤や慢性動脈閉塞症の診断や治療効果確認のために，D214 脈波図，心機図，ポリグラフ検査を実施しているが，血管手術前後には検査機器を変えて各種脈波の最終確認をしている。**

➡　D214 は検査数によって5種類の点数に区分され，脈波図は4種類の脈波と2種類の拍動図のうち2以上行った場合に算定でき，心機図は各種脈波図と EKG，心音図等の2以上を同時に記録解析した場合に算定できる。患者の病態にもよるが，EKG との併算定は認められず，血管伸展性を診るのなら「6 血管伸展性検査」だけの算定になる。

　検査実施ごとに算定できるが，留意事項通知（3）の負荷検査と同様，手術前後に行った複数の同一検査は所定点数の100分の200を限度として算定する。また，同通知（2）にあるように，種目または部位を順次変えて検査した場合でも，検査目的が同一なら一連の検査のうちの最高検査数で算定する。閉塞性動脈硬化症なら2検査は認められる。

❸ **病理検査前の段階で，乳腺生検が査定される。**

➡　D410 乳腺穿刺又は針生検（片側）で "core needle" といわれる生検針を使用した場合や，一連扱いになる D417 組織試験採取，切採法「10」乳腺，K474-3 乳腺腫瘍画像ガイド下吸引術（マンモトーム針）による検体採取では，局所麻酔剤の使用下に，N000 病理組織標本作製や

N006「1」組織診断料，N007 病理判断料を併算定しているはずである。また，D410「2」では，無麻酔下に，"fine needle" を使用しているか，J014 乳腺穿刺で N004「2」穿刺吸引細胞診を併算定しているはずである。そうでない場合には，摘要欄に例外とした理由を記載しておくとよい。

❹ **D215 超音波検査「2」断層撮影法時の「注 2」パルスドプラ法加算が査定される。**

➡　パルスドプラ法加算は血流診断を目的とする場合に算定できるので，癌巣の血流や深部臓器の血行を検査するのに有用なことがあるが，関節リウマチや局所の腫瘍（ヘルニアを含む）や炎症（膿瘍，浮腫）の診断には不適切と判断されることが多い。また，四肢血管のシャントやバイパスあるいは慢性動脈閉塞症の診断・病態把握のために行った末梢血管血行動態検査は D215「4」ドプラ法で算定する。

❺ **皮膚疾患の診断補助に，D282-4 ダーモスコピーを実施。**

➡　通知の特定疾患の色素性皮膚病変の質的診断，皮膚悪性疾患の鑑別を目的とした場合に算定すべきである。それ以外にダーモスコピーでなければならない特別な理由があれば，摘要欄に記載しておく。

❻ **術前に内視鏡検査をして内視鏡手術を行った場合に査定される。術後の出血有無や治療確認のための内視鏡検査も査定されることがある。**

➡　内視鏡検査「通則」の留意事項通知⑽に「処置又は手術と同時に行った内視鏡検査は，別に算定できない」とあるので，処置や手術とまったく関係ない疾患に対する検査である場合は，その旨を説明して再審請求すればよい。術後については，24 時間以内の内視鏡検査は緊急時以外は算定できないが，それ以降であり，検査理由が明らかな場合は，その旨を説明して再審請求するべきだろう。

❼ **2 カ所に対する D215 超音波検査が査定される。また，IVH 用静脈針穿刺，乳腺腫瘤針生検目的の超音波検査が査定される。**

➡　前者については，同一日（同時）に実施したと解釈された可能性がある。例えば，「午前中は婦人科で子宮や付属器の超音波検査があり，午後には外科で乳腺の超音波検査があった」など，同一部位や同時ではないことを摘要欄に記載するとよいのではないか。

　後者については，本来，超音波検査は疾患診断のために使われるのであり，触診・視診と解剖学から判断できる部位の静脈穿刺や，以前に超音波診断をした腫瘍に対する超音波検査料再算定は，特別な事情がない限り算定できない。

　なお，D412 経皮的針生検法には「透視（CT 透視を除く），心電図検

査及び超音波検査が含まれており，別途算定できない」という留意事項があるが，この針生検には骨髄，リンパ節等，乳腺，甲状腺，腎，前立腺の点数は含まれていない。

また，D215 超音波検査「2」断層撮影法の「ロ」(1) 胸腹部と (3) その他を併施した場合，「同一方法では，部位数にかかわらず，1回のみの算定」とされているため，「ロ」(1) の所定点数のみを算定する。

❽ 排尿困難の主訴で，経腹的に D215 超音波検査「2」断層撮影法と D216-2 残尿測定検査を行い，前立腺肥大症と診断したうえで，経直腸的超音波で尿道狭窄や癌疑いの有無を診る。治療を始めて 2 週間後に D216-2（「1」超音波検査によるものと「2」導尿によるもの）を行ったところ，D216-2 が 1 回に査定された。

➡ D216-2 には「1」超音波検査によるものと「2」導尿によるものがあり，同一日には主たるもののみを算定するが，上限は月 2 回であり，それぞれ 100 分の 100 で算定できる。ただし，D215「2」については超音波検査等「通則」から，同一検査の 2 回目以降は 100 分の 90 で算定する（本症例の D216-2「1」は該当しない）。一般的に腹部超音波検査で残尿測定を行うので，腹部超音波検査が重複したと誤解された可能性もあるが，目的も種類・点数も異なるので，D215「2」と D216-2「1」の同時算定は可能である。

❾ 整形外科で行う D250 平衡機能検査の査定が多い。

➡ D250「5」下肢加重検査は神経内科，耳鼻科，眼科等だけでなく，整形外科における人工股・膝関節手術や骨切り術等の検査としても有用である。しかし，頻回に検査することの有用性を疑問視する向きもあるため，算定は手術前後の 1 回程度にとどめるべきであろう。それ以上になる場合は，必要性と経過・成績を記載するとよいだろう。

❿ 食道，胃・十二指腸，大腸，直腸のファイバースコピーで，粘膜点墨法加算と狭帯域光強調（NBI）加算を併算定。いずれかが査定される。

➡ 粘膜点墨法は，手術範囲決定や治療後の部位の追跡，表在性癌の診断のために行われる。それに対して，NBI は拡大内視鏡で狭い波長帯による画像の解析から早期に癌を発見するためのものである。両者の目的は異なるため，同時に 2 種類の内視鏡検査が必要かどうかが問われる。初診から治療に至る過程を縦覧して必要性が審査されるので，併算定が必要な理由を記載しなければならない。すでに消化管癌の確定診断名がある場合，手術の予定がないのに粘膜点墨法や NBI をした場合等も必要性の詳記等が必要だろう。

❶❶ 肺癌で D302 気管支ファイバースコピーと生検をしたついでに気管支肺胞洗浄を行い，①「注」気管支肺胞洗浄法検査同時加算，②洗浄液細胞診（N004「2」），③ D020 抗酸菌分離培養検査を算定した。

➡　①は肺胞蛋白症かサルコイドーシス等の場合に，②は呼吸器悪性腫瘍疑いの場合に，③は感染症疑いの場合に行うが，これらをルーティーン化し，1 つの傷病名群で請求すると，査定されることがある。

❶❷ アレルギー性結膜炎で各種アレルギー検査と眼圧測定を算定しているが，査定される。

➡　アレルギー性結膜炎の場合，初診から各種検査を実施するのではなく，治療経過を見ながら，D004「7」IgE 定性（涙液），D005「3」好酸球・「4」好酸球数，D015「11」非特異的 IgE 半定量・定量などでアレルギー性を確認したのち，D015「13」特異的 IgE 半定量・定量を検査するべきである。角膜障害を診るためには，D273 細隙灯顕微鏡検査が，またステロイド点眼液を処方している場合には眼圧検査が必要になることもあるが，機器使用（D264 精密眼圧測定）の場合は摘要欄に目的を記載しておくとよい。

❶❸ 眼科における D215 超音波検査が査定される。

➡　眼内レンズ挿入前の眼軸，前房深度，水晶体厚の測定が必要な疾患では「1」A モード法で，中間透光体混濁における眼底透見困難症例では「2」断層撮影法「ロ」(3) で算定できる。穿孔性眼外傷や眼球破裂後の網膜剥離や硝子体出血後の牽引性剥離が疑われるときは複数回算定できるが，その状態がわかるようなレセプトでなければならない。眼窩蜂窩織炎や内分泌性眼球突出等でも D215「2」「ロ」(3) は算定可。

❶❹ D418「1」子宮頸管粘液採取が必要な検査をしているのに，D418「1」が査定される。

➡　クラミジア抗原検査等では検査料のなかに含まれているし，同部位の手術や処置で採取可能な場合の同時算定はできないため，同一検体での他検査併施では D・B 査定される。算定可能な検査は，同検体の一般検査や頸部細胞診のほか，頸管炎や子宮内膜炎等上部感染の細菌検査，D023「1」クラミジア・トラコマチス核酸検出，「2」淋菌核酸検出，「10」HPV 核酸検出，「25」HPV ジェノタイプ判定などである。

❶❺ 大手術で耐術能を検討するための D209 負荷心電図検査または D211 負荷心肺機能検査が査定される。

➡　本来，前者は D208「1」12 誘導心電図で異常が疑われる場合，後者は心・肺疾患の病態や重症度判定，治療方針決定，治療効果判定等に

行うものである。輸血準備を伴い出血量が750mL以上になりそうな手術,「ACC/AHAガイドライン」で高リスク状況に該当する場合,「ASA分類」でClassⅢ以上の場合等で負荷心電図検査の意義は大きい。当然,そういう状態であることや治療内容がレセプトから読み取れなくてはいけない。D208「1」もなくD209を行う場合には,CRI（心臓リスク指数）と冠動脈有意狭窄確率くらいは摘要欄に記したほうがよい。

⓰ 一般病棟でのD220 呼吸心拍監視が査定される。

➡ 　重篤な心・呼吸機能障害の（恐れがある）患者に対して常時監視を行っている場合であっても,摘要欄に算定開始日の記載がない場合,D220「2」「イ」～「ハ」の日数区分どおりに算定していない場合,J045人工呼吸やJ045-2 一酸化窒素吸入療法,全麻手術を算定している場合など,算定要件に合致していないときは査定される。また,食有りの場合や理学・作業療法を実施している場合では原則として算定できないので,何らかの必要理由の記載が必要であろう。

3 生体検査料算定上の留意点／指導のポイント

前の「検体検査」で述べたことがここでもそのまま適用される。つまり,診療に不必要な検査項目を単なる学術研究目的や患者の希望だけで定期的に実施することは厳禁である。検査に至った動機と結果や評価をカルテに記載する。実際には次のような指摘や指導が行われている。

(1) 医学的必要性が乏しい（呼吸機能検査・心電図ほか）

ア　結果が治療に反映されていない。
・常用負荷試験［D288・1］：既に糖尿病と確定診断した患者に実施している。
イ　段階を踏んでいない。
ウ　重複とみなされる。
エ　必要以上に実施回数が多い。画一的,傾向的な検査を実施している。
・個々の患者に応じて必要項目を選択し必要最小限の回数で実施する。

(2) 研究目的で行われた

・現行治療や内視鏡検査等にまったく関係なく,薬剤治験や新手技施行のために行ったと思われる呼吸機能検査・心電図など。

(3) 健康診断として実施した

・大手術前や心肺に負担がかかる状態ではないのに,また,該当所見や症状がないにもかかわらず実施した呼吸機能検査・心電図など。

（4）その他不適切に実施した

　　ア　呼吸心拍監視［D220］
　　　・重篤な心機能障害若しくは呼吸機能障害を有する患者，またはそのお
　　　　それのある患者以外の患者に対して実施している。
　　　・閉鎖式循環式全身麻酔と同一日に行った場合に算定している。
　　　・カルテに観察した呼吸曲線，心電曲線，心拍数のそれぞれの観察結果
　　　　の要点の記載がない。
　　　・算定の起算日が誤っている。
　　イ　経皮的動脈血酸素飽和度測定［D223］
　　　・酸素吸入を行っていない／行う必要のない患者，またはその他の要件
　　　　（呼吸／循環不全，術後，突発性難聴，睡眠時呼吸障害，在宅酸素療
　　　　法等）に該当しない患者に対して算定している。
　　ウ　脳波検査判断料1［D238「1」］
　　　・脳波診断を担当した経験5年以上の医師が脳波診断を行っていない。
　　　・診断結果を文書により当該患者の診療担当医師に報告していない。
　　エ　神経学的検査［D239-3］
　　　・神経学的検査チャートに記載していない。
　　　・神経学的検査について，別紙様式19/19-2の検査チャートに示された
　　　　項目のうち一部分しか実施していない。
　　オ　眼科学的検査［D255～D282-3］
　　　・コンタクトレンズの装用を目的に受診した患者に対して行った個別の
　　　　各検査項目分（D255～D282-2）については返還すること。
　　カ　発達および知能検査・人格検査・認知機能検査その他の心理検査
　　　　［D283］［D284］［D285］
　　　・カルテに分析結果を記載していない。
　　　・基本診療料に含まれる検査について算定している。

（5）算定要件を満たさない

　　ア　残尿測定検査（導尿によるもの）［D216-2・2］：対象患者ではない患
　　　　者について算定している。
　　イ　平衡機能検査［D250］：標準検査を行った上で実施の必要性が認めら
　　　　れたもの以外に実施した重心動揺計検査について算定している。
　　ウ　骨塩定量検査［D217］のように同じ検査を治療効果の確認のために
　　　　連月で行う場合，効果判定をカルテに記載していない。

Key words ▶「一連」「同一部位」「同一方法」「同時」などの解釈，画像診断の査定事例

1　画像診断の診療報酬

　「まどろっこしい問診，検査，単純撮影等と遠回りをするより，最初からPETをすれば，瞬時にどこに癌が存在するかわかるではないか」，「これほど，医療の経済効率を上げるものはない」，「専門医をばかにするな」——これらはPET（ポジトロン断層撮影）専門医が再審査請求をしてくるときの理屈である。国民の半分は癌になるという医師視点の理屈でもある。

　ここで，さらなる理屈をこねるつもりも反論するつもりもないが，医療経済だけでなく，国民生活全般のこと，いずれの疾患に罹患するかわからない個々の患者のことを考えられる医師であってほしいと思う。

　なお，単なるPET検診は保険診療の対象外である。

　PET検診施設の医師や，PET専属として雇用された医師にとってはPET（E101-2〜4）の査定は大きな痛手であり，それだけに審査も何重にわたり慎重に行われている。そこには，保険診療の社会的意義をわきまえて医療を行ってほしいという意味合いもあるのではないだろうか。

　画像診断では，エックス線，核医学，CTの各領域で，撮影料，造影手技料，診断料（各種加算を含む），フィルム料・薬剤料が算定できることになっている（図表35）。単なる健診や検診の画像診断では，フィルム料も診断料も算定できないのが大原則である。よくある間違いは，患者が持参した健診フィルムの読影料の算定である。また，造影に使用した薬剤やフィルムはすべて請求できると勘違いしている人も多い。

　当然のことながら，保険診療の一般的な常識の範囲を超えている場合には査定対象になるが，「一般的な常識」の範囲が明確でないため，「一般的常識とは何ぞや」「その根拠と実際の制限数を示せ」「厚労省の通知，法的措置に

■図表35　画像診断料（E）の分類

X線	E 000 - 004	薬剤/材料	E 300/E 401
核医学	E 100 - 102	フィルム	E 400
CT	E 200 - 203		

はない」などと訴えてくる者がいる。なかには，弁護士や暴力団まがいの者の存在をちらつかせて，正当性を主張してくる者さえいる。審査機関側もそれなりの対抗措置を準備しなければならないほどの状況である。

　このような前線に対して行政側も，その真意を捉えて，国民皆保険制度を維持・改善して，善処してもらいたいものである。

2　画像診断の問題事例

　画像診断の一般的事項として，「一連」「同一部位」「同一方法」「同時」などの解釈が重要である。厚労省から詳細に通知されているので，それに留意し，自己流解釈はしないようにしてもらいたい。

　以下に，よく遭遇する問題事例について解説する。

❶ 造影剤を使用したのに，E000透視診断が査定される。

➡ 　透視によって疾病・病巣の診断が必要な場合に算定できる。単に撮影時期の決定や処置・手術・検査・注射の補助手段として行った場合，E001写真診断を同時算定した場合には査定されることが多い。参考までにE000の算定が可能と思われる部位を図表36にまとめておく。

❷ 電子画像管理加算が査定される。

➡ 　撮影画像をデジタル映像化処理して管理・保存することへの加算なので，フィルム料が算定されていると査定される。フィルムへのプリントアウトを行った場合にも算定できるが，フィルム料は算定不可。また，同一部位・同時撮影時（複数の撮影方法）は一連扱いとなる。

❸ 血管造影に使用したカテーテル類や造影剤の費用が減点される。

➡ 　一般的医学常識に基づき，何をどのような目的で検査したかが判断されるので，特別な用途や方法であるなら，その旨を摘要欄で説明しておくとよい。ただし，検査中の不注意や失敗による数量増加は認められない。また，造影検査において，各セット付属のガイドワイヤー（特定保険医療材料「001」「031」「033」「034」「035」「136」「137」など）は別に算定できないので，注意する。その他のガイドワイヤーを使用した場合もその特殊な理由を記載しておくとよい。

❹ 血管造影や血管処置後の止血材料や局所止血剤の費用が査定される。

➡ 　納得できるまで，審査委員会に聞いてみるとよい。血管造影や血管処置後に使用する特定保険医療材料や薬剤は，病態や施行医によって本数（量）が大きく異なるので，審査側にその真意が伝わらなければ査定となることがある。よくある間違いは適応外使用や非常時的使用

■図表36　透視診断の適応範囲　　　＊「×」は査定対象の可能性がある部位等

循環器	DSA	（経静脈性造影）	○
		（経動脈性造影）	×
	心臓形態エックス線検査		○
	心，大動脈，末梢血管，静脈，脳血管，リンパ管		×
呼吸器	気管支・胸部単純（胸，心，肋）		×
消化管	食道（心臓形態を含む）・胃（一連）・小腸・注腸		○
	胆嚢・胆管	（経口，静注）	×
		（内視鏡逆行，経皮）	×
	腹部単純		×
泌尿器	腎盂・尿管	（逆行性）	○
	膀胱・尿道	（静脈性・順行性）	×
生殖器	子宮・卵管		×
神経系	脊髄腔（ミエロ），脊椎手術時，椎間板造影		○
	脳室		×
骨格系	骨折・脱臼（術中・術直後を除く），関節		×
	骨折・脱臼（術中・術直後）		○
その他	瘻孔，異物（誤嚥，伏針等）		○

なので，必要性を摘要欄に記載するとよいだろう。また，審査側に使用状況が伝わる症状詳記も適宜作成したい。

❺ 使用したフィルムは E400 で算定できるはずなのに，B・C 査定，あるいは F 査定となる。

⇒　例えば，1枚を半分ずつ使用して2回撮影した場合には2枚は1枚に B 査定されるし，造影検査では，部位や造影剤量等からみて医学常識的に過剰枚数と判断される場合は，保険診療として認め得る枚数に C 査定となる〔CT，MRI，BE（消化管造影）等で15枚以上になる場合には，摘要欄に特殊性を記載しておくとよいだろう〕。

そのほか，1.1 を乗じて算定できる6歳未満乳幼児の胸部・腹部単純撮影の誤算定の場合には，まれではあるが F 査定があり得る。また，シネ・ロールフィルムの規格枚数換算に誤りがある場合でも F 査定の可能性がある。

❻ PET や PET・CT，PET・MRI 等の複合撮影で返戻される。

⇒　高額となるので，返戻原則に従った審査の結果と考えられるが，当該3種類の検査法についての留意事項が20以上もあるので，審査側が誤解している点もあるのかもしれない。審査機関に自ら出向いて指導を受けたほうがよいことも多い。改善のないまま続けていると出頭要請を受けたり，査定されることにもなろう。

　問題の多くは，①診断が目的ではなく，治療経過中の follow-up や効果判定のために検査している，②他の検査・画像診断の手順を踏んでいない，③外科切除目的のてんかん，心筋組織のバイアビリティ（生存能）が問題になる虚血性心疾患または心サルコイドーシス，診断がついていない悪性腫瘍等の患者でない，④他医からの紹介で，検査目的の適応詳細を確認していない──などのケースである。

❼ **左右対称部位の撮影をしないと診断がつかないことがあるのに，その算定が認められない。**

➡ 　一般的に，両側に傷病があれば一連にはならないが，それがわからない場合は算定が片側だけしか認められないことが多い。ただし，対称部位の健側を患側の対照として撮影する場合の撮影料・診断料は一連扱いになるし，乳房撮影や心臓冠動脈においても左右は一連となる。なお，乳房撮影では両側に対し，2 方向以上の撮影をしていない場合（フィルムサイズと枚数でわかる）には撮影料・診断料ともに単純撮影とみなされることがあるし，乳房のスポット撮影は特殊撮影には当たらないので，留意したほうがよい。

❽ **手術入院時の胸部，腹部，腰椎（側面）の各単純撮影料・診断料とフィルム料を算定しているが，査定される。**

➡ 　撮影条件や撮影体位にもよるが，腰椎と腹部は同一フィルム面に撮影できると解釈される。胸部と腹部は同一フィルム面には収まらなくても同時・同一方法で，長大フィルムなら可能と言われかねない。

　手術部位や麻酔内容にもよるが，硬膜外麻酔や脊椎麻酔がある手術であっても，同時に 3 カ所（3 枚）を単純撮影した場合には，一連扱いになる可能性が高い。ただし，例えば，胸部撮影の診断結果を受けて腹部撮影を行う必要が出て，さらに腹部撮影の診断結果を受けて腰椎側面の撮影が必要になったという経時性がレセプト上明らかであるなら（相応の傷病と患者への説明が必要），各撮影料は算定できるであろう。ただ，多くの手術入院症例で同じようなレセプトになっていると，ワンパターンとみなされ査定の原因にもなる。

❾ **午前中にがん患者（肺転移・脳転移の疑い）に胸部単純 CT 撮影をして，午後に頭部造影 CT 撮影をしたので，各 CT 撮影料（E200「1」「2」）と造影剤使用加算，診断料（E203）を請求したが，査定された。**

➡ 　まずは，転移の疑いをもった理由や，CT 検査日以前に胸部単純エックス線撮影や脳神経学的検査が行われていたかどうかが問題になる。それらをクリアしたとしても，E200 には「一連につき」という縛りが

あるので，E200 内の検査は主たるものを 1 回のみ算定する。

❿ 手術時の画像診断等に伴って使用した造影剤，フィルム，特定保険医療材料料等が査定される。

➡ 画像診断・検査の費用が算定できない手術（脳外科，心臓血管外科，胆道外科，泌尿器科，眼科の特定手術）が規定されている。一般的にも手術の補助手段として行う画像診断は算定不可。その手術実施時でも，画像診断・検査に伴って使用したフィルム料や特定保険医療材料料，薬剤料は算定できる。査定される場合は再審査請求等を行う。

⓫ 他院の CT・MRI・PET のフィルムを読影したので，診断料（E203）と電子画像管理加算を算定したが，査定された。

➡ 電子画像管理加算は，他院で撮影したフィルム等の診断を行っただけでは算定できず，D 査定となる。そのほか，当該患者が当該傷病で受診していない場合，健康診断の一環である資料の場合，また時間外緊急院内画像診断加算を算定している場合などは算定できない。

また，PET の診断料は E102（核医学診断）だが，他院撮影の診断料に関する規定はない。他院撮影の診断料に関する規定は，写真診断（E001）と CT 診断料（E203）の留意事項通知以外にはなく，E203 の算定は初診料算定日に限られている。

なお，初診料算定日以外で他医撮影の診断料を特殊撮影（E001「2」）で算定している場合には，他医でも E001「2」が算定されている必要があるので，その旨を摘要欄に記載しておくべきだろう。

⓬ 治療方針の決定に際して，骨盤内の悪性腫瘍や乳癌，脳疾患等の詳細診断（転移や深達度を含む）のための CT と MRI が必須であるため，それぞれの撮影料（E200，E202）と診断料（E203）を算定している。

➡ 診断料は撮影の種類や回数にかかわらず月 1 回算定できるが，CT と MRI を同一日に算定しなければならない場合は，その理由を摘要欄に記載したほうがよい。摘要欄には初回の実施日と撮影時刻を記載して，それぞれの撮影によって何がわかって（所見報告書のコピーを添付），治療方針にどのように反映するのかを説明できると誤解を招かないだろう。一般的には，一検査の結果を見て他の検査をする。

⓭ 乳癌や前立腺癌，肺癌などのサーベイランス（定期検査）として骨シンチグラムを実施している。

➡ 保険診療における検査の順序としては，①腫瘍マーカー値（CA15-3，PSA，CEA 等）の上昇傾向，②骨吸収マーカー値（NTX，DPD，ICTP 等）の上昇，③骨形成マーカー値（ALP，BAP 等）の上昇──などの

変化を早期に捉えてから，骨シンチグラムを行うのが一般的であろう。

　しかし，骨シンチグラムは，各癌の EBM 手法による診療ガイドラインにおいて推奨度の高いものについての有用性は認められるべきだが，定期的検査の頻度ないしは間隔については，症状のほか，病理学的所見や年齢，治療効果などの個人的要素も加味して，主治医が個々に決めるべきものであろう。

⑭ トモシンセシスによる乳房撮影が査定される。

➡　トモシンセシスとは，複数の角度で静止画像を収集する三次元（3D）撮影技術のこと。乳房撮影であることに間違いはなく，その写真診断料（E001「4」）と撮影料（E002「4」）を算定できるが，断層撮影の一種であることから特殊撮影と解すれば，E001「2」と E002「2」の算定もあり得るので，いずれかを選択する（142 点の点数差が生じる）。

⑮ 脳梗塞の患者に対する MRI・MRA（MR アンギオグラフィ）の併算定，造影剤使用加算が査定される。

➡　E202「注 3」で「脳血管に対する造影の場合は除く」とあるので，同時撮影の場合では，一連として主たる所定点数のみの算定となり，造影剤使用加算は算定できない。

3　画像診断算定上の留意点／指導のポイント

　留意すべき総論は「検査」で述べたものと同じである。図表 37 に留意すべきポイントを示したが，検査に至った動機ならびにその結果，評価をカルテに記載しておく。特に，対象となる患者の状態等が算定要件として定められているほか，算定可能な検査の組み合わせが限定されていることには留意する。次の 2 点はうっかり忘れていることが多い。

①画像診断管理加算：放射線診断部門からの報告文書を診療録に添付する。あらかじめ施設基準として届け出た専ら画像診断を担当する放射線科医師以外の医師が読影した場合は算定できない。画像診断管理加算 2・3 を算定する場合は，医療機関内で行われる全ての核医学診断，コンピューター断層診断（CT，MRI）の 8 割以上について撮影翌診療日までに報告文書が作成されている必要がある。画像診断管理加算 3 を算定するには，上記要件に加えて，特定機能病院であることや上記の要件を満たす常勤の放射線科医が 6 名以上いること等が必要である。

②ポジトロン断層撮影，ポジトロン断層・コンピューター断層複合撮影，ポジトロン断層・磁気共鳴コンピューター断層複合撮影，乳房用ポジト

■図表37　画像診断算定上の留意点

1	フィルム枚数は最小必要分に止める：撮影範囲が一連になる場合や左右，上下が1枚に収まり得る場合の数え方
2	対象患者の状態要件，検査の順序/組合せ/頻度規則*を知ったうえで検査を依頼し，2日以内に報告書要点をカルテ記載する
3	画像診断管理加算は放射線科医師以外の読影では不可であり，同加算2，3にはさらに厳格な規定がある
4	PET関連の算定要件には詳細な規定があるので，厳守しないと査定されたときの損失は大きく，類焼しやすい**
5	放射線診断部門からの報告文書はカルテに添付し，主治医として確認した診断名をカルテ記載して，診療計画に生かす
6	撮影頻度は必要最小限に絞り，診断治療上に生かされていることがわかるようなカルテ記載とする
7	医学的に不必要な画像検査を分割施行し，偶然見つかった先天性・治療不要の傷病名を後からつけても健診扱いになる
8	冠動脈CT撮影加算（E200「注4」）の請求時にはレセプト摘要欄に医学的根拠（「ア」～「オ」***）の記載が必要
9	6歳未満の頭部外傷に対するCT/MRI加算（E200～202「通則4」）の請求時にはレセプト摘要欄に医学的根拠（「ア」～「カ」****）の記載が必要

*算定要件の例：PET，CT，MRI各種撮影，特に脳，乳房，血管系。Bone survey → Scintigram。骨塩定量検査法（DEXA，MD，SEXA）。

** 切除を考慮した難治性「てんかん」の説明，「診断がつかない」心疾患や大型血管炎や悪性腫瘍（病期，転移再発）の他検査経過。傷病名に「癌疑い」「転移」「再発」とあれば査定対象になる。

*** 「オ」の場合は詳細な理由。

**** 「カ」の場合は詳細な理由と医学的必要性。

ロン撮影：保険診療として実施するためには，算定対象となる疾患〔てんかん，心疾患，悪性腫瘍（早期胃癌を除き，悪性リンパ腫を含む。乳がん等）〕や，具体的病態（他の検査，画像診断により病期診断が確定できないなど）が，算定要件として定められている。

——実際には次のような指摘や指導が行われている。

(1) 医学的必要性が乏しい

　ア　結果が治療に反映されていない。

　　・画像診断（単純X線・CT・MRI・シンチグラム・PET等）［E001］［E200］［E202］［E100］［E101-2～E101-5］：医学的に必要性がない／治療上の合理的理由がないものについて（分割して）実施している。

　イ　段階を踏んでいない。

　ウ　重複とみなされる。

　　・一連の撮影にもかかわらず，2回目の診断料，撮影料を算定している。

　　・他医療機関で撮影されたものの診断が記載されていない。

エ　必要以上に実施回数が多い：個々の患者の状況に応じて必要な項目を選択し，必要最小限の回数で実施する。

オ　画一的，傾向的な検査を実施し，算定している：胸部単純X線検査。

（2）研究目的で行われた

・未承認の検査方法なのに既存の保険検査名にすり替えて算定している。

（3）健康診断として実施した

・医学的状況や症状・所見等から見て必要がないのに，患者や入所施設の求めに応じて放射線検査をしている。

（4）算定要件を満たさない

・ポジトロン断層撮影（PET）［E101-2］／ポジトロン断層・コンピューター断層複合撮影（PETCT）［E101-3］：PETは，てんかん，心疾患，血管炎の診断または悪性腫瘍（早期胃癌を除き，悪性リンパ腫を含む）の病期診断もしくは転移・再発の診断を目的とした場合に限り（PETCTは上記疾患のうち，心疾患のみ対象外）算定できることに留意する。

（5）その他

※「不適切に実施した」「CT撮影は部位を変えて毎月行う傾向が出ているので，改善すること」「連月，同一部位の撮影では，その動機と結果が記載されていないので，不必要とみなされる分については返還すること」等，医学的判断や必要性から過剰かどうかが問われる。

ア　画像診断［第2章第4部］

・単純撮影の写真診断について，カルテに診断内容の記載がない。

・コンピューター断層撮影（CT・MRI・他医撮影）について，カルテに診断内容の記載がない。

イ　画像診断管理加算1・2・3［点数表第2章第4部通則4・5］

・専ら画像診断を担当する常勤の医師が読影および診断した結果について，文書により当該患者の診療を担当する医師に報告していない。

・報告文書またはその写しをカルテに貼付していない。

・専ら画像診断を担当する常勤の医師以外が読影と診断をしている。

・記録容量を理由に，保存すべき期間の電子画像の保存がない（療担第8，9条）。

・撮影日の翌診療日までに主治医に報告されている証拠がない。

・造影剤を注入して透視下に神経根ブロックは可能であるが，透視診断（E000）は算定できない。

2
9章

Key words ▶ 医薬品医療機器等法，療担規則第 19・20 条，投薬の査定事例

1 投薬の診療報酬

　療担規則第 19 条に「保険医は，厚生労働大臣の定める医薬品以外の薬物を患者に施用し，又は処方してはならない」という規定があるため，例外規定のある治験薬を含め，医薬品医療機器等法（旧薬事法）に則って医薬品を使用しなければならない。薬剤名や薬理作用の認可から使用数量や使用法にいたるまで，同法上の細かい規定に従わなければならないということだ。

　医療の現場では，数量を加減したり，投薬方法を変えたり，患者の状態に最適・最善の使用法を選択することも多いが，療担規則第 18 条で，特殊療法や新治療法等が禁じられているため，特定の医師だけの独特な投薬法や他では行われないような診療内容は査定される。適応症・用法用量等について，薬機法（医薬品医療機器等法）どおりにできない正当な理由がある場合は，レセプト摘要欄に記載しておくべきだ。審査委員会は医師・歯科医師のみによって構成されているので，実際，その臨床現場の正当性が認められることも多い。なお，効能効果等の適応外使用事例について，支払基金の審査情報提供検討委員会が出した検討結果を，厚労省保険局医療課長が妥当適切と認めた医薬品は保険診療として取扱いができる。

　投薬に関する療担規則の規定（概要）は図表 38 のとおりであるが，長期投薬の審査の多くは医学的判断による。

　一般的に，薬剤の選択や使用については，疾患ごとの EBM に基づくガイドラインによる標準的治療が推奨されるが，個々の患者すべてに適用できるわけではない。治療に携わる主治医が当該患者とのかかわりのなかで治療法を決めるのだから，それが理解できるようなレセプトにしたいものである。

　本来，保険医は患者の傷病に対して，いかに最適な選択をするか，最も経済効率の高い有効治療をするかという点が評価されるべきである。ここでは，その重要な位置づけの一つである投薬行為に注目していきたい。

　現在，多剤・大量投与防止の観点から，処方される薬剤が少ない場合が評価されている（F100「3」，F400「3」，F200「注 2」「注 3」「注 4」）。

■図表38 投薬に関する規定（療担規則第20条等）

①投薬は，必要があると認められる場合に行う。

②治療上1剤で足りる場合には1剤を投与し，必要があると認められる場合に2剤以上を投与する。

③同一の投薬は，みだりに反覆せず，症状の経過に応じて投薬の内容を変更する等の考慮をしなければならない。

④栄養，安静，運動，職場転換その他療養上の注意を行うことにより，治療の効果を挙げることができると認められる場合は，これらに関し指導を行い，みだりに投薬をしてはならない。

⑤投薬量は，予見することができる必要期間に従い，おおむね，次の基準による。

  （1）　厚生労働大臣が定める内服薬・外用薬は，1回14日分，30日分，90日分を限度として投与する。特に新医薬品は，収載後1年間は原則1回14日分を厳守する。

  （2）　（1）にかかわらず，次に掲げる場合には，それぞれの定めるところによる。

    • 長期の旅行等特殊の事情がある場合に，必要があれば，旅程その他の事情を考慮し，必要最小限の範囲において，1回30日分（船員は180日分）を限度として投与する。

    • 厚生労働大臣の定める内服薬は，症状の経過に応じて，当該厚生労働大臣の定める内服薬ごとに1回30日分または90日分（腫瘍用薬は56日分）を限度として投与する。

    • 厚生労働大臣の定める外用薬（フェンタニル系とモルヒネの坐剤）は，症状の経過に応じて，当該厚生労働大臣の定める外用薬ごとに1回30日分を限度として投与する。

■図表39 投薬料・注射料（F・G）の分類

投　薬		注　射	
調剤	F 000	注射実施	G 000 - 018
処方	F 100	無菌製剤処理	G 020
薬剤	F 200	注射薬剤	G 100
材料	F 300	注射材料	G 200
処方箋	F 400		
調剤技術基本	F 500		

　後発医薬品使用体制については入院基本料の項目にあるが（A243など），投薬の項目でも処方料（F100「注8」同体制加算）や処方箋料（F400「注6」一般名処方加算）として評価されている。また，従来は院外処方が推奨されてきたが，今後は処方料と処方箋料がどのように推移するか注目される。

　薬剤部門に係る事項として，病棟薬剤業務実施加算（A244），薬剤管理指導料（B008），薬剤総合評価調整管理料（B008-2），同連携管理加算，薬剤情報提供料（B011-3），退院時薬剤情報管理指導料（B014），無菌製剤処理

料（G020），医薬品の治験（保険外併用療養費）などがある。これらは薬剤部の業務であるが，医師との連携がないと成立しない業務であるだけに，患者ごとにその都度，医師カルテにも一言記録しておくことによって，薬剤師との連携が証明できる。

2　投薬の問題事例

実際によく遭遇する問題点と具体的な対策を考えてみたい。

❶ 査定対象外の低薬価薬剤（175 円以下）であるのに査定される。

➡　消化器官用剤，下剤・浣腸剤，眠剤，解熱・鎮痛・消炎剤，去痰剤・鎮咳剤，感冒薬等では問題ないが，強心剤（211），血圧降下剤（214），血管拡張剤（217），高脂血症用剤（218），副腎ホルモン剤（245），糖尿病用剤（396）は例外とされている〔カッコ内の数字は日本標準商品分類番号（薬効別薬剤分類表）〕。①前述の日本標準商品分類番号の薬剤である場合，②投薬期間上限 14 日間の規定が適用される新医薬品を 15 日以上処方している場合，③併用禁忌の薬剤等の場合——などは査定対象になることがある。

❷ 特定疾患に対する薬剤を 28 日間以上処方しているのに，特定疾患処方管理加算（特処）（F100「注 5」，F400「注 4」）が査定される。

➡　主傷病名が「特掲診療料の施設基準等」別表第 1 に合致しない，あるいは特定疾患に直接適応のある薬剤が処方されていないと判断された場合（例えば，放置すれば血栓塞栓症になる可能性のある不整脈や虚血性心疾患に対するワルファリンなど）に査定されることがある。誤解されないような説明を付けて再審査請求をするとよいだろう。

　　また，発作時（喘息等）の使用薬剤，膵瘻（慢性膵炎等）に対する外用薬処方の場合，処方期間を判断することがむずかしいケースがあるが，当該薬剤の添付文書（用法・用量）から日数を計算した旨を具体的に記載しておくとよいだろう。薬局での残薬確認の結果，処方箋交付医師の了解を得て処方期間を 28 日未満に訂正した場合や，頓服処方の場合も算定できないので注意したい。

❸ 僧帽弁閉鎖不全症（MI）や僧帽弁狭窄症（MS）に対するリバーロキサバンやダビガトランが査定される。

➡　当該薬剤の適応は，非弁膜症性心房細動の患者における虚血性脳卒中および全身性塞栓症の発症抑制である。非弁膜症性心房細動は，人工弁置換術後または MS 以外のものと定義されているので，MS は適応

外になる。MI は心房細動がある限り査定されることはないが，①出血病変や腎不全が併存している場合，②併用禁忌の抗真菌剤が処方されている場合，③重篤な合併症が発生したままになっている場合（転帰の記載もれ）——などには査定されることがある。

　なお，リバーロキサバンは深部静脈血栓症・肺血栓塞栓症にも適応がある。

❹ **感染傷病名（主傷病）があるのに抗生剤が査定される。**

➡ 　当該薬剤の適応症と同一でない病名には，起炎菌を考慮した審査が行われるはずなので，適応菌種名や，細菌検査の結果を待てないほどの緊急性があり，最も近似する菌種を想定した投薬であることがわかるようなレセプトであればよい。ただし，同じ薬剤名でも内服薬と注射剤では効能効果が違うことがあるので，留意する。

　また，感冒や胃腸炎等の普遍的病名を付けて一様に抗生剤を処方している医療機関は，その必要性が疑われやすい。個々の症例に応じた必要性の記載が必要だろう。

❺ **カルベジロール（アーチスト）のうち2種類を採用し，適宜数量を調整して使用しているが，2.5mg 錠が A 査定になる。**

➡ 　本 $\alpha\beta$ 遮断剤の適応は，高血圧，狭心症，心不全と広いが，適量の加減が必要である。2.5mg と 1.25mg の適応は，ACE 阻害薬，利尿薬，ジギタリス等の基礎治療下における虚血性心疾患や拡張型心筋症に基づく慢性心不全だけである。

　よくあるのは，高血圧症で最初からの10mg 錠使用を懸念して 2.5mg 錠 2 個から始めた場合や長期の投薬のために漸減して 5mg で維持したい場合の査定等である。同類の降圧剤は多くあるので，制約の少ない薬を選択する方法もあるが，5mg 用なら10mg 半錠にするとよいだろう。どうしても 2.5mg 錠でなければならない理由があれば，摘要欄に記載するべきである。なお，同様なことはエンレスト錠等の他剤でも起きているので留意しておきたい。

❻ **うつ状態の患者にパロキセチン（パキシル）徐放錠を使用している。**

➡ 　パキシルの適応はうつ病・うつ状態，パニック障害，強迫性障害等であるが，パキシル CR の適応はうつ病・うつ状態のみである。パニック障害，強迫性障害の場合にうつ状態を伴う疾患であることがわからずに査定されることがあるので，この2疾患の場合はうつ状態を伴っていることを摘要欄に記載したほうがよい。

　また，添付文書の「警告」「禁忌」に記載されている，18歳未満の大う

つ病性障害患者やピモジド投与中の患者, MAO 阻害剤を投与中, あるいは投与中止後 2 週間以内の患者の場合は, 査定される可能性が高い。

❼ 配合錠成分が量的に不足している場合に単剤を追加したり, 同一配合錠で成分量を変えた種類（AP・BP, LD・HD*）がある場合に査定される。

⇒ 配合錠以上の量を処方した場合, AP や LD でなく BP や HD を選択した場合で, その理由が理解してもらえそうにないときは, 摘要欄に要点を記載しておくべきだろう。

＊用量の多寡を表す略号で, AP（Advanced Power）・BP（Best Power）, LD（Low Dose）・HD（High Dose）のほか, MD・EX（Moderate・Extra）などがある。

❽ 抗不安薬や睡眠薬を 3 種類以上投薬したが, 処方料が 7 点に, 薬剤料も 28 日分に査定された。

⇒ F100「注 7」に該当すると, 処方料が 100 分の 40 になる。なお, 向精神薬等の種類数は, 薬剤名や剤型が変更になった場合でも一般名扱いで計算する。

❾ 前立腺肥大症（BPH）を症状と経肛門指診で確定診断したうえで, タダラフィル錠（ザルティア錠）を投薬したが, 検査実施年月日を記載するよう指摘された。

⇒ 本剤の適用に当たっては, BPH のガイドライン等の最新情報を参考にして, 適切な検査により診断確定をする。適切な検査とは, 尿流測定, 残尿検査, 前立腺超音波等のことだが, 本剤使用時には摘要欄への実施日の記載が求められる。本剤には勃起や発毛の作用もあるが, 実施日を記載しておけば薬剤の転用ではないことの証明にもなる。

❿ 抗がん剤の治験で処方した, 悪心・嘔吐に対するアプレピタント（イメンド）カプセルキットが査定された。

⇒ 本剤は当該副作用に対する薬剤であり, 抗悪性腫瘍剤投与の 1 時間〜1 時間 30 分前に投与し, 原則としてコルチコステロイドおよび 5-HT3 受容体拮抗型制吐剤と併用することになっている。

　問題は治験薬との関連にある。厚労省の通知によると, 副作用に係る薬剤は, 治験薬の予定効能効果と同様の効能効果を有する医薬品に係る投薬・注射ではないので, 保険外併用療養費の支給対象である。つまり, 治験中に発生した副作用等に係る診療は原則として保険給付の対象だが, 治験薬の副作用として悪心・嘔吐が予見されているなら, 治験依頼者が負担すべきものとして D 査定となり得る。治験依頼者と協議のうえ, 摘要欄に主治医の解釈を記載しておくと誤解されない。「保

険外併用療養費制度に係る治験概要」を添付する際は，備考欄に当該
薬剤の副作用に係る費用負担について言及しておくとよい。

⓫ 直腸癌の化学療法でゼローダ錠 300 がよく査定される。

➡　本剤の適応の一つである，治癒切除不可能な直腸癌やその再発の場
合，用法の「C 法」を他の抗悪性腫瘍剤と併用することになっている。
例えば，体表面積 1.8m² の患者には 1800mg を 1 日に 2 回，つまり 1 日
12 錠を 2 週間投薬したあとに 1 週間休薬する。これを 1 クールとして
開始するが，副作用発現などにより 2 クール目以降は 1 日 10 錠に減量
して使用している場合等はその旨を記載する。

　また，進行直腸癌の完全な根治手術は困難であり，実際に根治不完
全となることが多い。術後はできるだけ早い時期から本剤を併用した
化学療法を開始することが一般的なので，保険診療としての妥当性を
詳記したほうがよいこともある。

⓬ 傷病名が厳格に審査されるらしく，薬剤が査定される。

➡　挫傷と挫創，切創と裂創，アトピー性皮膚炎とアレルギー性皮膚炎，
びらんと潰瘍など，各専門分野で紛らわしい専門用語があって，それ
ぞれ違いが示されている。治療法や薬剤の効能効果にも違いがあるの
で，審査では正確な表現が求められる。誤字も許されないので，審査
前に気付いたら，直ちに電話連絡をして，当該レセプトの返戻・再提
出を申し出るとよい。

⓭ 漢方薬を 3 剤処方すると，2 剤に査定されたり，返戻されることがある。

➡　ある成分（例えば甘草）を合計すると極量になる場合や適応病名で
はない場合などが考えられるが，必要性や治療経過を説明して審査委
員会の理解を得るようにしたい。

⓮ 湿布剤，軟膏類，消毒剤，点眼・点鼻剤等の外用薬が B 査定される。

➡　外用薬の数量は，薬剤の濃度，大きさ，薬効時間，罹患部位・範囲，
処置の回数や経過日数，急性・慢性などの状態や症状などから判断さ
れるが，非常識な大量処方は査定される。参考までに，添付文書に 1
日使用数量の記載がない場合の常識的な数量（目安）を示す（図表
40）。医師会や専門部会で聞いてみるとよい。

**⓯ 帯状疱疹に対して添付文書上は有効な内服薬（バルトレックス錠）と
外用薬（アラセナ軟膏）を処方したら，抗ウイルス剤としては片方が
査定され，消退後の鎮痛剤（リリカとロキソニンテープ）では査定さ
れていなかった。**

➡　前者では治療ガイドライン上は内服治療が原則（全身投与の効果が

■図表40　外用剤の適用数量（1日分）の目安

消炎鎮痛剤	関節	大（脊椎）	中（肩・膝）	小（手・足・肘）
	貼付	4枚	2枚	1枚
	軟膏	5g	2〜3g	1〜2g
	液体	5mL	3mL	1〜2mL
	Lテープ	2枚	1枚	0.5枚〜1枚

皮膚処置	〜100cm²	100〜500cm²	500〜3000cm²	3000〜6000cm²	6000cm²〜
軟膏	0.1〜0.2g	0.2〜1.0g	1.0〜6.0g	6.0〜12.0g	12.0g〜
消毒剤	2〜5mL	5〜25mL	25〜150mL	150mL〜	

	片側	両側
点鼻スプレー	0.1mL	0.2mL
点眼液	0.2mL	0.4mL
眼軟膏	0.2g	0.4g

強い）で，外用薬は耐性ウイルスを発生させる危険性が指摘されている。後者では，神経障害性消炎鎮痛剤として発疹部位の外用薬は禁忌だが，消退後の当該神経近位への貼付は抗ウイルス薬併用下では可能である。なお，帯状疱疹初期の軟膏単独使用は有効だが，内服薬の一般的併用外用薬としてはアズノール軟膏，白色ワセリン，ゲンタシン軟膏などなら可能。ただ，併用理由の症状詳記が必要。

3　投薬の留意点／指導のポイント

投薬算定上の留意点を図表41に示す。

保険診療で投薬を実施するにあたって，次の原則を守らなければならない。

①患者を診察することなく投薬，注射，処方箋の交付はできない（療担第12条，医師法第20条）。

②厚生労働大臣の定める医薬品以外の薬剤を用いることはできない（療担第19条）。薬剤の使用にあたっては医薬品医療機器等法承認事項（効能・効果，用法・用量，禁忌等）を遵守する。つまり，添付文書を確認することが重要となる。

③経口投与を原則とし，注射は，経口投与では治療の効果が期待できない場合や，特に迅速な治療効果を期待する場合に行う（療担第20条第4号）。

④投薬日数は，医学的に予見することができる必要期間に従ったもの，または症状の経過に応じたものでなければならない。投与期間に上限が設

■図表41　投薬算定上の留意点

1	医薬品医療機器等法承認事項（効能効果，用法用量，禁忌，厳重注意）の範囲内で使用する：療養担当規則第18，19条により，規定外の方法による投薬は保険適用にならず，一連の治療が自費扱いか査定になり得る
2	経口投与を第1選択とし，経口不可能，治療効果が期待できない，迅速性が必要等の場合にのみ注射とする
3	長期漫然投与，予防的投与，残薬無視の3カ月以上処方等にならないようにする
4	頓服薬は処方料［F100］の3（最高点数）で算定できるとはいえ，10回分を超えることは想定されていない*
5	特定疾患処方管理や長期投薬などの加算には条件があり，それに適合するカルテ記載が必要：④(4)サ
6	ビタミン剤や抗生剤**は必要かつ有効と判断した趣旨をカルテに記載しておく
7	成分や作用機序がほぼ同じ薬剤の併用や，同効果の注射薬と内服薬の併用は避ける
8	治療目的でなくうがい薬のみが処方される場合については，当該うがい薬にかかる処方料，調剤料，薬剤料，処方箋料，調剤技術基本料を算定しない
9	1処方につき63枚を超えて貼付剤を投薬した場合，調剤料，処方料，薬剤料，処方箋料，調剤技術基本料を算定しない。ただし，医師が疾患の特性等により必要性があると判断し，やむを得ず63枚を超えて投薬する場合，その理由を処方箋およびレセプトに記載することで算定可能
10	情報通信機器を用いた初診では向精神薬の処方が行えない（HPに掲載）

*回数を日数としたり，頓服を14日分等の過剰処方にはしない。

**感染予防や，細菌培養同定・感受性検査等の適正手順を踏まない広域抗菌剤の使用は不適切と判断されやすい。通常，ビタミン剤も経口摂取な患者にビタミン不足はあり得ないので，相当なデータが必要になる。

　　けられている医薬品は，厚生労働大臣が定めるものごとに1回14日分，30日分または90日分を限度とされている（療担第20条第2号ヘ）。

　⑤投薬・処方箋交付にあたっては後発医薬品（ジェネリック）の使用を考慮するとともに，患者に後発医薬品を選択する機会を提供するなど，患者が後発医薬品を選択しやすくするための対応に努めなければならない（療担第20条第2号ニ）。また，注射を行うにあたっては，後発医薬品の使用を考慮するよう努めなければならない（療担第20条第4号ロ）。

　保険診療に際しては，前項⑤のとおり後発医薬品の使用努力を療養担当規則で規定しており（図表42），処方箋様式が決まっている（療担規則第23条様式第2号）。──実際には次のような指摘や指導が行われている。

(1) 保険診療においての医薬品医療機器等法承認事項の遵守

　ア　禁忌投与・適応外投与・用法外投与・過量投与・長期漫然投与・重複投与等（特に重複投与では，成分や作用機序がほぼ同一ものの併用や，注射薬と内服薬の併用などで指摘される）。

■図表 42　後発医薬品の使用努力に関する規定

- 医師は，個々の医薬品について後発医薬品への変更に差支えがあると判断した場合には，その旨を明示する。この場合，「保険医署名」欄に，署名または記名・押印する。
- 医師が処方箋を交付する際，後発医薬品のある医薬品について一般名処方が行われた場合には加算（処方箋料の一般名処方加算）が設けられている。同加算算定の場合は，薬局で勝手に後発品ではなく，先発製剤に変更していないかを患者に確認する。
- なお，保険薬局の保険薬剤師は，①「保険医署名」欄に処方医の署名等がないなど後発医薬品への変更調剤が可能な処方箋や，②一般名処方に係る処方箋を受け付けた場合，患者に対して後発医薬品に関する説明を適切に行うとともに，記載された先発医薬品に代えて，後発医薬品を調剤するよう努めなければならない。
- 医療機関における後発医薬品の使用を進めるため，後発医薬品の品質，安全性，安定供給体制等の情報を収集・評価した上で，薬剤料を包括外で算定している入院患者に対して，後発医薬品の使用を促進する体制の評価を行っている。
- 一般名処方にして後発医薬品の使用推進はよいが，カルテにも一般名または把握可能な製品名，含量，剤形を記載する*

*調剤薬局の報告で，後発医薬品でない理由が患者意向や調剤拒否である場合には是正するだけでなく，後発医薬品への変更に差支えがある場合はその旨を処方箋に明示する。（薬価基準収載品目リストおよび後発医薬品の情報 https://www.mhlw.go.jp/topics/2024/04/tp20240401-01.html）

イ　長期漫然投与の例：効果が認められないのに月余にわたり漫然と投与されたメコバラミン製剤／各種抗菌薬等（特に投与期間が定められている抗菌薬等）。

ウ　傷病名からみた禁忌薬剤の例：<u>重症筋無力症にベンゾジアゼピン系（BZ）薬や非BZ系や抗コリン薬，甲状腺疾患にヨード造影剤，気管支喘息にβ遮断剤，アスピリン喘息にNSAIDs（非ステロイド性抗炎症薬），パーキンソン病にセレネースやエボザックやオーラップ，糖尿病に成長ホルモン剤，インスリン依存型糖尿病にスルホニル尿素類，速効型インスリン分泌促進薬，ビグアナイド類，チアゾリジン誘導体</u>。

エ　傷病名不備の例：プラバスタチン10mg 2錠は「<u>重症脂質異常症</u>」，カリメート散15gは「高カリウム血症<u>（急／慢性腎不全）</u>」，ランサップ800は「HP感染症<u>（胃潰瘍／十二指腸潰瘍）</u>」カモスタット100mg 6錠は「慢性膵炎の<u>急性期</u>」，「<u>術後逆流性食道炎*</u>」と，下線部分が記載されていないと査定される。（*ただし3錠。）

オ　副作用リスクの高い腎障害や心不全（体液貯留）や胃潰瘍の傷病名があるのに，当該疾患の治療もなく，NSAIDsを投薬している。

（2）不必要な多剤投与

- 同じ適応症に対しての，成分または作用機序が異なるものの投与。

（3）抗菌薬等の不適切な使用

ア　細菌培養同定検査，薬剤感受性検査等の適正な手順を踏まずに，必要性の乏しい広域抗菌薬を投与している。

イ　細菌感染症の所見，徴候が認められない患者に対して，予防的に抗菌薬を投与している。

ウ　治療効果や薬剤感受性試験の結果を検討しないまま漫然と長期間投与を継続している。

エ　抗菌スペクトルを検討せずに必要以上の多剤併用を行っている。

オ　術中術後の感染予防のため，広域抗菌薬を投与している。

カ　術後に抗菌薬の投与を（　）日間に渡り漫然と継続している。

キ　洗浄目的でドレーンから注入する生理食塩水に混ぜて使用している。

（4）投薬

ア　ビタミン剤の投与

・必要かつ有効と判断した趣旨をカルテとレセプトに記載していない。

・疾患または症状の原因がビタミンの欠乏または代謝障害であることが推定されるもの以外に対してビタミン剤を投与している。

イ　治療を目的としないうがい薬のみの投薬について算定している。

ウ　抗癌剤の投与に際して，有効性と危険性を十分に説明し，同意を得ていない。

エ　患者に確認した内容についてカルテに記載がない。

オ　投与期間に上限が設けられている医薬品（特に麻薬または向精神薬）について，1回につき定められた日数分以上投与している／当該患者にすでに処方した医薬品の残量および医療機関における同一医薬品の重複処方の有無について，カルテに記載していない。

カ　（許可病床数200床以上の保険医療機関において）処方料・処方箋料を算定し，30日を超える長期の投薬を行うに当たって，医科点数表の通知に定める要件を満たさない場合であるにもかかわらず，患者に対して他の保険医療機関（許可病床数200床未満の病院または診療所）に文書による紹介を行う旨の申出を行っていない。

キ　処方箋料［F400］：処方箋を患者またはその看護者以外の者に対して交付している。

ク　一般名処方加算

・一般的名称に剤形および含量を記載していない。

・一般的名称で処方されたことについて何らかの記載がない。

・一般名または一般名把握可能な製品名をカルテに記載していない。

　・薬局でジェネリックを先発製剤に変更していないかを患者に確認，あるいは後発品を処方しなかった理由を調剤薬局に聞く。

ケ　院外処方箋

　・あらかじめ押印している。

　・処方医以外の医師名があらかじめ記載されている／様式が定められたものまたはこれに準ずるものとなっていない。

　・用法や用量の記載がない／不十分・不適切である。

コ　注射器，注射針またはその両者のみを処方箋により投与している。

サ　特定疾患処方管理加算［F100注5，F400注4］

　・算定対象の疾患が主病*でない患者について算定している。

　・かかりつけ医の総合的病態分析に基づく処方管理（服薬状況と効果等）が行われていない。

シ　必要性に乏しい抗不安薬あるいは睡眠薬の3種類以上の併用が行われている。

ス　不適応の投薬：よく遭遇するのが，ネキシウム（胃潰瘍以降），ガスモチン（慢性胃炎），ユベラ（高脂血症）：カッコが適応：カルテ記載内容からレセプト病名と判断されうる。

セ　最近よくあるのは，カデュエット配合錠が，高血圧／狭心症と高コレステロール血症の併発が適応ながら，コレステロールの検査もなく，傷病名を追加して処方した例や高血圧のみで処方している例。

ソ　抗悪性腫瘍剤処方管理加算［F100注6，F400注5］〔許可病床数200床以上の医療機関で入院患者以外，月1回。がん患者指導管理料（B001・23）「ハ」投薬・注射必要性の文書説明と競合するが，6回算定後は処方管理加算可能〕：腫瘍用薬投薬の必要性，副作用，用法用量，留意点の文書による説明を行い，患者同意を得たことをカルテに記録する。

＊主病：当該患者の全身的な医学管理の中心となっている特定疾患をいう。レセプト上，主傷病が複数記載されている場合であっても，ある疾患を主病とする場合に限り算定できる点数を2種類以上算定することは認められない。レセプト病名を主病とした算定はできない。また，2以上の診療科にわたり受診している場合には，主病と認められる特定疾患の治療にあたっている診療科以外の診療では算定できない。

11章 注射料算定上の留意点とは？

1 注射の診療報酬

療養担当規則では，注射について以下のように規定している。

療養担当規則第 20 条「4」注射
イ　注射は，次に掲げる場合に行う。
　(1)　経口投与によって胃腸障害を起こすおそれがあるとき，経口投与をすることができないとき，又は経口投与によっては治療の効果を期待することができないとき。
　(2)　特に迅速な治療の効果を期待する必要があるとき。
　(3)　その他注射によらなければ治療の効果を期待することが困難であるとき。
（ロ・略）
ハ　内服薬との併用は，これによって著しく治療の効果を挙げることが明らかな場合又は内服薬の投与だけでは治療の効果を期待することが困難である場合に限って行う。
ニ　混合注射は，合理的であると認められる場合に行う。
ホ　輸血又は電解質若しくは血液代用剤の補液は，必要があると認められる場合に行う。

注射料は大きく，投薬における処方料・調剤料に相当する**注射実施料**（25手技）と**無菌製剤処理料**に分かれる。

G000 皮内，皮下及び筋肉内注射，**G001 静脈内注射**，6 歳以上の者に対する 500mL 未満（1 日）の **G004 点滴注射**は入院患者には算定できない。

点滴注射では，6 歳未満に対する乳幼児加算や血漿成分製剤加算があるが，C001 在宅患者訪問診療料（Ⅰ）又は C001-2 在宅患者訪問診療料（Ⅱ）を算定した日（C101・C104・C108・C108-2・C108-3・C108-4 算定患者の場合）に併せて行った場合の費用は算定できない。

G020 無菌製剤処理料については要件を満たせば，抗悪性腫瘍剤の注射に対して，G003 抗悪性腫瘍剤局所持続注入や G003-3 肝動脈塞栓を伴う抗悪性腫瘍剤肝動脈内注入，外来化学療法加算（抗悪性腫瘍剤を注射した場合）なども併せて算定できる。バイオ後続品注射では，外来患者に導入初期加算

が，入院患者に A243-2 使用体制加算が新設されている。

このほか，「**通則**」の加算として，生物学的製剤注射加算，精密持続点滴注射加算，麻薬注射加算などがあるが，特定入院料等注射の手技料が包括される項目を算定した場合には算定できない。

特定保険医療材料料は注射の項でも算定できるが，注射回路に係る費用は各注射料の所定点数に含まれる。

また，**G005 中心静脈注射**のカテーテル挿入の費用は G005-2，G005-3 で算定できるが，抜去の費用は所定点数に含まれており別に算定できない。

なお，**皮下植込型カテーテル抜去**の費用は K000 創傷処理「1」で算定できるが，カテーテルを挿入・設置する場合，注射の部（コード 30）と手術の部（コード 50）で算定するので混同しないようにしたい。つまり，**G006 植込型カテーテル設置**の費用は手術（K611 抗悪性腫瘍剤動脈，静脈又は腹腔内持続注入用植込型カテーテル設置，K618 中心静脈注射用植込型カテーテル設置）で算定するが，植込型でない場合は挿入手技料のみの算定（G005-2 〜G005-4）となり，麻酔や手術との併算定は認められない。超音波ガイド下に注射をしても，その検査料や局麻手技料は算定できない。

外来化学療法加算については，専任常勤医師の有無によって加算 1，2 に分かれ，薬効分類によって腫瘍用薬とそれ以外（インフリキシマブ／トシリズマブ／アバタセプト／ナタリズマブ）とに分かれ，さらに 15 歳未満か以上かで分かれる。また，外来化学療法加算の対象となる注射実施料は，G001，G002，G003，G003-3，G004，G005，G006 に限定されている。

2 注射の問題事例

実際によく遭遇する問題点を具体的に列挙して，その対策を考えてみる。

❶ **自動輸液ポンプを用いて 1 時間 30mL 以下の速度で注射しているのに，精密持続点滴注射加算が査定される。**

➡ 緩徐注入の必要性がある場合に算定できるが，自動輸液ポンプを使用していれば薬剤は何でもよいというわけではない。例えば，カテコラミン系の強心剤や昇圧剤，β 遮断薬の降圧剤や抗不整脈剤のように，添付文書に「0.5mL／分以下静注・注入」などの記載が必要である。

よくある間違いは，1 日量が 720mL 以上になる点滴・中心静脈注射で算定したり，必ずしも自動輸液ポンプを使用する必要がない抗がん剤点滴・硬膜外麻酔時に算定することである。

なお，1 歳未満の乳児に対する算定の場合，薬剤の種類は問われない。

また，G003，G005 または G006 の回路による算定も可能であるが，G003 の所定点数にはポンプの費用が含まれているので注意する。

❷ 手術中に行った中心静脈注射用カテーテル挿入（G005-2）が査定。

➡　手術当日に手術に関連して行う注射の手技料や IVH（中心静脈栄養）製剤の費用は算定できない。

　中心静脈圧（CVP）測定目的で挿入した場合には算定できても，G200 特定保険医療材料や D226 中心静脈圧測定が算定されていない場合，CVP 測定の必要性がない場合は査定対象になりうる。DPC の場合，D226 は包括項目になっているので，G005-2 である旨や，CVP 測定の意義を強調したほうがよい場合もある。なお，G005-2 には静脈切開法加算もあるので，算定要件に該当する場合は請求もれに留意したい。

❸ 外来化学療法加算（抗悪性腫瘍剤を注射した場合）の対象薬剤と同じ抗癌作用がある薬剤を筋注したが，同加算が査定された。

➡　同項目は，腫瘍用薬（薬効分類番号 421〜424，429）を，G000 以外で投与した場合のみ算定できるので，乳癌や前立腺癌へのホルモン療法で用いる薬剤，骨転移に有効なビスホスホネート製剤，脳腫瘍や悪性黒色腫に有効な IFN（インターフェロン）-β，さらには筋注や局所注射も対象外である。ただし，639 から 429 になったトラスツズマブのように，薬効分類が変更されることもあるので注意したい。

　なお，外来化学療法加算（抗悪性腫瘍剤以外の薬剤を注射した場合）はインフリキシマブ製剤，トシリズマブ製剤，アバタセプト製剤，ナタリズマブ製剤を対象疾患に投与した場合に算定可。

❹ G020 無菌製剤処理料が査定される。

➡　患者年齢や薬剤量によって G004 点滴注射の手技料が算定できない場合（入院中の 6 歳未満児に 100mL 未満／日の点滴注射を行った場合等）でも算定できるので，対象患者に算定した無菌製剤処理料が査定されるようなら，審査機関等に納得できるまで確認したほうがよい。

　しかし，「1」の算定は悪性腫瘍用薬剤で細胞毒性を有するもの，つまり独立行政法人医薬品医療機器総合機構法第 4 条第 5 項第 1 号の「がんその他の特殊疾病に使用されることが目的とされている医薬品であって，厚生労働大臣の指定するもの」のうち，悪性腫瘍に対して用いる注射剤が注射される場合に限定されている。さらに，「1」は無菌製剤処理に閉鎖式接続器具を使用したかどうかで「イ」「ロ」に分かれる。

　なお，対象患者が悪性腫瘍でない場合でも，（算定要件を満たせば）強皮症患者にシクロフォスファミド（薬効コード 421）を投与した場合

などは「2」を算定できる。「2」は，①特定患者へのG002またはG004
（入院），②G005またはG006で，無菌製剤処理が必要な場合に算定で
きるが，薬剤の種類は問われない。

❺ **抗悪性腫瘍剤のベバシズマブやパニツムマブ投与時にG020「1」無菌
製剤処理料1が算定できるが，同じ薬効の抗悪性腫瘍剤で査定される。**

➡ 無菌製剤処理料1の対象薬剤は前述の厚生労働大臣の指定する医薬
品である。今後，遺伝子組換え分子標的薬のような新薬が保険適用さ
れたとしても，厚生労働大臣が無菌製剤処理料の対象として指定する
までにタイムラグが生じる。その間，同加算は算定できない。

❻ **低栄養，カヘキシー，低蛋白血症，低アルブミン血症等で使用したア
ルブミン製剤が査定される。**

➡ 単なる消耗性疾患や，術後にそういう状態になっているだけでは査
定対象になりうる。①アルブミン合成が半永久的に障害されているよ
うな肝硬変や肝癌，②アルブミン消耗が甚大なネフローゼや腎疾患，
③浮腫だけでなく胸腹水貯留がみられるほどの心不全，④出血性ショ
ック——などの重篤な場合に適応となる。ただし，審査は傷病名だけ
でなく，当該事例の検査内容や付随する治療内容を見ながら行われる。
疑念がもたれそうなら，検査値や症状等を記載しておくとよい。

❼ **高齢者への水分エネルギー補給用の点滴剤として使用したキシリトー
ル，果糖，マルトースが査定される。**

➡ ブドウ糖や高カロリー基本液が使えないような糖尿病・糖尿病状態
が適応となっているので，その旨が伝わるレセプト記載が求められる。
糖尿病治療薬はなくても，①生活指導等で克服中である，②今は治癒
しているが，既往歴が長く，ブドウ糖ではDMが再燃する，③妊娠中
である——などの医学的理由を摘要欄に記載しておきたい。

❽ **ノイロトロピン注射液が査定される。**

➡ 本剤の適応は，スモン後遺症状のほか，腰痛症，頸肩腕症候群，肩
関節周囲炎，症候性神経痛，皮膚疾患（湿疹・皮膚炎またはじん麻疹）
に伴う掻痒，アレルギー性鼻炎であり，同錠剤で適応のある変形性関
節症や発症後半年以上経過した帯状疱疹後神経痛は適応外とされてい
る。また，ジアゼパムと混注した場合には，配合禁忌（沈殿物）ゆえ
に査定されることがある。複数の鎮痛剤や精神安定剤との同時投与を
継続している場合には，漫然投与とみなされやすいので留意する。

❾ **肝機能異常やアレルギーの病名で，ミノファーゲン製剤が査定される。**

➡ この傷病名だけでは不十分であり，その原因疾患の記載が求めら

ている。本剤の場合，適応は，①慢性肝疾患における肝機能異常の改善，②湿疹・皮膚炎，じん麻疹，皮膚掻痒症，薬疹・中毒疹，口内炎，小児ストロフルス，フリクテンであり，そのいずれかでなければならない。

さらに留意すべきは，用法用量である。①の場合，1日1回40〜60mLを静脈内に注射または点滴静注する。100mL（日）まで増量可能だが，併施の肝臓治療や併存合併症（高血圧や低カリウム血症等）を見ながら審査される。②でも増減可能だが，1日1回5〜20mLを静脈内に注射しなければならず，容量がそれ以上であったり，点滴の場合は査定される可能性がある。または特別な理由の詳記が求められる。

よくある査定事例は，手術前後の麻酔薬や手術による肝臓の負担軽減のために使用しているケースである。このような理由を詳記したワンパターンのレセプトでは審査で問題となる。個々の事例に応じた肝疾患の既往歴や手術前後の肝機能検査のデータを付けるべきだろう。

❿「重症感染症」という傷病名で，免疫グロブリン製剤が査定される。

➡ 血液製剤類のなかで重症感染症における抗生物質との併用が効能効果の一つになっている人免疫グロブリンでは，γ-グロブリンをはじめ多種類の製剤が使われている。主治医としては，敗血症やDICになる前に使用して致命的な合併症につながるのを防ぎたい。

しかし，高価で貴重な血液製剤であるだけに，その請求時にはきびしい審査が行われる。まずは，傷病名を「重症感染症」とした理由やその背景，さらに治療経過がチェックされて，不明瞭な場合には返戻となって説明が求められる。ここでは，抗生物質がどのように使用され，細菌検査や感受性検査がどのように施行されたか，つまり適切な抗菌化学療法では効果が得られなかったことを審査側に理解させなければいけない。さらに，用法用量が守られて適切な日数であるかが問われる。とにかく慎重な適用が望まれているので，通常ありえないような事例の場合，相応の説明を摘要欄に示すことが必要だろう。

⓫血漿成分製剤を複数回輸注しなければならない患者に，毎週1回ずつ血漿成分製剤加算（G004「注3」）を算定したが，月1回に査定された。

➡ 傷病名や治療内容等からみて毎週輸注する必要はないと判断され査定されたものと考えられるが，その根拠となるのが「輸血療法の実施に関する指針」および「血液製剤の使用指針」である。これを熟読したうえで，再審査請求するなり，審査機関に質問してみるとよいだろう。

⓬MRSA感染症と同様，カルバペネム耐性腸内細菌科細菌（CRE）感染症に対してバンコマイシン注を使用している。

⇒　MRSA ほどの確立された治療法やガイドライン（GL）がない CRE
感染症の場合には，病態と薬剤感受性試験の結果などを考慮して臨機
応変な対応をすることになる。バンコマイシン点滴静注用の適応菌種
は MRSA であるので，MRSA と同様に β-ラクタマーゼ耐性製剤が必
要であることをいかに説明するかにかかっている。ただ，抗生物質を
多用する医療機関の場合，MRSA に対する審査がきびしくなる。感受
性試験結果や CRE 感染症原因の説明が必要であろう。

⓭ 学会のガイドライン（GL）では，性感染症の効果的な早期治療のため
に抗生剤注射を行うことが認められているのに，審査委員会からは菌
を確定して，抗生剤の内服から始めるよう指摘されている。

⇒　審査委員会の言うとおり，厚労省が公的に認めていない限り，GL は
保険診療の絶対的な審査基準にはならないし，注射治療も療養担当規
則第 20 条の注射の要件を満たさない限り査定対象になる。GL の権威
を振りかざすよりは，療養担当規則第 20 条の「イ（2）特に迅速な治
療の効果を期待する必要があるとき」の正当性を，公衆衛生学的見地（他
人への伝染性）と重症化（患者個人の全身波及性）の観点から理路整
然と訴えてみてはどうだろう。

⓮ 高齢者男性の（上/下部）消化管内視鏡検査や ERCP では必要な鎮痙
剤注射が A 査定されるので，支払基金に問い合わせたところ，「前立腺
肥大症や閉塞型緑内障の病名下の治療が行われている」と言われた。

⇒　もしブスコパンもグルカゴンも使用禁忌なら，ミンクリア（Menthol）
を内視鏡の鉗子口より胃幽門前庭部に散布すると蠕動抑制の可能性が
ある。ただし，妊婦や小児，大腸内視鏡検査には適応でない。

3　注射の留意点／指導のポイント

図表 43 に注射の留意点を示す。注射薬についても，投薬同様に次の注射
7 原則は重要である。不適切な注射では次のような事例が多い。
　①禁忌薬剤：静注用脂肪乳剤を血栓症の患者やケトーシスを伴った糖尿病
　　の患者に投与
　②適応外投与：肝庇護剤（グリチルリチン・グリシン・システイン配合剤，
　　グルタチオン製剤等）を薬剤性肝障害，術後肝障害等の患者に使用
　③用法外投与：腹腔内投与の適応のない抗がん剤を，腹腔内撒布
　④過量投与：蕁麻疹に対するグリチルリチン・グリシン・システイン配合

■図表43　注射算定上の留意点

1	注射の必要性がわかるようなカルテ記載になっている（確認できない場合は返還することになり得る）*
2	IVH植込型カテーテルからの注射実施を中心静脈注射手技で算定してはならない
3	精密持続点滴注射加算：緩徐注入が必要ない薬剤使用や注入速度が30mL/h以上では算定できない
4	外来化学療法：未登録レジメンや化療委員会で妥当評価がないレジメンや，患者への文書説明/同意がない場合には加算不可
5	外来化学療法時の制吐剤の使用目的/必要性，方法/手順がカルテでもわかるように記載しておく
6	無菌製剤処理料の対象患者でない場合や，閉鎖式接続器具を使用していない場合にこれを算定してはならない
7	血漿成分製剤加算：血漿分画製剤（アルブミン製剤，グロブリン製剤等）使用や説明文書のカルテ無貼付では算定できない**
8	アルブミン値が測定されていなかったり，慢性病態で2.5g/dL，急性病態で3.0g/dL以上の患者にアルブミン製剤の使用は不適切**
9	新鮮凍結血漿を凝固因子補充による出血傾向是正以外の目的では使用できない**

*図表38（p.169）の①②③はここでも重要になる：脂肪乳剤を血栓症やケトーシスの患者に投与（禁忌），肝庇護剤を薬剤性や術後の肝障害患者に使用（適応外），抗癌剤の腹腔内投与・散布（用法外），蕁麻疹に対する常用量を超えるGGC配合剤（過量），総合ビタミン剤と各種ビタミン剤（重複）など。

**血液製剤使用に当たって「輸血療法の実施に関する指針」および「血液製剤の使用指針」の最新改正版を熟読しておくこと。

剤の常用量を超える投与

⑤**重複投与（同様の効能効果，作用機序をもつ薬剤の併用）**：プロトンポンプ・インヒビタを経口と注射の両方で使用／総合ビタミン剤と内容の重複する他の各種ビタミン剤の併用

⑥**多剤投与（作用機序の異なる薬剤を併用）**：医学的に妥当とは考えられない組み合わせによる各種抗菌薬等の併用

⑦**不適切投与**：アンチトロビンⅢが70％以下になっていないDIC症例に，ヘパリン持続点滴もなくアンスロビンP500を使用している

実際には次のような指摘や指導が行われている。

(1) 血液製剤［G004］

ア　血液製剤の使用に当たって，「『輸血療法の実施に関する指針』及び『血液製剤の使用指針』の一部改正について」（平成26年薬食発1112第12号）および「『血液製剤の使用指針』の改定について」（平成31年薬生発0325第1号）を遵守していない。

イ　アルブミン製剤を慢性の病態において Alb 値 2.5g/dL 以上・急性の病態において Alb 値 3.0g/dL 以上の患者に対して投与している。

ウ　Alb 値を測定せずに，アルブミン製剤を漫然と投与している。

エ　新鮮凍結血漿を凝固因子の補充による出血傾向の是正以外の目的で投与している。

オ　ヒト免疫グロブリン製剤を適応外の疾患・状態に対し投与している。

カ　アルブミン製剤を適応外の人工心肺装置のプライミング目的に使用している。

（2）外来化学療法加算［第 2 章第 6 部通則 6］

ア　抗悪性腫瘍剤等による注射の必要性，副作用，用法・用量について文書で説明し同意を得て実施していない。

イ　登録された化学療法のレジメンの妥当性を委員会で評価していない。

ウ　未登録のレジメンで算定している。

（3）注射実施料

ア　中心静脈栄養用植込型カテーテル［G005］からの注射について中心静脈注射で算定している。

イ　精密持続点滴注射加算［第 2 章第 6 部通則 4］

・30mL/H より速い速度で注入している／緩徐注入の必要がない薬剤を注入しているものについて算定している。

・実施に係る記録，指示した旨の記録がない。

ウ　血漿成分製剤加算［G004］について，算定要件を満たしていない。

エ　説明に用いた文書の写しをカルテに貼付していない。

オ　血漿分画製剤（アルブミン製剤等）について算定している。

（4）注射

ア　経口投与が可能なのに，注射により薬剤を投与している／注射の必要性の判断がカルテから確認できない。

イ　注射については，経口投与をすることができないとき，経口投与による治療の効果を期待することができないとき，特に迅速な治療をする必要があるとき，その他注射によらなければ治療の効果を得ることが困難であるとき等，使用の必要性について考慮したうえで行うこと。

ウ　関節内注射：プレフィルドを使用しているにもかかわらず，多剤を混注し，使用している。

エ　レセプト病名から見て，禁忌の薬剤が注射されている。

オ　副作用検査が必要な薬剤であるにもかかわらず，チェックしていない。

カ　薬理の相互作用や相乗効果を無視した注射を延々と続けている。

12章 リハビリテーション料算定上の留意点とは？

1 リハビリテーションの診療報酬

　今やリハビリテーション（以下「リハビリ」）では，運動機能だけでなく，実用的な日常生活が円滑にできるように身体的，精神的，社会的な訓練が行われるようになり，疾患別のリハビリやがん患者に対するリハビリについても保険診療の対象となっている。適切なリハビリを実施し算定するためには，相応の経験をもつ専門医・セラピスト等を備え，所定の施設基準を満たさなければならないが，そこではチーム医療や地域連携を含めた取組みも評価され，アウトカム評価が導入されている項目もある。

　また，医療保険と介護保険の両方に関連する部分でもある。成果がすぐに表れる医療ではないだけに，保険者や国民から，「無駄な医療」「効率の悪い高額医療」などと，誤解をされないように留意する必要がある。「点数化された項目があるから，とりあえず算定しよう」という不埒な考えは許されない。また，特殊な疾患領域のリハビリや特殊な技術は当局に内議して，その旨を摘要欄などでわかるようにして準用しない限り，代替項目名で算定することはできない。厚生局への照会事例が多い領域は，医師会，看護協会，関連学会等を通して中医協や厚労省に保険適用の申請をするべきであろう。

　リハビリでは，当該治療によって状態改善が期待できることを医学的に証明できるものでなければならないが，残存機能や残存臓器・組織を活用して改善状態にもっていく技術は評価されてしかるべきである。例えば，栄養，排泄という基本的人権に関わる部分のリハビリに対しては，個々の技術に見合う点数化を期待したいものである。

　回復期リハビリ病棟が制度化されて25年も経つと，最近の地域医療改革の煽りを受けてか，体制強化加算が付くようになったためか，急性期病院において回復期リハビリ病棟への転向が増える傾向にあり，また，リハビリ専門病院の数も，一般病院における通所リハビリや在宅リハビリの患者数も増えてきた。レセプト審査で査定されることはなくても，施設基準の適時調査や適応疾患・状態の指導監査がきびしくなりつつある。医師のカルテ記載や

添付書類は言うに及ばず，セラピストの記録も，一辺倒ではなく患者個々人に応じた，かつ規定に沿ったあり方が求められている。特に，目標や計画に基づかない単なる機能訓練を漫然と実施することがあってはならない。

2 点数表における「リハビリテーション」

リハビリテーションの部の「通則」は7つしかなく，リハビリ料もH000からH008まで15項目だけだが，その内容は深く，複雑である（図表44）。

例えば，B001「17」慢性疼痛疾患管理料を算定する患者には疾患別リハビリテーション料（H000～H003）は算定できないなど，通知や事務連絡で細かい解釈が出されている。保険医は，解釈で戸惑うことがないようにしておきたいものである。

3 リハビリテーションの問題事例

実際によく遭遇する問題点を具体的に列挙して，その対策を考えてみる。

❶ 毎日，鼻腔栄養実施患者や胃瘻造設患者に嚥下訓練を行っているのに，H004 摂食機能療法等が査定される。

➡ 摂食機能療法は，①発達遅滞，②顎切除および舌切除の手術，③脳卒中等による後遺症──により摂食機能障害を有する患者，または④他覚的に嚥下機能の低下が確認でき，医学的に摂食機能療法の有効性が期待できる患者に対する機能訓練法であり，①～④以外の患者に鼻腔栄養や胃瘻栄養を実施していても算定することはできない。なお，「脳卒中等による後遺症」については，その「等」に該当する脳卒中以外の疾患としては，急性発症した中枢神経系疾患（脳脊髄腫瘍，脳膿瘍，脊髄損傷，てんかん重積発作），神経疾患（多発性硬化症，ギランバレ

■図表44　リハビリテーション料（H）の分類

心大血管疾患リハビリ	H 000	視能訓練	H 005
脳血管疾患等リハビリ	H 001	難病患者リハビリ	H 006
廃用症候群リハビリ	H 001-2	障害児（者）リハビリ	H 007
運動器リハビリ	H 002	がん患者リハビリ	H 007-2
呼吸器リハビリ	H 003	認知症患者リハビリ	H 007-3
リハビリ総合計画評価料	H 003-2	リンパ浮腫複合的治療	H 007-4
目標設定等支援・管理料	H 003-4	集団コミュニケーション療法	H 008
摂食機能療法	H 004	薬剤料	H 100

ー症候群，末梢神経障害），慢性の神経筋疾患（パーキンソン病，脊髄小脳変性症，筋萎縮性側索硬化症，遺伝性運動感覚ニューロパチー，皮膚筋炎，多発性筋炎）──などが考えられる。

　また，①～④に該当しても，レセプト摘要欄に，疾患名，治療開始日（改善ないしは退院後に再開した日でもよい）を記載する必要があり，「注3」摂食嚥下機能回復体制加算についてはさらに内視鏡下嚥下機能検査または嚥下造影実施日（検査や造影の手技料は，事前実施の胃瘻造設適否判断のための場合以外は併算定できない），カンファレンス実施日の記載がないと査定される可能性がある。

　なお，上記等の算定要件をすべて満たしていれば，H004「1」（30分以上の場合）は治療開始日から3月間は毎日算定できるが，それ以降は月4回しか算定できない。また，「2」（30分未満の場合）は脳卒中の発症から14日以内に限り，1日につき算定できる。

❷ 食道切除術後に気管切開しているが，H004 摂食機能療法が査定される。

➡　嚥下障害による気管切開やIVHによる栄養管理等の必要性からみて，嚥下訓練（摂食訓練相当）が必要なことは理解できるが，❶の4条件を満たしていないと判断された場合は査定される可能性がある。4条件のいずれかに該当していることを証明できるような記載があるとよい。

❸ 毎日，外来で難病患者に対するリハビリを行っているが，H006 難病患者リハビリテーション料が減点される。

➡　H006の対象患者は，「特掲診療料の施設基準等」別表第10の疾患（身障者手帳を受けていない場合はその状態）に該当する要介護者・準要介護者である。個々の患者に応じたプログラムに従ってグループごとに1日6時間以上の社会生活機能回復訓練を受けていることが算定要件だが，「注2」の退院後早期の短期集中リハビリテーション実施加算については①退院後1月以内，②退院後1月～3月以内──の2段階があるので，そのつど算定点数を見直す必要がある。基本料は訓練すれば毎日算定できるが，「注2」の加算では週2回以上の個別リハが必要であり，1回につき①は40分以上，②は20分以上という要件がある。

　なお，H006は個々のレセプトだけでなく，施設の観点からも審査され，人数的・時間的な問題から返戻や査定の対象になることもある。

❹ 入院中毎日，ストーマ（人工肛門・人工膀胱）リハビリ（SR）を行い，退院後は2週ごとにストーマ外来で1時間もかけて訓練しているのに，H003-2 リハビリテーション総合計画評価料が査定される。

➡　SRはリハビリ評価の対象外である。入院中のがん患者の場合には

H007-2がん患者リハビリテーション料が対象となり，ストーマが必要な難病患者でH006難病患者リハビリテーション料の算定が優先されても，H003-2が算定できる。なお，ストーマがあり障害者手帳が交付されている場合でも，先天異常や脳性麻痺，神経障害，発達障害等以外の患者にH007障害児（者）リハビリテーション料は算定できない。

H007-2がん患者リハビリテーション料を算定する場合，H007-2に含まれるJ119消炎鎮痛等処置やJ119-4肛門処置などを併算定すると査定対象になる。また，がん治療のための手術や化学療法等を行う（行った）患者でなくても，緩和ケア癌患者の在宅復帰リハビリに該当すれば，H007-2は算定できる。

❺ 乳がん手術を受けて患側上肢の浮腫や肩関節運動障害が起こった患者にリハビリ指導を行い，また，全身麻酔下の胸部手術のための呼吸器リハビリを算定しているが，DPCではいっさい評価してもらえない。

➡ リンパ浮腫の重症化を抑制するための指導を実施した場合は，B001-7リンパ浮腫指導管理料を入院中1回算定できるし，肩関節の運動器リハビリ（H002）も上限まで算定可能だが，H007-2がん患者リハビリテーション料が優先され，他の疾患別リハビリ料は併算定できない。外来では後者を選択することになる。

H002運動器リハビリテーション料は慢性の運動器疾患に対するものであり，術後の急性発症肩関節疾患は対象にならない。また，H003呼吸器リハビリテーション料の「手術前後の呼吸機能訓練を要する患者」のなかに乳がん手術後の患者は含まれていない。

なお，DPCにおいてリハビリは出来高で算定できるため，この事例では，DPCによる制限ではなく，レセプト内容から入院中のリハビリが必要ないと判断されたか，併存病名欄の記載不備と思われる。

❻ 入院中，手術直後から早期離床のために，実用歩行訓練や日常生活活動訓練等を指導しており，患者の状況により，脳血管疾患等（H001），廃用症候群（H001-2），運動器（H002），呼吸器（H003），がん患者（H007-2）のいずれかのリハビリ料を算定している。

➡ それぞれの算定要件に合致していれば問題はないが，必ずいずれかに振り分けるようなレセプト操作は，不正行為とみなされる可能性がある。この事例の場合，当該指導が要件を満たすならH003-2リハビリテーション総合計画評価料の算定を優先させて，さらに該当すれば疾患別やがん患者のリハビリ料の一つを併算定するようにしたい。

❼ H002運動器リハビリテーション料の初期／早期加算が査定される。

➡　大腿骨頸部骨折の患者で，入院，外来を問わず，退院歴をもつこと（A246「注4」地域連携診療計画加算を算定した患者）が要件になっている。他院退院患者である場合は同加算の算定患者である旨を摘要欄に記載する必要があるが，自院退院患者については記載不要。さらに条件が揃っていれば，14日間は初期・早期加算の併算定ができる。

❽ **術前に H003 呼吸器リハビリテーション料を算定し，術後に H001-2 廃用症候群リハビリテーション料の算定に変更している。**

➡　当該患者が術前後に呼吸器リハビリ（H003）が必要な状態の場合，H003 が優先されるために H001-2 は算定できない。

❾ **H001 脳血管疾患等リハビリテーション料の算定患者が認知症と診断され，認知症治療病棟に転棟してきたので，A314 認知症治療病棟入院料と H007-3 認知症患者リハビリテーション料を算定したが，査定された。**

➡　H007-3 は重度認知症患者が対象だが，A314 算定患者や認知症疾患医療センターの入院患者が必ずしも重度患者とは限らない。①認知症に伴って幻覚，妄想，せん妄，徘徊，弄便，異食，興奮，自傷，他害等の症状や精神症状に起因する問題行動が継続する状態等が著しいこと（ランクM），②専門医療を必要とする重症患者であること，③入院日（転棟日ではない）から起算して1月に限り週3回までの算定であること──などの要件を満たしているのであれば，その旨を記して再審査請求をしたほうがよい。ただし，H007-3 と疾患別リハビリ料は併算定できないので，留意したい。

❿ **H000 心大血管疾患リハビリテーション料の算定患者に，リハビリ後には毎回必ず心肺監視装置を付けてモニタしているが，D209 負荷心電図検査，D220 呼吸心拍監視が査定される。**

➡　H000 の所定点数にはそれに付随する D220 や D209 の費用等が含まれているので，査定されたものと思われる。もし，これらの検査がリハビリに付随したものでない場合には，摘要欄にその理由を理解してもらえるような記載をする必要があるだろう。

⓫ **外科大手術後の廃用症候群の患者に対する H008 集団コミュニケーション療法料が査定される。**

➡　当該療法は，一定程度以上の基本動作能力，応用動作能力，言語聴覚能力および日常生活能力の低下を来している者に対する言語聴覚士の訓練なので，手術や治療内容から見て必要性がないと判断された場合には査定される。症状や検査データを用いて，摘要欄のなかで当該療法の必要性を強調するとよいだろう。

⑫ **運動器リハビリ（H002）の指標として行っている人工股関節手術前後のD250平衡機能検査「5」下肢加重検査が査定される。**

➡ 　日本リハビリテーション医学会は当該検査が有効であるとしているが，日本整形外科学会は「股関節機能評価表」を指標としている。そのため，リハビリに対する指標として用いるのではなく，人工股関節手術や骨切り手術における術前後の加重軸の変化を診る目的で施行し，その旨を摘要欄に記載するとよいのではないか。

⑬ **「ロコモ」の傷病名で，運動器リハビリ（H002）を算定したが，「適応病名なし」として返戻された。**

➡ 　「ロコモ」は「運動器症候群」（Locomotive syndrome）の略称であり，日本整形外科学会でも新概念として提唱しているが，レセプトに使用する傷病名としては「運動器不安定症（MADS）」が標準病名であり，関連3学会でも「高齢化などにより，バランス能力および移動・歩行能力が低下し，その結果閉じこもり・転倒のリスクが高まった状態」と定義しており，診断基準として11疾患の既往と機能評価基準（ADLランクJまたはA，運動機能1または2）が示されている。

4 リハビリテーション料算定時の留意点

　図表45にリハビリテーション料算定時の留意事項を示す。当該算定には，リハビリテーション実施計画の作成，患者に内容説明，定期的効果判定等が必要である。それらの要素や実施時間のカルテ記載や従事者1人当たりの単位数（18U/日，108U/週）もチェックされる。

(1) 疾患別リハビリテーション料［H000〜H003］

　疾患別リハビリテーションは目的と対象疾患ごとに5つに区分され，運動療法や日常生活活動訓練等を行う（図表46）。当該患者が病態の異なる複数の疾患をもつ場合には，必要に応じた疾患別リハビリテーション料を算定できる。疾患内容やFIM・BI数値等からリハ適応が調べられる。

(2) がん患者リハビリテーション料［H007-2］

　がん患者リハビリテーションはがんの種類や進行，がん治療と副作用または障害等について十分な配慮を行ったうえで，がんやがんの治療により生じた疼痛，筋力低下，障害等に対して，二次的障害を予防し，運動器の低下や生活機能の低下予防・改善を目的として種々の運動療法，実用歩行訓練，日常生活活動訓練，物理療法，応用的動作能力，社会的適応能力の回復等を組み合わせて個々の症例に応じて行う。

■**図表45　リハビリテーション料算定上の留意点**

1	リハビリ従事職員1人ごとの毎日の訓練実施終了患者の一覧表を作成しておく*
2	リハビリ実施計画書が画一的であったり，空欄があったり，実施計画要点のカルテ記載がないのは無作成と判断されうる
3	疾患別リハビリ料の対象疾患には留意して，診断根拠が確認できるような記載にしておく**
4	拘縮予防処置，介達牽引，消炎鎮痛処置，スポーツフォーム矯正等の物理療法はリハビリ医療の範疇ではない***
5	起算日，継続決定日，毎日の訓練時間，合計単位数，算定日数，事前指示，事後報告などを記録すること
6	目標設定等支援・管理シートの作成，患者への交付，写しのカルテ添付，患者等の受止め方や反応のカルテ記載
7	要介護度や超高齢者やリハビリ不適応など事前チェックが甘すぎたり，改善見込みの記載がない場合は査定されやすい
8	摂食機能療法やリンパ浮腫複合的治療法にも実施条件や訓練内容・効果進捗記載の規定があるので承知しておく
9	がん患者リハビリでは，癌やその治療に関連する疼痛，筋力低下，障害等に対する評価と予防・改善リハビリ内容の記載が重要

*リハビリ実施単位数の管理（職員1人24U/dy，108U/wk以内）と患者の1日算定単位数（max 1/9 U）との整合性が問われる。

**例：他の疾患別リハビリ対象患者に廃用症候群リハビリは不可。脳血管疾患，廃用症候群，運動器の要介護者の外来維持期リハビリは介護保険へ移行する。

***リハビリ用の計測のみでは算定に値しない。

（3）疾患別リハビリテーション料の算定上の留意点

①医師は定期的な機能検査等をもとに効果判定を行い，リハビリ実施計画を作成し，リハビリの開始時とその後3カ月に1回以上，患者に対してリハビリ実施計画の内容を説明し，カルテにその要点を記載する。

②個々の患者の状態に応じて行ったリハビリのみ算定可能であり，集団療法として行った場合については算定できない。

③物理療法のみを行った場合は，リハビリ料として算定できない。この場合，処置料の該当項目により算定する。

④発症後早期のリハビリを図るため，より早期に実施したものについて，加算が設けられている。加算の算定可能期間，施設基準に留意する。

⑤外来リハビリテーション診療料（医学管理料）

⑥医師によるリハビリに関する包括的な診察を評価するものである。具体的にはリハビリの目的で来院した外来患者のうち，状態の安定した患者については，リハビリスタッフが十分な観察を行うことや，直ちに医師の診察が可能な体制をとること等を要件とした上で，再診料等を算定せ

■図表 46　疾患別リハビリテーションの相違点

種　類	目　的	対象疾患	制限日数*
心大血管疾患リハビリ	心機能の回復と再発予防	急性心筋梗塞，狭心症，解離性大動脈瘤，心不全，末梢動脈閉塞，開心術後等	150 日以内
脳血管疾患等リハビリ	基本的動作能力の回復等	脳梗塞/出血，脊髄損傷，慢性神経筋疾患，言語聴覚障害，多発性神経炎，舌癌手術等	180 日以内
廃用症候群リハビリ	基本的動作能力の回復等	急性疾患等の発症，手術，急性増悪に伴う安静による廃用症候群	120 日以内
運動器リハビリ	運動機能の回復等	脊椎損傷四肢麻痺，体幹・上肢・下肢の複合損傷，関節の変性/炎症に伴う機能低下等	150 日以内
呼吸器リハビリ	呼吸機能の回復等	慢性閉塞性肺疾患，肺炎，胸部外傷，胃，食道，肝癌/咽喉頭癌の手術前後等	90 日以内

*治療上有効であると医学的に判断される場合は，標準的算定日数を超えて月 13 単位まで算定が可能である。なお，算定単位数上限を超えたものについては選定療養として実施可能。

　　　ずに疾患別リハビリを提供できる。

（4）リハビリテーション総合計画評価料［H003-2］

　　定期的な医師の診察と運動機能検査・作業能力検査等の結果に基づき，医師，看護師，理学療法士，作業療法士，言語聴覚士，社会福祉士等の多職種が共同してリハビリ総合実施計画を作成し，これに基づいて行ったリハビリの効果，実施方法等について共同して評価を行った場合に算定できる。実施計画書の内容を患者に説明・交付し，その写しをカルテに添付する。

（5）リハビリテーション・栄養・口腔連携体制加算［A233］

　　入院患者の ADL の維持向上等を目的とした指導を行うこと，当該病棟には専任の理学療法士と管理栄養士を置いて所定の評価書と計画書を作成し，定期的カンファレンスの開催を行うことが必要となる。栄養サポートチーム加算は併算定できない。

（6）介護保険リハビリテーション移行支援料［B005-1-3］

　　維持期リハビリを受けている入院患者以外の患者について，居宅介護支援事業所の介護支援専門員等との連携により医療保険から介護保険のリハビリに移行した場合の評価となる。なお，介護保険リハビリ移行予定患者にリハビリ総合計画評価料 1（H003-2）は算定できないし，介護リハビリや介護予防リハビリとして行うべきものに疾患別リハビリを算定してはならない。

5 リハビリテーションの指導のポイント

　　実際には次のような指摘や指導が行われている。

(1) 疾患別リハビリテーション

ア　実施体制：従事者1人1日当たりの実施単位数を適切に管理していない（リハビリに従事する職員1人ごとの毎日の訓練実施終了患者の一覧表を作成していない等）／職員1人当たりの実施単位が理学療法士・作業療法士・言語聴覚士・従事者1人1日につき24単位・1週間で108単位を超過している。

イ　リハビリテーション実施計画（別紙様式21）

・実施計画書を作成していない／内容不備（空欄・画一的）がある。

・開始時や3カ月ごとに実施計画を説明していない，または説明の要点をカルテに記載していない。

ウ　機能訓練のカルテ記録：乏しい／画一的／開始と終了時刻の記載がない／患者ごとの実施記録とリハビリ従事者ごとの実施記録の時刻が一致していない。

エ　適応および内容

・適応に乏しい患者に実施している。

・対象疾患該当の診断根拠（運動器不安定症や高次脳機能障害等）が確認できない／対象疾患以外の患者に算定している。

・最も適当な区分とは考えられない区分で算定している。

・他の疾患別リハビリ料等の対象となる患者に廃用症候群リハビリ料［H001-2］を算定している。

・実施内容がリハビリではないものに算定している。

・リハビリのための計測のみを行ったものに算定している。

・実態として処置〔消炎鎮痛等処置（マッサージ，温熱療法を含む）・介達牽引〕とみなされるものにリハビリ料を算定している。

・看護師が病棟で行った拘縮予防処置をリハビリとして算定している。

・運動器リハビリ料について，日常生活の諸活動の自立を図る目的以外の内容（スポーツのフォームの矯正等）で算定している。

・病棟等において，平行棒内歩行や基本的動作訓練としての歩行訓練，座位保持訓練等のみで，疾患別リハビリ料を算定している。

・単なる離床目的で車椅子上での座位を取らせた場合を算定している。

オ　実施時間：訓練時間が20分に満たないものについて算定している。

カ　患者1人当たりの算定単位の超過：1日合計6単位を超えて（別に厚生労働大臣が定める患者については9単位を超えて）算定している。

キ　標準的算定日数を超えた継続リハビリ（H000ならびにH001，H001-2，H002，H003「注5」に規定する場合を除く）

・継続することとなった日をカルテに記載していない／FIM の測定によりリハビリの必要性を判断していない。

・リハビリ実施計画を作成していない／患者または家族に説明のうえ交付していない／写しをカルテに添付していない。

ク　リハビリ起算日

・医学的に妥当ではない（脊椎疾患等の慢性疾患で発症日確認なく新たな疾患としてリハビリを実施している）。

・標準的算定日数を経過するごとに対象疾患を変更している。

・同じ疾病のリハビリを継続して行う場合に発症日をリセットしている。

ケ　脳血管疾患等・運動器リハビリ ［H001］［H002］

・医師，理学療法士，作業療法士または言語聴覚士以外の従事者が実施するに当たり医師または理学療法士の事前指示がない。

・当該療法を実施後，医師または理学療法士に報告していない。

・事後報告に監視実施記録を利用する場合に報告を受けた者が確認した記録がない。

コ　廃用症候群リハビリ ［H001-2］：FIM または BI を評価していない／「評価表」の写しをカルテ・レセプトに添付していない。

サ　特掲診療料の施設基準等別表第 9 の 8 第 1 号に掲げる患者であって，標準的算定日数を超えて継続リハビリを行う患者：治療を継続することにより状態の改善が期待できると医学的に判断できない例であるにもかかわらず，月 13 単位を超えて算定している。

シ　リハビリ実施時に患者が要介護被保険者かどうか：確認していない／要介護被保険者に対する疾患別リハビリの算定区分が間違っている。

ス　早期リハビリ加算／初期加算：手術症例急性増悪症例を除く算定不可患者に対して算定している。

（2）リハビリテーション総合計画評価料 1・2 ［H003-2］

ア　総合実施計画

・様式に準じていない／患者に説明していない／交付していない。

・写しをカルテに添付していない／目標についての記載がない。

・理学療法士が単独で作成し，多職種で共同して作成していない。

・記載内容が画一的で空欄もある。

・介護保険リハビリ事業所へ移行見込の患者を区別していない。

・「別紙様式 23 ／ 21 の 6」またはこれに準じた様式を使用しているが，必須項目・選択項目の記載がない。

イ　回復期リハビリ病棟入院料1

・回復期リハビリ病棟入院料1を算定する患者について，身長・体重・BMI・栄養補給方法等に基づく患者の栄養状態の評価の記載がない。

・リハビリ効果，実施方法等について共同評価を行っていない。

・看護職の氏名の記載がない。

・リハビリ開始から評価ができる期間に達しているとは考えがたい場合で算定している。

ウ　リハビリ総合計画評価料1：介護保険リハビリの利用を予定している患者に対して脳血管疾患等リハビリ料，廃用症候群リハビリ料または運動器リハビリ料を算定すべきリハビリを行った場合に算定している。

(3) 目標設定等支援・管理料 ［H003-4］

ア　要介護被保険者でない患者について算定している。

イ　初回ではないにもかかわらず，初回の場合の点数を算定している。

ウ　カルテ記載の不備がある。

・支援・管理シートを作成していない／患者に交付していない。

・写しをカルテに添付していない。

・理学療法士が単独で作成し，多職種で共同して作成していない。

・シートの記載内容が乏しい。

・患者にシートに基づいた説明を行っていない。

・説明内容や当該説明を患者等がどのように受け止め，どのように反応したかについて，カルテに記載していない。

(4) 摂食機能療法 ［H004］

ア　発達遅滞，顎切除，舌切除の手術または脳卒中等による後遺症により摂食機能に障害がある場合にあたらない患者に，内視鏡下嚥下機能検査（D298-2）または嚥下造影（E003・7）によって他覚的に嚥下機能の低下を確認しないで算定している。

イ　実施計画を作成していない。

ウ　定期的に摂食機能検査（D298-2またはE003・7）をもとにした効果判定を行っていない。

エ　治療開始日／毎回の訓練内容／実施時刻（開始と終了）をカルテに記載していない。

オ　摂食機能療法1：訓練時間が30分に満たないものについて算定している。同療法2：脳卒中の発症から15日経過後に算定している。

カ　摂食嚥下機能回復体制加算

・チームカンファや嚥下検査もなく，摂食嚥下支援計画書の見直し，嚥下調整食の見直し（食事形態や量等）および摂食方法の調整や口腔管理等の見直しを行っていない。

・検査結果やリハビリ効果や進捗についてカルテに記載していない。

・退院後等のリハビリを担う他の保険医療機関等の医師とその他職種に対し，患者の嚥下機能の状態・患者または家族等への説明および指導の内容の情報提供をしていない。

(5) 難病患者・障害児（者）・がん患者・認知症患者リハビリテーション料 [H006] [H007] [H007-2] [H007-3]

ア 対象外の患者に対して算定している。各算定条件を確認すること。

イ がん患者リハビリテーション・認知症患者リハビリテーションを行う際に，リハビリテーション総合計画評価料を算定していない。

ウ 難病患者個々に応じたプログラムを作成していない。

エ 障害児（者）リハビリテーション実施計画・がん（認知症）リハビリテーション計画を作成していない。

オ 障害児（者）リハビリテーション・がん患者リハビリテーションを実施するにあたり，開始時に／3カ月ごとに，患者またはその家族に対して，実施計画の内容を説明していない／カルテに記載していない。

カ 機能訓練の内容の要点・実施時刻（開始と終了の時刻）の記録をカルテ等に記載していない。

キ 認知症患者リハビリテーションを重症*ではない者に，多職種共同計画もなく実施している。

　*重症認知症患者：A314算定の認知症治療病棟または認知症疾患治療センターの入院患者で「認知症高齢者ADL」がランクMに該当する者。

(6) リンパ浮腫複合的治療料 [H007-4]

ア 対象*とならない患者に対して算定している。

イ 弾性着衣または弾性包帯による圧迫，圧迫下の運動，用手的リンパドレナージ，患肢のスキンケアおよび体重管理等のセルフケア指導等を適切に組み合わせていない。

ウ 複合的治療を40分以上行った場合に該当しないにもかかわらず，重症の場合「1」を算定している。

エ 機能訓練の内容の要点・実施時刻（開始と終了の時刻）の記録をカルテ等に記載していない。

*鼠径部，骨盤部もしくは腋窩部のリンパ節郭清を伴う悪性腫瘍手術または原発性リンパ浮腫。

13章 精神科専門療法算定上の留意点とは？

Key words ▶ 抗不安薬・睡眠薬等の投薬の適正化，精神科専門療法の査定事例

1 「精神科専門療法」の診療報酬

　精神科専門療法においては，急性期の精神疾患患者に対するチーム医療を推進し早期退院を促すため，基本診療料では新規患者に対する精神科急性期医療には高い評価が行われている。それをさらに充実させるべく，精神科急性期医師配置加算（A249），精神科疾患患者等受入加算（B001-2-6「注2」），こころの連携指導料（B005-12, B005-13），精神科退院時共同指導料（B015），療養生活継続支援加算（I002「注8」）など手厚い体制がある。

　精神病床の機能分化については，精神療養病棟における医師配置の見直しや精神保健福祉士（PSW）配置加算（A103 精神病棟入院基本料「注7」・A312 精神療養病棟入院料「注5」）などにより評価されているが，「措置入院，鑑定入院，医療観察法入院で当該保険医療機関に入院となった者を除いた当該病棟の入院患者のうち9割以上（精神療養病棟の場合は7割以上）が入院日から1年以内に退院し，在宅へ移行する」ことが要件になっている。

　厚労省は，精神疾患をもつ患者の地域移行と地域定着の推進にも力を入れており，24時間体制の多職種チームによる在宅医療を，I016 精神科在宅患者支援管理料（月1回・6月以内）で評価している。これについても，施設基準だけでなく，その算定要件や対象患者等に関する細かい規定があるので留意する必要がある。

　認知症患者への適切な医療の評価も近年の改定で重視されている視点であり，認知症患者リハビリテーション料（H007-3）などが設けられている。

　第二次救急医療機関では，精神疾患を有する患者や急性薬毒物中毒患者の搬送医療機関決定までに長い時間がかかることから，夜間休日救急搬送医学管理料（B001-2-6）に，精神疾患の既往がある患者または急性薬毒物中毒の患者に対する精神科疾患患者等受入加算（「注2」）が設けられている。対象は，深夜，時間外または休日に救急用自動車および救急医療用ヘリコプターで搬送された患者のうち，過去6月以内に精神科受診の既往がある患者またはアルコール中毒を除く急性薬毒物中毒が診断された患者である。2016

年度改定でも救急患者精神科継続支援料（I002-3）が新設されるなど，**自殺対策を含めた救急医療等の推進**も図られている。

　また，**抗不安薬，睡眠薬，抗うつ薬および抗精神病薬の投薬の適正化**も近年の改定の特徴である。特定入院料（A311 精神科救急急性期医療入院料，A311-2 精神科急性期治療病棟入院料，A311-3 精神科救急・合併症入院料，A312 精神療養病棟入院料）においては，非定型抗精神病薬加算の種類数制限が 2 種類以下になっている。さらに，1 回の処方において，3 種類以上の抗不安薬，3 種類以上の睡眠薬，3 種類以上の抗うつ薬または 3 種類以上の抗精神病薬を投与した場合（向精神薬多剤投与）は，精神科継続外来支援・指導料（I002-2）は算定できないし，処方箋料，処方料，薬剤料についても減算される扱いになっている。

　ただし，この除外規定として，①初めて受診した日において，すでに他の保険医療機関で多剤投与されている場合，②薬剤の切り替え時，つまり新しく導入する薬剤を一時的に併用する場合，③臨時に投与した場合，つまり連続する投与期間が 2 週間以内または 14 回以内の投与，④精神科の診療に係る経験を十分に有する医師が，やむを得ず投与を行う必要があると認めた場合（抗うつ薬と抗精神病薬に限る）——などがある。

　精神科専門療法には期間や実施時間の区分けがある項目が多いのも特徴である。I008-2 精神科ショート・ケア，I009 精神科デイ・ケア，I010 精神科ナイト・ケア，I010-2 精神科デイ・ナイト・ケアには，1 年以内・1 年超の場合で算定が異なるし，I002 通院・在宅精神療法は，「30 分未満」と「30 分以上」「60 分以上」等に区分けされている。

2　点数表における「精神科専門療法」

　精神科専門療法については「通則」にも特記すべき内容は少なく，項目数も I000 から I016 までと少ないが，項目の細分化や注釈・通知の緻密さが特徴である（図表 47）。精神科医によって様々な考え方や治療法があって，実臨床とは多少かけ離れた感もあるが，保険診療の枠にマッチングさせていく実力が問われているのかもしれない。当該領域で使用される薬剤も種類こそ少ないが，その組み合わせは個人差も大きく，難儀するところではある。

　厚生局の指導でも，カルテ記載が求められることが多い。精神科では，患者や家族の主訴や面談内容は詳細に記載してあっても，診察所見や診断過程が記載されていないと注意を受ける。神経学的検査所見，患者の行動や喋り方，情動や質問に対する心理的表情等の記載が欠けていると，他覚的所見を

■図表47 精神科専門療法料（I）の分類

（精）*電気痙攣療法	I000	（精）ショート・ケア	I008-2
経頭蓋磁気刺激療法	I000-2	（精）デイ・ケア	I009
入院精神療法	I001	（精）ナイト・ケア	I010
通院・在宅精神療法	I002	（精）デイ・ナイト・ケア	I010-2
（精）継続外来支援・指導料	I002-2	（精）退院指導料	I011
救急患者（精）継続支援料	I002-3	（精）退院前訪問指導料	I011-2
標準型精神分析療法	I003	（精）訪問看護・指導料	I012
認知療法・認知行動療法	I003-2	（精）訪問看護指示料	I012-2
心身医学療法	I004	抗精神病特定薬剤治療指導管理料	I013
入院集団精神療法	I005	医療保護入院等診療料	I014
通院集団精神療法	I006	重度認知症患者デイ・ケア料	I015
依存症集団療法	I006-2	（精）在宅患者支援管理料	I016
（精）作業療法	I007	薬剤	I100
入院生活技能訓練療法	I008		

* （精）は精神科の略。

把握していないし，アセスメントも診療計画もできていないと解釈されてしまう。他科でいう SOAP は精神科でも必須である。

3 精神科専門療法等の問題事例

実際によく遭遇する問題点を具体的に列挙して，その対策を考えてみる。

❶ 向精神薬を4週ごとに処方して，患者にはその間にも精神科外来を受診してもらい継続外来支援指導を行っているが，I002-2 精神科継続外来支援・指導料が査定される。

⇒ I002-2 の「注2」で，当該患者に対する向精神薬多剤投与中は算定できないとされており，これが査定された理由と考えられる。各種薬剤を規定以内の数に抑える，あるいは外来受診の日数内にとどめるなどして，保医発通知の（2）のただし書きにある要件に該当することをレセプト摘要欄に記載する必要がある。

❷ 精神症状があって実際に訪問指導を行っているのに，I012 精神科訪問看護・指導料が査定される。

⇒ 高齢によるせん妄や一時的認知症，それに伴う精神症状は看護や社会復帰指導の対象とはならず，通院・在宅精神療法（I002）や精神科訪問看護・指導料（I012）の対象にはならない。れっきとした精神疾患を有することが必要であり，レセプトの摘要欄に，訪問看護指導を指示した専門医の名前，診察日時，所見，指示内容，さらには訪問看

護日ごとの患者の状態と指導内容を詳記したほうがよい。

❸ I000 精神科電気痙攣療法「1」マスク又は気管内挿管による閉鎖循環式全身麻酔を行った場合に，必要な D220 呼吸心拍監視，D223 経皮的動脈血酸素飽和度測定，D224 終末呼気炭酸ガス濃度測定が査定される。

➡　D220，D223，D224 の費用は L008 マスク又は気管内挿管による閉鎖循環式全身麻酔に含まれており，麻酔の前後にかかわらず算定できないため（L008「注6」保医発通知），査定されたと考えられる。

　しかし，L008 とは関係なく行われた場合など，特別な理由がある場合には，レセプトの摘要欄にその旨を記載してみるとよいだろう。

❹ レセプト上，患者年齢も初診日も明らかなのに，I002 通院・在宅精神療法「注3」未成年に関する加算等が査定される。

➡　明細書の記載要領では，『20歳未満の患者に対して通院・在宅精神療法を行った場合（「注3」または「注4」の加算を算定する場合に限る）は，当該保険医療機関の精神科を初めて受診した年月日を「摘要」欄に記載する』と規定している。また，算定は最初の受診日から1年以内（「注4」児童思春期精神科専門管理加算「イ」は2年以内，「ロ」は3月以内）とする縛りがある。いずれかに該当しなかったのではないか。

❺ 退院ごとに I011 精神科退院指導料を算定しているが，査定される。

➡　保医発通知には，「算定の基礎となる退院につき1回」「入院日及び入院期間の取扱いは入院基本料における取扱いと同様」と規定されているので，入院が通算される再入院かどうかで，同指導料の算定可否が決まる。入院が通算されない場合は，退院ごとに算定可能である。

❻ 統合失調症の患者に，B001「2」特定薬剤治療管理料と I013 抗精神病特定薬剤治療指導管理料を算定したが，査定される。

➡　統合失調症の場合，ハロペリドール製剤またはブロムペリドール製剤が B001「2」の対象となるが，投与薬剤の血中濃度を測定して，その結果に基づく薬剤投与量管理が要件になっている。

　I013「1」持続性抗精神病注射薬剤治療指導管理料の場合は，定型薬（ハロペリドールデカン酸エステルとフルフェナジンデカン酸エステル）や非定型薬（リスペリドン，アリピプラゾール，パリペリドンパルミチン酸エステル）の持続性抗精神病注射薬剤が対象となり，「2」治療抵抗性統合失調症治療指導管理料の場合はクロザピンが対象となる。ただし，精神科標榜医療機関で精神科医による計画的医学管理の継続と療養上必要な指導が求められる。

　このような条件を満たしているにもかかわらず，査定されるようで

あれば，統合失調症のガイドラインに沿った診断根拠や検査データ，治療経過などを詳記したほうがよいだろう。

❼ **脳出血で入院中の患者が精神症状を増悪させたので，家族に紹介状をもたせて他の精神科病院を受診させた。入院基本料を 10% 減算したうえで I002 通院・在宅精神療法を算定したが，査定された。**

➡ 　当該患者が外来受診できる状態ではないと判断されると，査定の対象になり得る。家族を行かせたことが「患者の病状説明，服薬指導等一般的な療養指導」であっても算定できない。

　なお，その他院での受診歴や対診歴があって，当該精神症状が対象精神疾患に伴うもので，原因が家族関係にある場合には，その家族に対する通院・在宅精神療法は保険適用になり，当該精神科医が患者本人の外来レセプトで請求をすることが可能となる。その際，レセプト摘要欄には 家族 と記載して，その要点をカルテに記録する。また，保険者に突合されても疑われないような配慮が必要になるだろう。

　DPC 患者の場合は，入院医療機関で算定して他医との合議精算方式をとるが，レセプト請求に関して他医との相互理解が必須である。

❽ **向精神薬（新薬）の処方量や日数の制限がきびしく，査定される。**

➡ 　新医薬品の場合，薬価基準収載の翌月の初日から 1 年間は，原則として 1 回 14 日分以上の処方は禁止されている。向精神薬や睡眠薬の場合，その制限期間が過ぎても処方量や日数の制限が続くことがある。

　新医薬品ではないドネペジル（Aricept），ガランタミン（Reminale），メマンチン（Memaly）等でも，認知症以外の病型や重症度などが記載されて，決められた用法用量と使用上の注意に従っていない場合は，診断根拠や経過説明を求められることがある。また，配合剤では単剤併用によって同一成分の用量が過剰になりやすいので留意する。

4　精神科専門療法等の留意点

　図表 48 に精神科専門療法算定上の留意点を示す。実施した精神療法の要点と精神療法に要した時間をカルテに記載する等は算定要件の基本である。指導を受けるにあたっての留意点を以下に列挙してみる。

(1) 入院精神療法 [I001]

　本療法の対象精神疾患は，ICD-10（国際疾病分類）の第 5 章「精神及び行動の障害」に該当する疾病または第 6 章に規定する「アルツハイマー病」，「てんかん」および「睡眠障害」に該当する疾病または精神症状を伴う脳器

■**図表48　精神科専門療法*算定上の留意点**

1	入院，通院・在宅ともに精神療法の時間と内容要点（危機介入，対人関係，社会適応に関する指示）のカルテ記載が重要
2	認知療法/行動療法では，既定のマニュアル**に従っていることがわかるようなカルテ記載が望ましい
3	ショートケア，デイケア，ナイトケア，デイ・ナイトケアでは週/月当りの実施回数，平均実施期間の限度に留意し，毎回の時間とケア要点のほかに，半年ごとの精神医学的必要性（社会生活機能）の評価をカルテ記載する
4	退院指導に当たっては，4者共同で保健医療・福祉サービス等に関する計画書を作成し，医師が説明し，患者・家族が理解した旨の記載が必要***（文書の写しをカルテに貼付）
5	心身医学療法では，身体的傷病（心身症）と心理・社会的要因との関連を記載し，12療法の内で使用した方法の要点を記載する

*精神科担当標榜医師ないしは精神保健指定医に適用。心身医学療法はそれ以外でも当該療法に習熟した医師なら算定可能。

**気分/強迫性/社会不安/パニック/PTSの障害では厚労省科学研究班作成のマニュアル，神経性過食症では国立精神・神経医療センター研究班作成のマニュアル。

***説明内容には退院後の治療計画と療養上の留意点，必要となる保健医療/福祉サービスを含む。

質性障害である。

　そもそも「入院精神療法」とは，一定の治療計画に基づいて，精神面から効果のある心理的影響を与えることにより，対象精神疾患に起因する不安や葛藤を除去し，情緒の改善を図り，洞察へと導く治療方法をいう。入院精神療法Ⅰは，入院中の患者について，精神保健指定医が30分以上入院精神療法を行った場合に，入院の日から起算して3カ月以内の期間に限り週3回を限度として算定する。入院精神療法（Ⅱ）では，入院日から4週間以内に行われる場合は週2回を，入院日から4週間を超える期間に行われる場合は週1回を，それぞれ限度として算定する。ただし，重度の精神障害者である患者に対して精神保健指定医が必要と認めて行う場合は，入院期間にかかわらず週2回を限度として算定する。

　具体的な精神療法の要点をカルテに記載することはもちろんだが，入院精神療法Ⅰの場合は，さらに当該療法に要した時間もカルテ記載する。なお，入院生活技能訓練療法との併算定はできない。

（2）通院・在宅精神療法［I002］

　本療法は，一定の治療計画のもとに，危機介入，対人関係の改善，社会適応能力の向上を図るための指示，助言等の働きかけを継続的に行う治療方法をいう。家族に対する通院・在宅精神療法は，患者家族関係が原因または増悪の原因と推定されている場合など，著しい症状改善に資すると考えられるときに限り算定できる。

　対象精神疾患は，入院精神療法と同じ*だが，精神科標榜保険医療機関の，精神科担当医師が行った場合に限り算定できることになっている。また，診療必要時間が5分を超えたときに限り算定し，カルテには当該診療に要した時間を記載する。時間が明確でない場合は「30分超」などの記載でも差し支えない（初診時の60分以上・30分以上・5分以上30分未満でそれぞれ点数が異なる）。もちろん，具体的な治療内容の要点をカルテに記載するのは言うまでもない。なお，B015精神科退院時共同指導料1を算定している通院患者には，療養生活環境整備指導加算が毎月算定できる。ただし，多職種が参加する3月に1回のカンファランス実施等が要件となる。

＊家族に対する入院精神療法は，統合失調症の初回入院時に限る。

（3）精神科継続外来支援・指導料 ［I002-2］

　対象精神疾患は，前2療法と同じである。入院中の患者以外の患者であって，精神疾患患者に対して，精神科標榜保険医療機関の精神科担当医師が，精神障害者の地域生活の維持や社会復帰に向けた支援のため，患者またはその家族等に対して，病状，服薬状況および副作用の有無等の確認を主とした支援を継続して行う場合を評価したもので，指導要点をカルテに記載する。

（4）認知療法・認知行動療法 ［I003-2］

　認知療法・認知行動療法とは，入院中の患者以外のうつ病等の気分障害，強迫性障害，社交不安障害，パニック障害，心的外傷後ストレス障害または神経性過食症の患者に対して，認知の偏りを修正し，問題解決を手助けすることによって治療することを目的とした精神療法をいう。前5障害に対しては，厚生労働科学研究班作成のマニュアルに従い，神経性過食症に対しては，国立研究開発法人国立精神・神経医療研究センター研究班作成のマニュアルに従って，治療した場合に限り算定できる。

　一連の治療計画を策定し，患者に詳細な説明を行い，認知療法・認知行動療法に習熟した医師により，30分を超えて治療が行われた場合に算定する。治療要点および診療時間をカルテに記載する。なお，医師と看護師が共同して行う場合，施設基準と算定要件に特に留意する。

（5）心身医学療法 ［I004］

　本療法は，レセプト傷病名に（心身症）の付記があれば，精神科とは無関係に算定できるが，それだけに算定条件がきびしいので留意する。まずは，身体的傷病（心身症）と心理・社会的要因との関連を明らかにしているかどうかが問われるし，治療計画に，患者に心理的影響を与えて症状改善ないしは回復を図るような手法があがっているかどうかがチェックされる。その手法には，自律訓練法から精神分析療法に至る12方法が列挙されており，ど

のように組み込まれているかが重要であり，実際の経過や評価のカルテ記載が検閲され得る。また，その診療時間（初診時は30分以上）規定があるので，時刻の記載は欠かせない。なお，20歳未満加算を算定する場合には児童相談所と連携し，保護者への指導内容もカルテに記載しておく。

（6）精神科ショート・ケア等［I008-2，I009，I010，I010-2］

　精神科ショート・ケア，デイ・ケア，ナイト・ケア，デイ・ナイト・ケアは精神疾患患者の社会生活機能の回復を目的として，個々の患者に応じたプログラムに従ってグループごとに治療するものをいう。いずれを行った場合も，その要点および診療時間をカルテに記載する。いずれかを最初に算定した日から起算して1年を超える場合，週5日算定が限度となるが，週4日以上算定できるのは，次のいずれも満たす場合に限られる。

①少なくとも6カ月に1回以上，医師が必要性について精神医学的に評価を行い，継続が必要と判断した場合には，理由をカルテに記載する。
②少なくとも6カ月に1回以上，精神保健福祉士または公認心理師が患者の意向を聴取する。
③聴取した患者の意向を踏まえ，医師を含む多職種が協同して，患者の意向および疾患等に応じた診療計画を作成する。医師は診療計画を患者または家族等に説明し，精神科デイ・ケア等の実施について同意を得る。
④精神科デイ・ケア等を実施した患者の，月あたりの実施回数，平均実施期間等について，要件が規定されている。

（7）精神科退院指導料［I011］

　精神科退院指導料は精神科標榜保険医療機関において，1カ月を超えて入院している精神疾患患者またはその家族等に対して，精神科担当医師・看護師・作業療法士・精神保健福祉士が共同して，保健医療サービスまたは福祉サービス等に関する計画を策定し，必要に応じて障害福祉サービス事業所や相談支援事業所等と連携し，策定した計画を文書により医師が説明を行った場合に算定できる。指導対象が患者本人または家族等であるかを問わず，対象となる退院1回につき1回に限り入院中に算定する。説明内容には，退院後の治療計画，退院後の療養上の留意点，退院後に必要となる保健医療サービスまたは福祉サービス等を含む。説明に用いた文書は，患者またはその家族等に交付するとともに，その写しをカルテに貼付する。

5　精神科専門療法等の指導のポイント

　実際には次のような指摘や指導が行われている。

（1）入院精神療法（Ⅰ）［I001「1」］

ア　精神保健指定医または精神科の担当医師以外の医師が実施している。

イ　精神療法を行った時間が 30 分未満である。

ウ　当該療法時間がカルテへ記載されていない。

エ　個々の患者の状態に応じた治療要点の記載がない。

（2）入院精神療法（Ⅱ）［I001「2」］

ア　当該療法の要点がカルテに記載されていない。

（3）通院・在宅精神療法［I002］

ア　当該診療に要した時間・診療の要点のカルテへの記載がない。

イ　家族関係が当該疾患の原因または増悪の原因と推定される場合でないにもかかわらず，患者家族に対する通院・在宅療法を算定している。

ウ　家族に対する病状説明，服薬指導等一般的な療養指導を算定している。

エ　特定薬剤副作用評価加算について，薬原性錐体外路症状評価尺度を用いていない／その結果と治療方針についてカルテ記載がない。

（4）その他

ア　精神科継続外来支援・指導料［I002-2］：症状，服薬状況，副作用の有無等の確認など，支援・指導の要点についてカルテ記載がない。

イ　標準型精神分析療法［I003］

・診療の要点・診療時間の診療録への記載がない。

・診療時間が 45 分を超えていない。

ウ　認知療法・認知行動療法［I003-2］：診療の要点・診療時間のカルテへの記載がない。

エ　心身医学療法［I004］

・治療計画（心理的影響）がない。

・診療録への治療内容や方法の要点記載がない。

・身体的傷病と心理・社会的要因との関連を明らかにしていない。

・入院精神療法［I001］，通院・在宅精神療法［I002］，標準型精神分析療法［I003］との併算定はできない。

オ　入院集団精神療法［I005］：個々の患者へ実施した療法のカルテへの要点記載がない。

カ　依存症集団療法［I006-2］

・認知行動療法の手法を用いていない。

・依存症種類ごとに決まった集団の人数と治療時間の実施ではない。

・各依存症障害の標準的治療プログラムに沿っていない。

キ　精神科作業療法［I007］：実施した療法の要点について個々の患者の

　カルテ等への記載がない。

ク　精神科ショート・ケア／デイ・ケア／ナイト・ケア／デイ・ナイト・ケア［I008-2］［I009］［I010］［I010-2］

　・当該診療に要した時間・診療の要点のカルテ等への記載がない。

　・週4日以上算定できる場合に該当しないのに算定している。

　・ケア種類ごとの規定時間以上実施していないのに算定している。

ケ　精神科訪問看護・指導料［I012］

　・保健師等に対する医師の指示内容の要点についてカルテ記載がない。

　・保健師等が医師の指示に基づき行った指導の内容の要点・開始時間・終了時間についての記録がない。

コ　精神科訪問看護指示料［I012-2］：交付した精神訪問看護指示書等の写しをカルテに添付していない。

サ　抗精神病特定薬剤治療指導管理料［持続性抗精神病注射薬剤治療指導管理料・治療抵抗性統合失調症治療指導管理料］［I013］：治療計画・指導内容の要点のカルテへの記載がない／画一的である。

シ　持続性抗精神病注射薬剤治療指導管理料［I013・1］

　・統合失調症の患者以外の患者に対して算定している。

　・治療計画と指導内容要点のカルテ記載がない。

ス　医療保護入院等診療料［I014］：カルテへの治療計画・患者への説明の要点の記載がない。

セ　重度認知症患者デイ・ケア料［I015］

　・精神症状および行動異常が著しい認知症（「認知症高齢者の日常生活度判定基準」がランクMに該当するもの）の記載もなく算定している。

　・ケアの要点および診療時間がカルテ等に記載されていない。

　・早期加算や夜間ケア加算を起算日から1年以上経っているのに算定している。

　・定期的評価を行っていない／計画的な医学的管理プログラムがない。

ソ　精神科在宅患者支援管理料［I016］を算定している。精神科オンライン在宅管理料については，個々の患者の状態に応じた記載になっていない／診察時間のカルテ記載がない。

14章 処置料算定上の留意点とは？

Key words ▶ 処置の面積，同一日の併算定，処置の査定事例，人工腎臓

1 処置の診療報酬

　処置料は検査料や投薬料などと異なり，医師の直接的手技（ドクターフィー）による評価の意味合いが強い。この分野の減点・査定が医師の手技そのものに対する疑義とならないよう，レセプト点検を行いたいものである。

　点数表では一般，救急，皮膚科，泌尿器科，産婦人科，眼科，耳鼻咽喉科，整形外科のほか，栄養，ギプス等の細目で区分されている（図表49）。

　点数表にない簡単な処置の費用は初・再診料／外来診療料や入院料等に含まれていること（後述），処置と手術の併算定は認められていないことなどを理解する必要がある。また，処置に伴う薬剤や特定保険医療材料料が算定もれとなっているケースも散見されるので，注意したい。

　また，手術に伴う検査や処置だと判断されると査定されることになりかねないので，同時に行ったものでないのであれば，そのことがわかるようにレセプトに記載する。

　そのほかの注意事項として，以下のようなものがある。

- ・処置の所定点数（150点以上か1000点以上か）によって，休日・時間外・深夜等の加算率が異なっていることや，150点以下ではこれらの加算が算定できないことなども知っておきたい。
- ・「注」加算の多い**人工腎臓**（J038）はもちろん，**持続緩徐式血液濾過**（J038-2），**血漿交換療法**（J039），**吸着式血液浄化法**（J041），**血球成分**

■図表49　処置料（J）の分類

一般	J 000 – 043 – 7	整形外科	J 116 – 119 – 3
救急	J 044 – 052 – 2	肛門処置	J 119 – 4
皮膚科	J 053 – 057 – 4	栄養処置	J 120 – 121
泌尿器科	J 058 – 070 – 4	ギプス	J 122 – 129 – 4
産婦人科	J 071 – 085 – 2	処置医療機器等加算	J 200 – 201
眼科	J 086 – 093	薬剤	J 300
耳鼻咽喉科	J 095 – 115 – 2	材料	J 400

除去療法（J041-2），**腹膜灌流**（J042）などの血液浄化療法は高点数であるだけに，適用症例ごとに告示・通知を見直すことが肝心である。

・**鼻腔栄養**（J120）における高カロリー薬は薬剤料（J300）で算定するが，投薬料や注射料は算定できないし，流動食との併算定はできない。ただし，鼻腔胃管や胃瘻からの流動食の点滴注入法の場合は，当該処置料のほかに入院時食事・生活療養費の特別食加算等が算定できる。なお，**経管栄養・薬剤投与用カテーテル交換法**（J043-4）は，胃瘻カテーテルまたは経皮経食道胃管カテーテルについて，画像診断または内視鏡等での確認のもとに算定できるのであって（透視診断 E000 も算定可），鼻腔栄養カテーテル交換は該当しない。

・手術当日の関連処置（ギプスを除く）は術前・術後にかかわらず算定できないし，両側器官の処置も特に規定する場合（片側・1 肢）を除き，所定点数の 2 倍を算定することはできないことも理解しておきたい。

・第 2 節の処置医療機器等加算では，**腰部，胸部又は頸部固定帯加算**（J200）と**酸素加算**（J201）に注意したい。

前者は，「付随する処置がない」あるいは「手術に伴う加算には適用できない」として査定されることがあるが，外来診療料に含まれる処置や在宅寝たきり患者処置指導管理料（C109）の算定患者の場合，破損による再給付時は，処置請求がなくても算定できるので，その妥当性を理解してもらえるようなレセプト記載を心掛けたい。

後者は，酸素吸入（J024）からインキュベーター（J028）までの 9 処置や人工呼吸（J045）で使用した場合に，窒素ガスも併せて薬剤価格（E300）と同様の請求ができるが，装置（閉鎖循環式麻酔や高気圧酸素治療等）の動力源として消費された酸素の費用は算定できない。酸素では 15 円控除の縛りはないが，単価の地域差や容器差（液体酸素では CE・LGC，ボンベでは大型・小型）がある。必要でもないはずの小型ボンベ酸素が算定されていたり，必要以上のガス量が算定されるようなことがある。ガス類も薬剤や特定保険医療材料と同様に購入時には消費税がかかるので，事務側の苦労も理解しておきたいところだ。

・第 4 節の**特定保険医療材料**（J400）では，24 時間以上の留置がカテーテル類（材料価格基準「021」～「039」）の算定要件になっており，単なる一時的処置の使用では請求できない。

・最後に，入院中の処置料算定が認められていないものがあるので留意する：100cm^2 未満の創傷／熱傷／重度褥瘡／皮膚科軟膏の処置（電撃傷，薬傷，凍傷は熱傷処置扱いの算定），無麻酔の爪甲除去（J001-7），皮膚

科光線療法（赤外線／紫外線）（J054「1」），干渉低周波による膀胱等刺激法（J070-2），眼処置（J086），睫毛抜去（J089「1」），耳処置（J095），耳管処置（J096），鼻処置（J097），口腔，咽頭処置（J098），間接喉頭鏡下喉頭処置（J099），ネブライザ（J114），湿布処置（J119「3」）等。

2　処置の問題事例

実際によく遭遇する問題点を具体的に列挙して，その対策を考えてみる。

❶ **指の熱傷処置（J001）や皮膚科軟膏処置（J053）の査定が多い。**

➡ 　疾患部位から範囲が$100cm^2$未満であると判断される場合，第1度熱傷と判断される場合などは査定対象となる。誤解されそうなときは，範囲や程度がわかるカルテ等を添付するとよい。また，査定の多い医療機関では，日頃から傷病名欄に熱傷程度や指の部位・数を記載したり，摘要欄の説明に配慮するべきだろう。

❷ **それまで算定が認められていた重度褥瘡処置（J001-4）が創傷処置（J000）や長期療養患者褥瘡等処置（J001-5）等に代替査定されたり，併算定した皮膚科軟膏処置（J053）のみに査定されることがある。**

➡ 　初回処置から2カ月を経過している場合や$100cm^2$未満で手術後14日を超過した場合に該当していることが考えられる。褥瘡部位が複数あることや重度であること，再入院による入院期間リセットであることが理解されるような具体的な記載があるとよい。ただし，局所陰圧閉鎖処置を併算定した場合も完全に査定される。

❸ **局所陰圧閉鎖処置（J003-2）が査定される。**

➡ 　傷病名や経過などから，適応ではない，あるいは規定された当該処置専用の特定保険医療材料を併用していないと判断された可能性が高い。ちなみに2020年度以降は，初回加算の算定日，陰圧維持管理装置として使用した機器，本処置の医学的必要性をレセプト摘要欄に記載することとされた。算定要件を満たしているなら，誤解を招かないような根拠（カルテ記載，写真，看護記録等）を付けて再審査請求するとよいだろう。

　J003-2は，重度褥瘡処置（J001-4）や皮膚科軟膏処置（J053）と併算定できず，「注」初回加算では入院・入院外での二重算定ができない。

❹ **手術前日に行っている胃持続ドレナージ（J020），高位浣腸（J022），留置カテーテル設置（J063），導尿（J064）が査定される。**

➡ 一般的に術前に行う関連処置は通常算定できない。傷病名や手術までの経過，手術内容や術後管理の状況から見て，前日に行う理由がないと判断されたものと解される。事情がある場合は，その理由をレセプトに明記しておく。術前処置に必要な特定保険医療材料（J400）や薬剤（J300）は算定できるので，請求もれのないようにしたい。なお，導尿（J064）は尿道を拡張して排尿を導く技術に対する評価であり，尿閉，尿道狭窄，神経因性膀胱などの関連疾患がない女性に対して容易に導尿できる場合は算定できない。カテーテル類もそれぞれに適応があるので，差益が高い材料〔「028」胃管カテーテル（2）ダブルルーメン②特殊型や「039」膀胱留置用ディスポーザブルカテーテル（3）2管一般（Ⅲ）など〕で算定するようなことがないようにしたい。

❺ **小範囲の創傷処置（J000「1」）が査定される。**

➡ 入院中，あるいは入院手術後2週間（眼科では数日）経過したのちの創傷処置は算定できないし，各種注射や植込み型カテーテルによる中心静脈注射に係る穿刺部位のガーゼ交換等の処置料や材料料も査定対象になる。なお，一般的に抜去の費用は挿入の所定点数に含まれているが，中心静脈注射用植込型カテーテル抜去の費用はK000創傷処理「1」で算定することになっているので，留意すること。

胃瘻や腸瘻では，胃腸液もれで周囲皮膚の高度炎症があることを詳記すれば，J000や前述のJ053の算定が認められうる。

❻ **経管栄養・薬剤投与用カテーテル交換法（J043-4）や尿路ストーマカテーテル交換法（J043-5）に準じて，カテーテル類の交換費用として，EDチューブ交換やPTCDチューブ交換を行っているが，査定される。**

➡ 挿入していたチューブの交換や再挿入については，経鼻栄養・薬剤投与用チューブ挿入術（J034-2）やドレーン法（J002「2」）で算定するが，チューブやドレーンの固定法の貧弱や失敗で再三挿入し直しているような場合は査定されてもやむを得ない。

❼ **外傷の部位と程度を記載したのに湿布処置（J119「3」）が査定される。**

➡ ①処置範囲が半肢の大部または頭部，頸部および顔面の大部以上にわたっていない，②他の消炎鎮痛等処置（マッサージ手技や器具による療法）を併算定している，③診療所の外来ではない，④在宅寝たきり患者処置指導管理料（C109）を算定している，⑤同一部位に創傷処置（J000）や皮膚科軟膏処置（J053）などが併施されている，⑥鋼線等による直達牽引（J117），介達牽引（J118），矯正固定（J118-2），変形機械矯正術（J118-3）のいずれかを併施している，⑦他の処置（J119-2

〜J119-4）や手術（K047-3，K083-2，K096-2）を併施している，⑧予見される当該湿布薬の必要量を外用薬として処方している——などの理由が考えられる。該当していない場合には再審査請求等をするとよいだろう。

❽ **Ⅱ度の内痔核に対して冷却痔処置（J070-3）を連日で4日行ったが，患者が来なくなり中断されたため，全査定になった。**

➡ 治療開始前に，5日以上処置を継続させることが要件であることを患者に説明して，協力が確約できる場合のみ処置を行うようにする。

❾ **腎瘻，膀胱瘻，尿管皮膚瘻に対して算定した尿路ストーマカテーテル交換法（J043-5）と腎盂洗浄（J061）が査定される。**

➡ J043-5では，カテーテル交換後に行われる画像診断の費用が算定されていない場合に査定されることがあるし，腎盂洗浄との併施は腎盂感染症などの病名がないと査定されやすい。なお，尿管皮膚瘻に対して同一日に留置カテーテル設置と腎盂洗浄を行った場合は，後者のみ算定するが，その際の洗浄液は所定点数に含まれる。

❿ **嚢腫への穿刺を行った場合の陰嚢水腫穿刺（J059）や血腫，膿腫穿刺（J059-2）が査定される。**

➡ 嚢腫の部位や大きさが点数に見合うかどうかが審査される。恥部にあるとか，新生児の頭血腫またはこれに準ずる程度である場合に算定が認められる。新生児頭血腫は，新生児が産道通過時の圧迫によって頭蓋骨骨膜がはがれ血液が貯留して隆起したものであって，新生児頭大の血腫とは異なるので，留意したい。

また，小範囲で自然治癒する可能性が高いものや，試験的に穿刺する目的で行う場合は，算定できない。穿刺治療するまでもないような水疱は，創傷処置（J000）で算定する。なお，嚢腫と膿腫は異なる。

⓫ **全身麻酔下手術のあとに，気管支拡張剤や喀痰溶解剤をミストにして気道内に送るために使用した超音波ネブライザ（J115）が査定される。**

➡ この医療行為は一般的に行われているものだが，薬剤が必要な疾患・患者かどうか，長時間挿管状態であったかどうかが審査され，査定されることもある。ときには，ビソルボンとアレベールなど，配合禁忌の薬剤も査定される。薬剤の適応がない場合は，超音波ネブライザがないと気道内湿気が保持できない状態かどうかが問われる。

なお，ネブライザ（J114）は外来患者のみが対象であり，副鼻腔内陰加圧用，喉頭・喉頭下用，アレルギー性鼻炎用以外では算定できない。保医発通知には，同一日に併算定できない処置（喀痰吸引，気道内洗浄，

各種呼吸法等）が規定されているので留意したい。

⓬ 肩関節脱臼と上腕骨近位端骨折で，非観血的整復術（K044「1」また は K061「1」）と腰部，胸部又は頸部固定帯加算（J200）を算定したが， 査定される。

➡ 併施は認められないが（J200 は K044「1」，K061「1」の所定点数に 含まれる），初回の胸部固定帯加算なら医学的に必要と考えられるので， 必要性を記載して再審査請求をしてみてはどうか。また，骨折非観血 的整復術等の手術を必要としない骨折患者に対しては，腰部又は胸部 固定帯固定（J119-2）が必要な状態なら，その所定点数が算定できる。

なお，非観血的整復術手術でギプスを使用した場合は手術料とギプ ス包帯料（J122「6」）が併算定できる。

⓭ 導尿やカテーテル留置時と同様に，摘便（J022-2）前のグリセリン浣 腸注入時，坐薬挿入時，高位浣腸（J022）時に使用したキシロカイン ゼリーが査定される。

➡ キシロカインゼリー 2％は尿道や気管の表面麻酔剤として適量分の算 定が認められているが，単なる潤滑剤としての適応はない。麻酔剤で あるので，原則として医師以外の使用や処方箋による投与は認められ ない。潤滑剤（皮膚・粘膜保護剤）としてはオリーブ油やワセリン等 を使用するとよいだろう。

⓮ 母斑や脂漏性角化症が皮膚レーザー照射療法（J054-2）の適応ではな いため，皮膚，皮下腫瘍摘出術（K005）の準用で保険請求したところ， D 査定される。

➡ CO_2 レーザーは不可ながら，Q スイッチ付／ルビーレーザー照射療 法は太田母斑，異所性蒙古斑，外傷性色素沈着症，扁平母斑等に対し て行った場合に算定できる。

3 処置算定上の留意点 （図表 50）

以下に指導対象となりやすい留意点を列挙する。

①創傷処置，皮膚科軟膏処置：処置の範囲により点数が異なる。処置の範 囲が請求根拠として後から確認できるよう，カルテ等に記載しておく。 点数表にない簡単な処置*は基本診療料に含まれ，別に算定できない。

＊点数表にない簡単な処置の例：浣腸・注腸，吸入，100cm² 未満の第 1 度熱傷処置・皮膚科軟 膏処置，洗眼・点眼，点耳・簡単な耳垢栓除去・鼻洗浄

②消炎鎮痛等処置（器具等）：電気療法，赤外線治療，熱気浴，ホットパ

■**図表 50　処置算定上の留意点**

1	適宜，医学的な必要性や有効性の評価を行い，長期に漫然と実施しないこと
2	創傷/熱傷/皮膚科軟膏/重度褥瘡の処置では部位，範囲，程度がわかるようなカルテ記載をする。ただ算定不可がある*
3	創傷治癒経過とともに大きさや深さは縮小するのが普通で，それに応じた記載と算定が必要。軟膏の塗布や湿布の貼付のみの処置では算定不可
4	消炎鎮痛処置（器具等）では内容の種類**，部位範囲，処置時間を記載するだけでなく，必要性と有効性の評価も重要
5	持続緩徐式血液濾過，血漿交換療法，局所還流，吸着式血液浄化法，血球成分除去，腹膜還流，人工腎臓等では適応が明確（検査データや所見）に記載されていることと効果や経過判定の記載も重要
6	J024（酸素吸入）～J029（鉄の肺）の 10 種類の換気処置では適応（検査データ***や所見）を明らかにして，使用時間日数や酸素量を記載し，必要酸素量が過剰にならないように配慮する
7	通常の導尿（尿道拡張を要しない）や新生児頭大以下の血腫/膿腫穿刺や治療でない膣洗浄等は基本診療料に含まれる

* 100cm^2 未満の第 1 度熱傷や皮膚科軟膏処置のほか，入院中の術後 2 週間後の 100cm^2 未満の創処置。
** hot pack，microlader，熱気浴，赤外線，超音波，電気療法。
*** SpO_2<90%，PaO_2<60～45mmHg，PaO_2/FiO_2<300mmHg 等。

ック，超音波療法，マイクロレーダーがあり，そのうちのどれか，処置内容の種類，部位範囲，処置時間をカルテに記載することが求められる。

③**酸素吸入，人工呼吸**：酸素使用量の請求の根拠となる，酸素流量，人工呼吸器の設定等を必ず記録する。酸素量の請求は一律の概算ではなく，実際に使用した酸素量を請求する。

④**人工腎臓[J038]，持続緩徐式血液濾過[J038-2]，血漿交換療法[J039]，局所還流[J040]，吸着式血液浄化法[J041]，血球成分除去療法[J041-2]，腹膜灌流[J042]**：いずれも高点数であるだけに各適応疾患や状態の詳細な記載や検査データや経過記録は重要視される。それらの不備を理由に，レセプト査定が皆無にもかかわらず，不正算定分の返還に至ることがあるので，カルテの充実が重要になる。特に，人工腎臓では 7 種類の施設基準と 7 種類の加算点数が設定されており，各実務は専任臨床工学技士と看護師に放任しているところが多いように見受けられるが，カルテ 2 号用紙の記載は保険医の仕事である。

⑤**ギプス[J122～129-4]や各種装具**：告示や通達が出ているので，事務任せではなく，保険医としての指示をしないと恥をかくことがある。

⑥**その他留意事項**：関連団体が出しているレセプト対策マニュアル本をみせて，「この通りにしたのに指導を受けるいわれはない」と反論しても，

療養担当規則や診療点数表が優先される。よくあるのは人工腎臓［J038］関係で，点数表改定に準じていない，各種加算に関連するデータや症状記載がないとか，保険医が診ているとは言えない事例は指導を受けることになる。下肢末梢動脈疾患指導管理加算も ABI（足関節上腕血圧比）や SPP（皮膚組織還流圧）の記録がないと，リスク評価を行っていないと言われても弁解できない。

　逆に，関連学会が定める指針遵守が条件なのに，独自のことをしても認められない。例えば，静脈学会主催の所定研修会を受講していない者が下腿潰瘍創処置に対して弾性包帯を巻いただけでは，静脈圧迫処置［J001-10］は算定できない。

4　処置の指導のポイント

　適宜，医学的な必要性，有効性の評価を行い，長期に漫然と実施しないように留意すること。実際には次のような指摘や指導が行われている。

(1) 創傷処置・熱傷処置・皮膚科軟膏処置 ［J000］［J001］［J053］

　ア　処置を実施したことや処置した範囲をカルテ等に記載していない。

　イ　熱傷処置 1 について，カルテに熱傷深度の記載がない。

　ウ　実際に実施した範囲と異なる範囲の区分で算定している。

　エ　創傷の治療による患部範囲の縮小に伴った減点をしていない。

　オ　下肢創傷の部位（足部／足趾／踵）および潰瘍の深さ（浅い／深い）についてカルテ記載がない。

(2) 重度褥瘡処置 ［J001-4］

　ア　カルテに創傷面の深さおよび広さの根拠が記載されていない。

　イ　カルテに重度の評価が記載されていない。

(3) 人工腎臓 ［J038］

　ア　継続して血液透析を実施する必要のない緊急透析の患者に対して導入期加算を算定している。

　イ　人工腎臓を行った時間（開始と終了の時間）のカルテ等への記載がない／画一的／実際と異なる実施時間である。

　ウ　障害者等加算（注 3）

　　・著しく人工腎臓が困難なものに該当（ア～ツ）でない患者に対して算定している。

　　・糖尿病の病名のみで頻回の処置検査がない患者に対して算定している。

　エ　慢性維持透析濾過加算（注 13）

・通常の透析で管理困難（①心不全徴候／血行動態不安定，②適切な除水／降圧薬管理／塩分摂取管理でも高血圧持続，③高リン血症持続）とはいえない患者に算定している。

オ　透析液水質確保加算（注9）
・透析液水質管理の施設基準届出がない／管理体制の不備なのに算定している。

カ　下肢末梢動脈疾患指導管理加算（注10）
・慢性維持透析を実施しているすべての患者に対してABI（足関節上腕血圧比）またはSPP（皮膚組織還流圧）等を含むリスク評価を行っていない。
・「血液透析患者における心血管合併症の評価と治療に関するガイドライン」等に基づく適切なリスク評価が行われていない。
・重症度評価に基づく必要な指導管理を行っていない／カルテ記載なし。

（4）血漿交換療法・吸着式血液浄化法［J039］［J041］
・適応外の患者に実施したものについて算定している。

（5）人工呼吸［J045］
ア　鼻マスク式人工呼吸器：PaO_2/FiO_2が300mmHg以下または$PaCO_2$が45mmHg以上の急性呼吸不全の場合に該当しない場合に算定している。
イ　覚醒試験加算（注3）：必要な評価事項の評価を行ってない／意識状態の評価日時および評価結果についてカルテ記載がない。
ウ　離脱試験加算（注4）：必要な評価の評価日時および評価結果についてカルテ記載がない／必要な評価事項の評価を行ってない。

（6）尿道拡張法［J066］
ア　通常の導尿（基本診療料に含まれるもの）を，本法またはJ064導尿（尿道拡張を要するもの）として算定している。
イ　カルテに必要性，適応病名の記載がないにもかかわらず，繰り返し実施されている。

（7）硬膜外自家血注入［J007-2］
・画像診断基準に基づく脳脊髄液漏出症に該当しないにもかかわらず，算定している。

（8）消炎鎮痛等処置［J119］
ア　医師の指示，実施内容，部位等のカルテへの記載がない。
イ　医学的な必要性，有効性の評価がなされておらず，長期漫然と実施さ

れている。

ウ　湿布処置について，算定要件を満たさない狭い範囲に実施したものについて算定している。

（9）局所陰圧閉鎖処置［J003］

ア　一次閉鎖が不可能な外傷性裂開創，術後離開創，四肢切断創，デブリードマン後皮膚欠損創などの適応がないのに，当該処置を算定している。

イ　入院中，入院外を問わず同一患者の初回加算は1度のみである。

ウ　医学的根拠がないのに持続洗浄加算を算定している。

エ　入院患者とそれ以外とでは算定が異なるのに，区別していない。

オ　腹部開放創とそれ以外とでは算定が異なる（前者はJ003-3）。

（10）その他

ア　血腫，膿腫穿刺［J059-2］：試験穿刺や小範囲のものに算定している。

イ　睫毛抜去［J089］：抜去睫毛が5〜6本程度の少数の場合であるにもかかわらず，多数の場合として算定している。

ウ　皮膚科光線療法［J054］：カルテへの医師の指示・実施した療法の内容についての記載がない／乏しい。

エ　いぼ等冷凍凝固法［J056］：部位数ではなく個数で算定している。

オ　扁桃処置［J098-2］：処置内容のカルテ記載がない／乏しい。

カ　耳垢栓塞除去（複雑なもの）［J113］：耳垢水等を用いなければ除去できない耳垢栓塞を完全に除去したことが明らかではない。

キ　関節穿刺［J116］をD405関節穿刺やG010関節腔内注射と同時にしても，主たるものしか算定できない。

ク　ギプスの項目ではJ129〜J129-4の採寸法，採型法について，義肢，練習用仮義足または仮義手，治療用装具に分類した評価に組み替えられたので，適切な選択が行われていないと査定や指導の対象になる。

15章 手術料算定上の留意点とは？

Key words ▶ 手術の包括範囲，手術の施設基準，複数手術の特例，手術の査定事例

1 手術に関する診療報酬

　手術は，医師の個人的技量によるところが大きい医療の一つである。それだけに医師自らのドクターフィーの要素が最も高い項目であり，特掲診療料のなかで最も高い点数がついている。言い換えれば，この項目のレセプト査定・減点がなければ，医師の技術に対する高い評価が認められていると言っても過言ではないだろう。医療機関としては，患者に行った医療行為に疑義をもたれないようなカルテ・レセプト記載が求められる。

　まずは，保険医療の基礎となる療養担当規則の内容を確認しよう。保険医は，特殊な療法または新しい療法等については，厚生労働大臣の定めるもの以外は行うことはできない（第18条）。また，手術は，適確な診断のもとに患者の健康の保持増進上，妥当適切に（第12条），必要があると認められる場合に行う（第20条第5号「イ」）とされている。一般的とは言いがたい手術に対しては施設基準等の条件が付いていることが多いので，それを満たしていない場合には，IT審査で自動的に査定されてしまいかねない。

　点数表では，K000からK950までの手術料が規定されており，その通則数は21にも及び，それらを補足する告示や通知，事務連絡（疑義解釈）なども多く出され，術者だけでなく，審査委員間でも統一した見解をもてるよう配慮されている。そのなかでも重要な原則を以下に列挙する。

(1)　手術に伴う当日の処置の費用（ギプスを除く），注射手技料，検査（診断穿刺・検体採取料）や内視鏡検査の手技料，手術に当たって通常使用される保険医療材料の費用は手術の所定点数に含まれるので，別途算定できないが（「通則1」），画像診断や検査に必要なフィルム代（E400），特定保険医療材料料（K950）や薬剤料（K940）は算定できる（「通則2」）。

(2)　前述のように施設基準届出医療機関・施設基準適合医療機関にしか算定できない手術が多々ある（「通則4」〜「通則9」）。ただし，胃瘻造設術（K664）については，施設基準届出医療機関以外の医療機関で行った場合でも所定点数の100の80で算定できる（「通則16」）。

(3)　対称器官に係る手術の点数は原則として片側器官の手術料であるが，「両側」とされている手術は片側の場合であっても所定点数を算定する。また，肺の両側に対し手術を行った場合は，それぞれ算定できる（「通則13」）。例えば，両側の子宮附属器手術（K886〜890-3）の場合，「両側」の記載がない卵巣部分切除（K887），卵管口切開（K887-3），卵管形成（K890）などは左右それぞれが算定可能である。

(4)　同一手術野または同一病巣につき，2以上の手術を同時に行った場合は，主たる手術の所定点数のみにより算定する。ただし，植皮術（K013，K013-2），大腿骨近位部骨切り術（K055-3）や神経移植術（K198）のような特定手術の併施の場合，相互に関連のない場合，遠隔部位の場合，到達方法や手術部位が異なる場合には合算できる（通則14）。

　　　また，「複数手術に係る費用の特例」別表第1（特例手術一般），第2（腹部救急外科），第3（口腔外科）に該当する場合は，主たる手術の所定点数と従たる手術の所定点数の100の50を合算して算定する。指や眼球など通則14の同一術野・病巣にかかわる通達は（1）から（8）まで公表されているので，関係者は参考にして術式を決めるとよい。

(5)　全身麻酔下に行われる悪性腫瘍手術や心臓手術等では，カルテ記載により周術期口腔機能管理後手術加算（200点）が算定できる（「通則17」）。

＊　　　　＊　　　　＊

各科に共通するような一般的手術で留意すべき点は次のとおりである。

(1)　創傷処理（K000）の「筋肉，臓器に達する」とは，深さを指すのではなく，筋肉・筋膜や臓器に縫合などの処理を行うことを意味する。そのため，筋肉がない部位や縫合の必要がない部位の場合は，「筋肉，臓器に達する」の区分は算定できない。ただし，頭部の帽状腱膜は縫合したのであれば筋肉相当と認められる。

(2)　K000「3」「イ」の「頭頸部のもの」とは，長径20cm以上の重度軟部組織損傷に対し，全身麻酔下で処理した場合をいう。

(3)　真皮縫合加算や体表手術などにおける「露出部」とは，頭部，頸部，肘関節以下の上肢，膝関節以下の下肢のことであるが，皮膚の厚さ等の理由から眼瞼，眉，舌，指，手掌は該当しない。

(4)　デブリードマン加算は，麻酔下で汚染挫創に対して汚染組織切除やブラッシングをした場合に算定でき，単なる壊死部トリミングは該当しない。

(5)　デブリードマン（K002）は通常，重度の熱傷，褥瘡，壊死潰瘍，汚染挫創等の場合に麻酔下で行われるが，必ず分層植皮術（K013）から粘膜弁手術（K021-2）までの手術を前提に実施した場合に算定する。

(6)　創傷処理とは，切・刺・割創または挫創に対して切除，結紮または縫合を行うことをいうが，皮膚縫合用ステープラー使用も該当する（真皮縫合もなく，SSテープのみの場合は創傷処置で算定する）。単なる切除，開創，搔把，排膿処理などは皮膚切開術（K001）であり，麻酔下の皮下穿刺術は創傷処置（J000）または診断穿刺（D400～D416）に該当する。

(7)　小児創傷処理［K000-2］もあるが，これとは別に手術通則7には手術時体重1500g未満の児／新生児には100分の400/300相当の点数加算や，通則8には乳幼児加算100/100，幼児加算50/100もある。

＊　　　　＊　　　　＊

　手術の部は，手術料，医療機器等加算，薬剤料，特定保険医療材料料に節が分けられているが，第2節に**輸血料**が組み込まれている（図表51）。

　手術料は，①皮膚・皮下組織，②筋骨格系・四肢・体幹，③神経系・頭蓋，④眼，⑤耳鼻咽喉，⑥顔面・口腔・頸部，⑦胸部，⑧心・脈管，⑨腹部，⑩尿路系・副腎，⑪性器，⑫臓器提供管理料——に細分類されている。

　各科で独特の点数解釈があるので，自分の専門分野に関係する手術点数の附帯事項や事務連絡には留意したほうがよい。例えば，泌尿器科のいわゆる「ロボット手術加算」（K939-4 内視鏡手術用支援機器加算）は2016年改定で削除され，2018年改定では「通則18」が新設され，他領域の手術についても，施設基準届出医療機関において，内視鏡下手術用支援機器の使用が認められた（図表52）。なお，改定ごとに術式の追加や要件の削除があり得る。

　手術は1人でできるものから，複数の外科医や臨床工学士とチームを組んで完成するものまで様々である。従来は科学的根拠もなく手術報酬が決められていたようだが，近年では「手術の新たな評価軸」が導入され，外科系学会社会保険委員会連合（外保連）が中心になって，評価基準の見直しを行っている。人件費や材料費などを加味した合理的な原価計算を基に手術報酬を算出した「外保連試案」が作られ，診療報酬改定時の資料として厚生労働省

■**図表51　手術料（K）の分類**

皮膚・皮下組織	K 000 - 022 - 3	腹部	K 630 - 753
筋骨格系・四肢・体幹	K 023 - 144	尿路系・副腎	K 754 - 823 - 7
神経系・頭蓋	K 145 - 198	性器	K 824 - 913 - 2
眼	K 199 - 284	手術等管理料	K 914 - 917 - 5
耳鼻咽喉	K 285 - 403 - 2	輸血料	K 920 - 924 - 3
顔面・口腔・頸部	K 404 - 471	医療機器等加算	K 930 - 939 - 9
胸部	K 472 - 537 - 2	薬剤料	K 940
心・脈管	K 538 - 628	医療材料料	K 950

■図表52　医療保険適用内視鏡手術用支援機器の使用（施設基準適合届出が必要）

K 374-2	鏡視下咽頭悪性腫瘍手術	K 695-2	腹腔鏡下肝切除術
K 394-2	鏡視下喉頭悪性腫瘍手術	K 702-2	腹腔鏡下膵体尾部腫瘍切除術
K 502-5	胸腔鏡下拡大胸腺摘出術	K 703-2	腹腔鏡下膵頭部腫瘍切除術
K 504-2	胸腔鏡下縦隔悪性腫瘍手術	K 719-3	腹腔鏡下結腸悪性腫瘍切除術
K 513 [3, 4]	胸腔鏡下肺切除術	K 740-2	腹腔鏡下直腸切除・切断術
K 513-2	胸腔鏡下良性縦隔腫瘍手術	K 754-2	腹腔鏡下副腎摘出術
K 514-2 [2, 3]	胸腔鏡下肺悪性腫瘍手術	K 755-2	腹腔鏡下副腎髄質腫瘍摘出術
K 529-2, 3	胸腔/縦隔鏡下食道悪性腫瘍手術	K 773-5	腹腔鏡下腎悪性腫瘍手術
K 554-2	胸腔鏡下弁形成術	K 778-2	腹腔鏡下腎盂形成手術
K 555-3	胸腔鏡下弁置換術	K 803-2	腹腔鏡下膀胱悪性腫瘍手術
K 655-2 [1]	腹腔鏡下胃切除術	K 843-4	腹腔鏡下前立腺悪性腫瘍手術
K 655-5 [1]	腹腔鏡下噴門側胃切除術	K 877-2	腹腔鏡下腟式子宮全摘術
K 657-2 [1, 4]	腹腔鏡下胃全摘術	K 879-2	腹腔鏡下子宮悪性腫瘍手術**
K 674-2	腹腔鏡下総胆管拡張症手術		（子宮体がんに限る）

が用いている。ただし，その結果，医師の研鑽によって施行時間が短縮された手術が減点されるなど，短縮の背景が適切に評価されないきらいもある。

2 一般外科の問題事例

❶ 診療応需態勢にない17時30分に緊急手術を始めたのに，時間外加算が査定される。

⇒　社会通念上，診療時間は9時から17時で，その1時間前後を診療応需態勢の標準とすれば，平日の8～18時，土曜日の8～12時は時間外にならないとされる（審査機関は医療機関ごとの標榜時間を把握していないことが多い）。

❷ 内視鏡的膵管ステント留置術（K708-3）の際のEF-胃・十二指腸（D308）や，内視鏡的大腸ポリープ・粘膜切除術（K721）の際の大腸内視鏡検査（D313「1」）が査定される。

⇒　内視鏡検査に引き続き手術を行うと，関連部位の内視鏡検査の併施と解釈されることがある。検査と手術が別の日に行えない理由や同日の別時間に行う必要性が理解できる詳記が必要。「関連部位に関連病変がないことを確認する」というだけでは理由にならないだろう。

❸ 陥入爪でマチワイヤ（巻き爪矯正具）を刺入して矯正術をしたが，陥入爪手術（K091「1」）が査定される。

⇒　陥入爪（有痛または感染症）や巻き爪（爪甲側縁の爪溝へ食込み）の治療法は，爪縁フェノール法（J000「1」），爪甲側縁切除術（K091「1」），

爪母切除術（K091「1」），爪削り・爪母切除（K091「1」），完全抜爪で爪床爪母形成を伴うもの（K091「2」）等がある。また，指趾の化膿（強痛あり）に対しては，ひょう疽手術（K090）で算定する。

　当該矯正術は「通則3」の特殊手術に相当するので，当局に内議し，指定された近似手術区分の所定点数を算定する。この場合，内議事項（回答）の文書を添付することが望ましい。

❹ **下肢静脈瘤血管内焼灼術（K617-4）の前日・後日に画像診断・検査を行った場合，画像診断・検査料が査定される。**

➡　算定日情報や「画像診断」欄で，手術日以外に実施した造影検査であることが明確になっていれば，査定されないはずだが，「手術」欄で請求していたり，過去あるいは退院後の外来で画像診断等が行われている場合は，外来レセプトとの突合・縦覧点検等で，手術の前日・後日の検査が不要と解釈された可能性が高い。深部静脈血栓を診るための超音波検査・断層撮影法（D215「2」「ロ」）も同様の取扱いとなる。

❺ **肝悪性腫瘍に対しては腹腔鏡下で，2cm以内のときはマイクロ波凝固法（K697-2「1」）を，2cm超のときはラジオ波焼灼療法（K697-3「2」「イ」）を1週ごとに算定しているが，1回以外は査定される。**

➡　K697-2，K697-3の場合は，1回の治療計画で治療を終えるまでの間を一連としている。また，いずれも「主たるもののみで算定する」という規定があるので，一方のみ1回だけの算定となる。

❻ **結石に対して，体外衝撃波消耗性電極（K938）を利用した胆石破砕術（K678）や腎・尿管結石破砕術（K768）を数カ月繰り返したが，効果がほとんどなかったので，5カ月目に胆嚢摘出術（K672）や腎盂切石術（K767）を実施・算定したが，査定された。**

➡　現在，半年間のレセプトは容易に縦覧できるシステムになっている。それぞれの留意事項の最後にある「所期の目的が達成できず，他の手術手技を行った場合の費用は，所定点数に含まれ別に算定できない」という規定が適用されたものと考えられる。

❼ **創傷処理（K000「4」・K000-2「5」）が，麻酔剤がないという理由だけで創傷処置（J000「1」）に代替査定される。**

➡　「1針縫合なら無麻酔下で可能である」「表面麻酔や局所麻酔の薬剤は15円以下では算定できない」などの理由を記載し，理解を求める。

❽ **骨が見えるほどの深い傷なのに，手指・趾の創傷処理（K000「1」・K000-2「1」）が，「筋肉，臓器に達しないもの」に代替査定される。**

➡　指・趾でそれほどの創傷なら，腱縫合術（K037）が必要であろうし，

224

固有指の伸筋腱断裂ならK000「2」・K000-2「3」に準じて算定することになっている。局所麻酔剤量，処方内容，術後処置経過やシーネ固定の有無などを参考に審査され，代替査定されたのではないか。

❾ 乳癌で乳輪温存乳房切除術（K476「9」）を施行したが，退院後に病理永久標本組織検査結果が断端陽性であったため，患者納得のうえで乳腺全摘術（K476「1」）と遊離皮弁術（K017「1」＋K936-3）を施行して合算請求した。退院後数カ月経って，形成外科で乳房再建術をしたが，皮弁を用いた二次的再建術（K476-3「2」）を算定したところ，ゲル充填人工乳房相当の乳房再建術（K476-4）に査定された。

➡ 縦覧点検が行われているため，手術内容（麻酔時間や術後経過を含む）などからみて，乳腺悪性腫瘍手術後の乳房二次再建術がK476-4の保医発通知（2）「ウ」中の「皮弁移植術などにより皮膚の不足が十分に補われている」状態と判断されて，K476-4相当とされたものと推測される。また，乳房再建には筋皮弁法とインプラント法があるが，後者の二期的再建なら組織拡張法か皮弁移植法が先行される。なお，組織拡張器による再建手術（K022「1」）では器材挿入の除去が一連となり，人工乳房の特定保険医療材料（K950）が算定できる。

❿ 月末の午後に膝窩動脈狭窄症の患者が緊急入院した。大腿動脈造影で診断がついたのが0時で，引き続き血管拡張術（K616）を施行したが，経皮的血管形成術用穿刺部止血材料（エクソシール）が査定された。

➡ 経皮的血管形成術用穿刺部止血材料（特定保険医療材料Ⅱ107）については，早期退院を目的とした大腿動脈穿刺部位の止血を行い，5Fr以上のイントロデューサーシースを使用した症例が対象となる。手術としては，経皮的冠動脈形成術・粥腫切除術・ステント留置術，末梢動脈（頸・腎・四肢）の経皮的血管形成術が適応となるが，「K616がこれらに相当すること」，また「患者が手術の翌々日までに帰宅していること」がわかるように，手術日の入った記録のコピーを付けて再審査請求するとよいだろう。

⓫ 直腸脱手術（K742「1」「イ」）の際に算定した人工靱帯メッシュ（特定保険医療材料「077」）が査定された。

➡ この材料が保険償還される際の書式内に「直腸脱手術」が記載されており，通知（平成19年保医発1031002号）発出以降もメーカーに保険適用除外事例の報告はない。厚労省医療課からも「直腸脱手術が対象になる」との回答を得ている。「THIERSCH法用（LK-5T-130）」と明記して，再審査請求するべきであろう。

⓬ 腹腔鏡下胆嚢摘出術（K672-2）ではディスポ治療材料が査定されたり，途中で開腹に移行した場合は胆嚢摘出術（K672）に代替される。

➡　ディスポ治療材料は手技料に含まれ算定できないことは多いが，通常では発生しない出血や胆汁漏が起こるなど，24時間以上の留置が必要な場合は，その旨を傷病名欄や摘要欄で明確にするとよいだろう。

　　また，同一疾患での術式移行の場合，「主たるもののみにより算定する」ことになっており，手術・麻酔時間や治療内容等から判断される。

⓭ 同一術野，同一病巣における複数手術を行う場合，内視鏡や関節鏡を使用すると査定される。

➡　「通則14」の解釈は，告示（「通則14」）特例と告示「複数手術に係る費用の特例」以外の手術項目には適用されない。したがって，例えば，骨部分切除術（K049）または骨盤骨（軟骨）組織採取術（K126）と軟骨・骨移植術（K059）とは合算できるのに，後者の代わりに関節鏡下自家骨軟骨移植術（K059-2）では合算できないし，結腸切除術（K719）と胆嚢摘出術（K672）は特例扱いになるのに，腹腔鏡下胆嚢摘出術（K672-2）と同時に行った結腸切除術（K719）は特例にはならない。その場合でも，「遠隔部位で術野が異なり，到達方法が異なる」ことが理解してもらえるような注釈は必要であろう。

⓮ 腹部外傷（膵脾損傷）でK711脾摘とK702膵体尾部合併切除を施行したが，後者は査定された。

➡　外傷や緊急の場合の複数手術は通則14でいう告示「複数手術に係る費用の特例」別表2で規定されており，K711はK701膵破裂縫合術との合併手術は認められているが，K702［1 イ］は腫瘍切除における脾同時切除なので，査定されたものと思われる。ただし，K702［1 イ］が郭清を伴わない手術術式としては同一であることから，通則3の「最も近似する手術の区分」に該当する特殊手術とするならば，その都度当局に内議して，その旨をレセプト摘要欄に記載しておく必要がある。余談ながら，こういう取り決めを術前に把握している術者なら，K702［1 イ］よりもK701とK711の複数手術を実施した。

3　手術（一般外科以外）の問題事例

❶ 腎盂・尿管と膀胱の両方に悪性腫瘍があり，腎（尿管）悪性腫瘍手術（K773）と膀胱悪性腫瘍手術（K803）を併算定したが，査定された。

➡　膀胱全摘出が必要なほどの症例の場合，「通則14」の複数手術の規定

に該当しない旨詳記をすれば査定されないと思われるが，それほどでもない場合には主たる手術のみの算定になる。腹腔鏡下における腎（尿管）悪性腫瘍手術（K773-2）と膀胱悪性腫瘍手術（K803-2）は「通則14」の規定（同一手術野又は同一病巣）に該当する可能性が高い。

❷ **頭頸部大手術と「通則14」のただし書き（合算可能規定）にあるような移植術を併施した場合，査定される。**

➡ 　顕微鏡下血管柄付きのものの場合，自家遊離複合組織移植術（K020）は遊離皮弁術（K017）よりも高点数だが，前者は皮弁と別組織を意識的に採取して各臓器を個別に吻合するものであり，後者は皮膚組織では皮膚，皮下脂肪，動静脈血管を一体として摘出するものであるから，どちらに相当する技術かを判断しなければならない。例えば，喉頭，下咽頭悪性腫瘍手術（K395）で小腸と腸間膜を一体として摘出した場合は，K017を併算定して微小血管自動縫合器加算（K936-3）が算定できるのに対して，顎癌の移植手術では上顎骨悪性腫瘍手術（K442）とK020の併算定が一般的である。ただし，骨・神経を摘出しなかった場合にはK020ではなく，K017で併算定することになる。

❸ **手根管症候群に対して行った手関節固定やステロイド局所注入の効果がなかったので，神経剥離術（K188）を算定したが，査定される。**

➡ 　手根管開放手術（K093）・関節鏡下手根管開放手術（K093-2）を行わずに当該手術を施行した理由や，疾病の原因疾患と治療経過等から神経癒着・変形を伴った理由を記載するとよいだろう。つまり，K188の必要性が理解されないと査定される。

❹ **難治性骨折に対する電磁波電気治療法（K047）や超音波治療法（K047-2）が査定される。**

➡ 　原則，両手術については骨折非観血的整復術（K044），骨折経皮的鋼線刺入固定術（K045）等を行っても治癒しない場合が対象となるが，「やむを得ない理由」があればK044，K045等を行わなくても算定できる。「やむを得ない理由」には，易感染状態や身体的要件で手術施行が困難であること，薬剤アレルギー等で麻酔が困難であること——などが該当するが，患者の希望や非医学的都合は保険診療では許されない。

　なお，超音波骨折治療法（K047-3）も骨折観血的手術（骨切り術や偽関節手術を含む）実施後の治癒期間短縮が目的なら算定できる。

❺ **椎間板ヘルニアで椎弓切除術，椎弓形成術（後方椎体固定）（K142「3」），非生体同種骨移植術（K059「3」「イ」）を併算定したが，後者が査定された。**

⇒　同一皮切で採取した自家骨を加工して人工骨と一緒に移植した場合は算定できそうだが，「通則14」複数手術規定の骨移植の解釈か施設基準に問題があるのではないか。日本組織移植学会のガイドラインが順守されていない，あるいは人工骨移植のみで十分と判断されたのかもしれない。再審査請求か，面談により理由を明らかにすべきだろう。

❻ **整形外科手術で使用する特定保険医療材料の数量が査定される。**

⇒　特定保険医療材料の数量には明確な基準がないので，審査委員会が一般常識から判断して過剰な場合はB査定になる。

　例えば，部位や状態にもよるが，骨折観血的手術（K046）で使用するスクリュー（特定保険医療材料「060」）は約10本まで，人工関節置換術（K082）で使用する骨セメント（特定保険医療材料「079」）は約120g（大腿骨側80g，骨盤側40g）までは認められる。また，骨折固定に使用するキルシュナー鋼線〔特定保険医療材料「076」(2)〕については，骨折経皮的鋼線刺入固定術（K045）のみならず骨折観血的手術（K046）でも必要分が認められる。

❼ **実施寸前に手術が中止になったので，必要性をレセプト摘要欄に明記したうえで，術前に準備していたオーダーメイドの特定保険医療材料料を請求したが，査定された。**

⇒　「通則15」の保医発通知「手術の中絶等の場合の算定方法」が根拠となり，術前中断の場合の材料料は算定できない。まれに，人工関節再置換術（K082-3），頭蓋骨形成手術（K180）等におけるカスタムメイド人工関節・人工骨（特定保険医療材料「071」）や，心臓手術における弁付きグラフト（同「121」）などは個体に合わせてオーダーメイドし，使用直前に中止となることがあり，材料分だけを自費診療扱いにできないこともある。

　なお，患者の死亡等で手術が不成功の場合の手術料も算定できない。ただし，その場合でも検査として成立する場合は算定できるケースもある。手術の項で請求する場合は，手術名は記載のみにとどめ，材料と薬剤のみを算定する。DPCで術後24時間以内に死亡した場合は，手術所見を添付するか，摘要欄に詳記するとよいが，併施の画像診断と検査の費用は認められない。

❽ **急性心筋梗塞で救急搬送された患者に経皮的冠動脈形成術（K546「1」）を算定した。摘要欄には心筋トロポニンT/IやCK-MBの測定値をはじめ必要事項を記載していたが，K546「2」に代替査定された。**

⇒　摘要欄の「ア」～「ウ」の要件記載から緊急手術開始時間までに当該

測定値は入手できていないと判断されたか，あるいは冠動脈インターベンション治療（K546〜K550-2）や冠動脈バイパス移植術（K552・K552-2）後24時間以内の発症であったと思われる。再審査請求をしてみれば，今後のレセプトの書き方の参考になるであろう。

❾ **心房細動に対するアブレーションで，遠位端可動型シース〔特定保険医療材料「001」(5)〕が査定される。**

➡ 当該問題については，支払基金の専門家ワーキンググループが協議して取扱いをまとめている。事例ごとの結論は詳述できないが，レセプト提出に当たっては症状詳記をして，当該シースの必要性と妥当性を明らかにすることが重要である。全例に定型文のコピーペーストは認められないばかりか，医療機関特性とみなされるので留意したい。

❿ **内シャント血栓除去術（K608-3）に対する造影剤注入手技（E003「3」），造影剤使用撮影（E001「3」，E002「3」）の費用は認められるのに，経皮的シャント拡張術・血栓除去術（K616-4）では査定される。**

➡ K608-3は血管切開の直視下に血栓除去をするのに対し，K616-4は血管に挿入したカテーテルを通じてシャントを拡張させる手技である。
　　K616-4「注」に「手術に伴う画像診断及び検査の費用は算定しない」とあるため，造影剤注入の費用は算定できない。本来，手術と同時に行われる検査手技料の算定は認められないし，造影剤注入はK608-3でも手術過程の一部分であるため，E003「3」は造影剤注入の困難などの特別な理由がない限りは査定される。

⓫ **小耳症に対して肋軟骨移植術と耳立て術の2段階で手術を行っているが，小耳症手術（K299「1」「2」）以外に必要な分層植皮術（K013），動脈皮弁術（K016），軟骨移植術（K059「1」）が査定される。**

➡ 永田法を施行したことが理由と考えられる。小耳症の状態や再建状態から移植術が必要なこと（「通則14」ただし書きの合算可能規定に該当すること）を理解してもらえるような説明が詳記されているとよい。

⓬ **帝王切開術（K898）と子宮全摘術（K877），流産手術（K909）と子宮頸管ポリープ切除術（K866），異所性妊娠手術（K912）と反対側の子宮附属器腫瘍摘出術（K888），胞状奇胎除去術（K911）と子宮内膜掻爬術（K861），分娩時の頸管裂創縫合術（K897）と会陰裂創縫合術（K896）などではそれぞれ適応病名があり，手術目的・病巣，手技も異なるのに，一方の算定しか認められない。**

➡ 「通則14」の規定が適用されたと考えられるが，複数手術費用算定の特例別表の手術に該当する場合は，従たる手術も所定点数の100分の

50 が合算できるので，該当する場合は正当性を証明して再審査請求すればよい。ただし，K896＋K897 の組み合わせについては，会陰と頸管は語句としては同一手術野でないが，頸管裂創が腟円蓋に及ぶ場合（K896「3」）では同一病巣と解釈されることがある。また，腟壁裂創縫合術（K852）は，子宮全摘術（K877）との併算定はできるが，子宮筋腫摘出術（K872「2」）とはできない。

⑬ **角膜異物で角膜潰瘍搔爬術・焼灼術（K249）を行い，後日，残った錆に対して角膜・強膜異物除去術（K252）を行ったが，K252 が査定された。**

➡ 前者は角膜深層異物の場合に行われるものであり，角膜浸潤や感染を伴うことが多く，相応の術後処置や投薬を伴っているのが通常であるため，再診がない場合は K252 が妥当とされることが多い。また，本来，同時に除去すべき異物を後日の手術まで残すような場合，摘要欄に理由を明記しておかないと必要性が疑われる。術前後の眼科検査も審査の参考となっている。

⑭ **緑内障手術（K268「3」）で必要なマイトマイシン C（MMC）が査定されたり，虹彩光凝固術（K270）で角膜内皮細胞顕微鏡検査（D279）が査定される。**

➡ 必要性が理解できるような注釈をつけるとよい。例えば，K268「3」では「術後に濾過瘢痕の消失が多く，強膜弁の瘢痕形成を抑制して眼圧降圧効果を持続させるために MMC が最も有効である」，K270 では「レーザーによる水疱性角膜症が合併しやすいので，術前に前房隅角検査（D274）と同様に必須の検査である」などの記載が考えられる。

⑮ **丘疹性疾患の皮膚科手術で，いぼ焼灼法（J055），いぼ等冷凍凝固法（J056），軟属腫摘除（J057），皮膚レーザー照射療法（J054-2），コンジローム切除術（K747），皮膚腫瘍冷凍凝固摘出術（K006-4），皮膚剝削術（K009）と，治療法を次々と変えてみたが（そのたびに病名変更），2 カ月以内に再発するので，皮膚腫瘍摘出術（K006）と病理組織検査を行った。返戻されたので，病理組織検査のコピー〔脂漏性角化症（年齢からみて「老人性疣贅」）〕を提出したところ，K009 が査定された。**

➡ K009 は形成外科手術なので，老人性疣贅に対する美容の必要性が認められなかったのではないか。Cryo（凍結療法）から摘出までは 3～4 カ月以上経過していなければ一連として査定されうる。もし，再発性・増殖性いぼで一連の医療行為になるべきところを，次々と病名・術式を変えていくと，そういう傾向の医療機関と思われて審査の目もきびしくなるであろう。

⑯ 自然気胸で胸腔鏡下肺縫縮術（K513-4）を算定したが，K513胸腔鏡下肺切除術「1」に代替査定された。

➡ 気胸が肺気腫・COPDと判断されたと考えられる。なお，胸腔鏡下手術が行われるまでは正中切開による肺縫縮術が行われており，楔状部分切除（K511「1」）で算定することになっていたので，それに匹敵するK513「1」肺嚢胞切除に査定された可能性もある。手術所見と縫縮方法の詳細を納得してもらえれば，K513-4への復活は可能であろう。

肺生検でも同様なことがあって，10年ほど前までは胸腔鏡検査（D303）＋内視鏡下生検法（D414）で請求していたが，日本呼吸器学会の特発性間質性肺炎（IIP）のガイドラインで「3カ所から指頭大の大きさで生検するのが望ましい」とされてからはK513の算定が増えている。なお，K513の算定には分離肺換気による麻酔（L008「2」）の実施が条件になっていることに留意する。

4 手術の算定上の留意点

手術算定上の留意点を図表53に示す。また，以下の点に留意する。

①**特殊手術等**：「特殊な療法，新しい療法については原則行ってはならない」（療養担当規則第18条）とされている（先進医療等は除く）。点数表にない特殊な手術や，点数表に掲載されていても従来の手技と著しく異なる手術等の手術料は，術者や請求事務担当者の判断のみで勝手に準用せず，そのつど必ず当局に内議することになっている。

・すでに保険適用されている胸腔鏡，腹腔鏡下手術以外で胸腔鏡，腹腔鏡を用いる場合も，そのつど当局に内議し，準用が通知されたもののみが保険適用になる。それ以外の場合は，その手術を含む診療全体が保険適用外となる。手術の費用を患者から徴収し，手術以外の費用を保険請求することも認められていない。

②**手術に関する情報の患者への提供**：一部の手術については，手術に関する情報提供が患者に対して適切に行われることが施設基準として定められており，要件を満たさない場合については手術料が算定できない。一般的な監査指導においては，説明書や同意書のコピーが確認されて，手術所見と術式名が一致していることがチェックされる。

③**その他の事項**：既出（p.219）の「複数手術に係る費用の特例」に規定するものや指にかかわる同一手術野の範囲（ア〜エ）が規定（通則14）の通りになっているかが確認される。

■**図表 53　手術算定上の留意点**

1	実施術式が施設基準に適合していること，特殊または新術式を既存術式で虚偽申告しないことの確認
2	患者への IC*，実施件数の院内掲示，手術所見や術式の詳細記録，麻酔記録等が完備されている
3	創傷処置を創傷処理としてはならない**。逆に，手術なのに処置や検査と誤解してはならない***
4	デブリードマンには処置（J000，J001，J001-4）と手術（K002）があり，後者は K013（分層植皮術）～K021-2（粘膜弁手術）を前提とする
5	同一手術野/病巣につき 2 以上の手術を行った場合には通則 14 に従うこと：2 つ目の手術点数が 100・50・0% 加算の各種あり
6	術中術後自己血回収術（K923）は無菌手術で出血量 600mL 以上と専用回収セット使用が条件である
7	HIV 抗体陽性患者に関する加算（通則 10）は HIV 感染が証明され，観血的手術をする場合のみであり，MRSA 感染（医師届出義務）と B 型肝炎感染（HBs/e 抗原陽性），C 型肝炎や結核の感染患者に対しては L008 全身麻酔，L002 硬膜外麻酔，L004 脊椎麻酔を伴う手術の加算である

*Informed Consent（説明文書）と実際の術式との違いを是正した場合はもちろん，通常でも事後説明の内容をカルテ上に記載しておく。また，処置や検査として認識していたために手術の記録や説明がないことも IC がないことの理由にならない。
**麻酔下に縫合なしのデブリや抗生剤軟膏塗布だけでは創傷処理に該当しない。
***例：生検のつもりで表在リンパ節を摘出（K626 [1]），処置のつもりで内視鏡的経鼻胆管ドレナージ術（K682-3）。

④**施設基準**：次のことなどが確認される。
　1.　当該医療機関で実施されるすべての手術（施設基準が設定された手術以外の手術を含む）について，患者に対し，手術の内容，合併症予後等を文書により詳細に説明するなど，十分な情報を提供している。
　2.　手術の区分ごとに，前年 1 年間の実施件数を院内に掲示する。

5　手術の指導のポイント

実際には次のような指摘や指導が行われている。
　ア　施設基準に適合しておらず，算定できないものについて算定している。
　イ　本来算定すべき術式と異なる術式で算定している。
　ウ　点数表にない特殊な手術（点数表にあっても，手技が従来の手術と著しく異なる場合等を含む）の手術料について，事前に当局に内議することなく，点数表を準用して算定している。
　エ　実際には検査・処置であるものについて，手術として算定している。

オ　院内感染防止措置加算［第2章第10部通則10，11］の対象ではない
　　患者に対して算定している。また，周術期栄養管理実施加算（通則
　　20）について，「栄養管理計画の未作成／専任管理栄養士以外の栄養
　　管理」なのに算定している。

カ　その他不適切な例

・手術記録について，適切に記載していない。

・手術の内容，合併症および予後等について，文書を用いて詳しく説明
　していない。

・説明した内容について，文書で交付／カルテに添付していない。

・実際に行われた手術と説明文書の内容が異なっている。

・患者への説明が困難な状況であったものについて，事後の説明または
　家族関係者に説明を行った旨をカルテに記載していない。

・処置や検査として実施されており，手術についての説明や記録がなさ
　れていない。

・切・刺・割創または挫創のいずれにも該当しないものについて，創傷
　処理を算定している。

・創傷処理について，カルテに図示されているが，創傷面の長径/短径
　についての記載がない。

・胃瘻造設時嚥下機能評価加算［K939-5］：嚥下機能評価の結果，患者・
　家族等に対する説明の要点についてカルテへの記載がない。

・産科手術，帝王切開術のカルテへの施術記載が乏しい。

・保険適用以外の腹腔鏡下手術をしている。事前にその都度，当局に内
　議し，準用が通知されたもののみが保険給付の対象となる。その手術
　を含む入院診療全体が保険適用とならない。

・人工授精／胚移植術／採卵術／体外受精・顕微授精管理料／受精卵・
　胚培養管理料／胚凍結*保存管理料については，治療に当たって，関
　係学会から示されているガイドライン等を踏まえ，治療方針について
　適切に検討し，当該患者から文書による同意を得ていない（カルテ添
　付なし）。

＊初期胚または胚盤胞の凍結開始年月日のカルテ記載が必要。

16 輸血料の算定上の留意点とは？

Key words ▶ 輸血療法の実施に関する指針・血液製剤の使用指針，手術「通則 14」，
輸血の査定事例

1 輸血と療担規則・診療報酬

　輸血は大手術前にあらかじめ準備しておくだけでなく，必要時には緊急手配することになるだけに，輸血部門の専従管理体制が規制されて，医療のなかでも重要な位置づけがなされている。

　点数表では，K920～K924-3 に規定されており，項目数は少ないがいずれも高点数であり，査定されると病院経営上への影響は少なくない。

　供血者数が減っていくなかで，人工血液の研究は世界中で約 80 年も続けられてきた。明日にでも実用化されそうな記事にはよく遭遇するが，実現はしていない。厚労省医薬・生活衛生局も「**輸血療法の実施に関する指針**」（改正：平成 26 年・薬食発 1112 第 12 号，令和 2 年 3 月一部改正），「**血液製剤の使用指針**」（改正：平成 30 年・薬生発 0330 第 15 号，平成 31 年 3 月一部改正）（以下，合わせて「指針」）を発出して輸血の使用方法をきびしく制限している。レセプト審査でもそれに基づき，適応のみならず輸血量をきびしくチェックしている。医療機関側でも，管理者（大学病院では担当科の教授，一般病院では病院長）の事前許可がないと使用できないシステムをとっているところもあるようだ。

　筆者は赤十字奉仕団の団長をしていたことがあり，毎年数回，ボランティア大学生を連れて献血車周辺での手伝いをさせていただいていたが，そこで感じたのは，献血者がいかに少ないかということである。ただでさえ呼込みに応じる人が少ないのに，せっかく応じてくれても事前検査等で基準を満たしていなかったり，採血中に中止せざるを得ない事態となって，期待どおりの採血量が得られないこともある。

　貴重な血液だけに，保険医としては，アルブミン製剤を含めた輸血製剤の使用量には関心をもちたいものである。図表 54 は輸血適正使用加算の施設基準だが，赤血球濃厚液の使用量が少ないほど計算式の数値は上がるようになっている。

■図表54　輸血適正使用加算の施設基準

基　準	計算式	Ⅰ	Ⅱ
FFP，MAP	（②－③／2）／①	0.54>	0.27>
Alb，MAP	（④－⑤）／①	2>	2>

①＝赤血球濃厚液（MAP）の使用量，②＝新鮮凍結血漿（FFP）の全
使用量，③＝血漿交換療法におけるFFPの使用量，④＝アルブミン製
剤の使用量，⑤＝血漿交換療法におけるアルブミン製剤の使用量

　また，病院の輸血療法委員会や厚労省の言い分には耳を傾けるべきであり，慎重には慎重を期して，1滴といえども無駄遣いがないよう戒めるべきであろう。血液製剤は物ではなく，尊い真心を輸血しているのだから，患者にもその心を伝えて治療効果が上がるよう協力してもらえるとよい。筆者自身の臨床経験のなかには，宗教的理由などから輸血を拒否されたり，死直前の末期癌患者の家族から毎日のように治療輸血を強要されたこともあるが，患者の意思を尊重する一方で，保険医としてはその専門的見解を理解してもらう必要もあった。

　輸血（K920）には保存血液，自家採血，自己血貯血，自己血輸血，希釈式自己血輸血，交換輸血の6種類があり，交換輸血以外は200mL（6歳未満では4mL/kg）ごとに点数計算する。輸血管理料（K920-2）はこれらの輸血だけでなく，赤血球濃厚液，新鮮凍結血漿，アルブミン製剤，血小板濃厚液の輸注を行った場合に月1回算定できる〔新鮮凍結血漿とアルブミン製剤については，第2編11章「注射料算定上の留意点とは？」で取り上げている〕。

　療担規則によると，「輸血又は電解質若しくは血液代用剤の補液は，必要があると認められる場合に行う」（第20条第4号「ホ」）とされている。保険医としては，この必要性と必要量の問題に対して，審査の目がどのように光っているのかを知っておきたい。また，手術中の出血に対する輸血については，術前に判断して準備しておくべきだし，術前の抗凝固・抗血小板療法の中断時期の判断等も重要である。もちろん，術中の出血量の削減には努めなければならない（図表55）。

2　輸血の問題事例

　次に，審査上の問題点を具体的に列挙して，その対策を考えてみる。

❶ 前回から1週間空けているのに，保存血液輸血（K920「2」）の「イ」1回目が「ロ」2回目以降に査定される。

➡　「一連」の定義は点数項目ごとに違うので，留意したい。輸血の一連

■図表55 一般外科手術における血液製剤使用の参考基準（体重50kgで，手術当日または出血性ショックの場合）

前提条件		基準	輸血量不足の場合の補充				参考
ECS〔細胞外液補充液（多電解質輸液剤）〕	BPS（代用血漿製剤）	RCC-MAP（照射赤血球濃厚液280mL/pack=2 Units）	PPF〔加熱ヒト血漿蛋白（4.4%）250mL〕	FFP（新鮮凍結血漿450mL）	5 % HSA（ヒト血清アルブミン製剤12.5g 250mL）	25% HSA（ヒト血清アルブミン製剤12.5g 50mL）	出血量
2000mL≧	0	0	0		0	0	750mL≧
>2000mL	1000mL	1〜3 packs	0	0	1〜5 本	0	1750mL>750mL
		4 packs	2〜3 本	0		1 本	3500mL>1750mL
		5 packs	4〜5 本		—	2 本	
		6 packs	6 本			3 本	
		7〜9 packs		3 本		>3 本	>3500mL
		≧10packs（N）	>6 本	（N−6本）			

として理解されている1週間とは，「注1」患者説明文書の必要頻度のことである。自家採血輸血・保存血液輸血における一連とは，輸血必要状態の治療が一段落ついた時点までをいうが，疾患によっては2週間ごとに輸血をしなければならない治療もあるので，最初の200mL以外はすべてK920「2」「ロ」に相当する事例もある。

❷ 輸血ルート確保のために施行した血管露出術（K606）が査定される。

➡ 本来の疾患に対する手術と同日に行った場合は，手術「通則14」の同一手術野・病巣に該当していなくても，K920「注3」に係る保医発通知により査定される。

❸ 輸血に伴う血液型検査（D011「1」）なのに，「入院時検査と重複している」「過去半年以内に検査がされている」などの理由で査定される。

➡ レセプト（50）欄の輸血項目内で「輸血時加算」として算定する。もし検査の項（60）で請求する場合は，「血液型検査（輸血時）」と明記すれば，点数も異なるため，査定はされないだろう。ただし，請求当月に実際の輸血がなければ，その理由を詳記しなければならない。

また，入院前・入院時に検査が行われている場合は，入院後に輸血の必要性が生じた旨がわかるようなレセプト記載が求められる。

❹ 不規則抗体検査（D011「4」）や間接クームス検査（D011「2」「ロ」）が査定される。

➡ 実際に輸血がない場合には査定されやすい。前者は輸血歴・妊娠歴

（レセプト摘要欄への記載が必要）のある患者に対し，胸部，心・脈管，腹部の手術，子宮全摘術・帝王切開等が行われた当日に算定するが，手術に際して輸血が行われた場合は，D011「4」または不規則抗体検査加算（K920「注6」）を算定することになる。ただし，K920「注6」の場合，週1回以上，当該月で3週以上の輸血であれば，1週間に1回算定できる。また，後者もK920「注8」に定めるとおり，1袋ごとに加算できるが，血液交叉試験との選択になる。

❺ **感染リスクに対応するための HIV や肝炎ウイルスの検査が査定される。**

➡ 　輸血実施月の輸血前には，① HBs 抗原・抗体，HBc 抗体，② HCV抗体・コア抗原を実施して，②が陰性または感染既往と判断されたら輸血の1〜3カ月後に HCV コア抗原検査を，また①が陰性なら輸血の3カ月後に核酸増幅検査（NAT）を実施することになっている。HIVに関しては，感染が疑われる患者では輸血前に HIV 抗体検査を行い，陰性なら輸血後2〜3カ月以降に抗体検査を行う。また，レセプトに輸血日を記載のうえ，HCV 抗体定性，HBV 核酸定量，HCV コア抗体，HIV-1, 2 抗体などの算定は認められている。なお，セット検査は減点対象となりやすいため，検査目的等は明確にしたほうがよいだろう。

❻ **血液製剤の使用量に関する査定がある。**

➡ 　輸血を必要とする疾患や治療法の種類，急性度，患者の年齢・体重，心肺・肝腎の機能に個人差があるので，血液製剤の使用量の基準は明確ではないが，成人における目安は図表55のとおりである。

❼ **播種性血管内凝固症候群（DIC）の患者に毎日5単位ずつ血小板濃厚液輸血をしたが，間接クームス試験や血液交叉試験が査定される。**

➡ 　当該輸血の場合，5単位以下のときの血液交叉試験の算定は認められておらず，間接クームスについては単位数に限らず算定は認められていない。

　FFP，PPF，アルブミン製剤と違って，当該輸血は手術の項（50）で算定する。（50）欄に記載がないと，輸血に必要な血液型検査，不規則抗体検査，感染症検査等が査定されやすい。

　なお，DIC で血小板輸血の適応となるのは，出血傾向の強く現れる可能性があり，血小板数が急速に5万/mL 未満に低下して出血症状を認める場合であり，出血傾向のない慢性 DIC は対象とならない。

❽ **術中大量出血の患者に対して，指針でも出血コントロール用に推奨されている FFP や血小板濃厚液を使用したが，査定される。**

➡ 　指針では高度の凝固因子不足にはFFP輸注が，高度の血小板減少症・

機能異常には血小板濃厚液投与が推奨されているが，高度であること
や判断根拠を示すことが肝心である。特に，急速失血により24時間以
内に循環血液量相当量ないし2倍量以上の大量輸血が行われ，止血困
難な出血症状とともに血小板減少を認める場合には，血小板輸血の適
応となる。

❾ 低アルブミン血症のために使用したアルブミン製剤が査定される。

➡　単なる栄養失調や手術など，一過性の低アルブミン血症では査定さ
れる。適応となるのは，①アルブミン喪失が重度・広範囲である熱傷，
ネフローゼ症候群などの原因になっている場合，②肝硬変などの慢性
的なアルブミン合成低下があって，アミノ酸製剤や栄養指導では改善
できないような状態である場合，③出血性ショックの急変に対する応
急処置後に使用している場合──などである。

　　単なる血清アルブミン濃度の維持や蛋白資源としての栄養補給目的，
単なる循環血液量の維持のために使用したとみなされると，査定され
る可能性がある。逆に，本剤の投与によって，アルブミン合成能低下
を招く場合，あるいは血管内に留らずに漏出する場合（門脈圧亢進な
ど），アルブミン分解を促進させていることがうかがえる（アルブミン
値が想定するほどに回復していない）場合にも査定されやすい。特に
高濃度製剤（20・25％）の使用に当たっては，他の輸液製剤の種類と量，
利尿剤や強心剤との併用，心肺疾患の合併等との関連も審査されてい
るので留意する。

　　また，多量出血の場合には，輸血の前に代用血漿剤（ヒドロキシエ
チルスターチ，デキストラン，ゼラチン，遺伝子組換えアルブミン等）
が使用されているかどうかもチェックされる。添付書類やレセプト摘
要欄に検査データ（数値）だけが羅列されるケースも多いが，説明不
足にならないように記載したい。

❿ 必要な赤血球濃厚液が査定される。

➡　不適切な使用としては，凝固因子の補充を目的としない新鮮凍結血
漿との併用や，末期患者への投与などが挙げられる。

⓫ 手術所見や麻酔記録を添付しているのに，輸血が査定される。

➡　一般的な周術期における輸血の適応の原則は図表56のとおりだが，
いずれかの原則に反しているのではないか。

2
16章

■図表 56　一般的な周術期における輸血の適応の原則（抜粋）

①全身状態の良好な患者で，循環血液量の 15〜20％の出血が起こった場合には，細胞外液量の補充のために細胞外液補充液（乳酸リンゲル液，酢酸リンゲル液など）を出血量の 2〜3 倍投与する。
②循環血液量の 20〜50％の出血量に対しては，膠質浸透圧を維持するために，人工膠質液〔ヒドロキシエチルデンプン（HES），デキストランなど〕を投与する。赤血球不足による組織への酸素供給不足が懸念される場合には，赤血球濃厚液を投与する[*]。この程度までの出血では，等張アルブミン製剤（5％人血清アルブミンまたは加熱人血漿たん白）の併用が必要となることは少ない。
③循環血液量の 50〜100％の出血では，細胞外液補充液，人工膠質液および赤血球濃厚液の投与だけでは血清アルブミン濃度の低下による肺水腫や乏尿が出現する危険性があるので，適宜，等張アルブミン製剤を投与する。なお，人工膠質液を 1000mL 以上必要とする場合にも等張アルブミン製剤の使用を考慮する。
④循環血液量以上の大量出血時（24 時間以内に 100％以上）または 100mL/分以上の急速輸血をするような場合には，凝固因子や血小板数の低下による出血傾向（希釈性の凝固障害と血小板減少）が起こる可能性があるので，凝固系や血小板数の検査値および臨床的な出血傾向を参考にして，新鮮凍結血漿や血小板濃厚液の投与も考慮する（「指針」参照）。この間，血圧・脈拍数などのバイタルサインや尿量・心電図・血算，さらに血液ガスなどの所見を参考にして必要な血液成分を追加する。収縮期血圧を 90mmHg 以上，平均血圧を 60〜70mmHg 以上に維持し，一定の尿量（0.5〜1 mL/kg/時）を確保できるように輸液・輸血の管理を行う。
⑤通常は Hb 値が 7〜8 g/dL 程度あれば十分な酸素の供給が可能であるが，冠動脈疾患などの心疾患あるいは肺機能障害や脳循環障害のある患者では，Hb 値を 10g/dL 程度に維持することが推奨される。

[*]通常は 20mL/kg となっているが，急速・多量出血は救命のためにさらに注入量を増加することが必要な場合もある。この場合，注入された人工膠質液の一部は体外に流出していることも勘案すると，20mL/kg を超えた注入量も可能である。

3　輸血料算定上の留意点

　患者等に対し文書により輸血の必要性，副作用，輸血方法，その他の留意点等について，あらかじめ説明するとともに同意を得る。文書には患者の署名または押印を得て，患者に交付し，写しをカルテに添付する。

●血液製剤等の使用方針

　血液製剤の国内自給率は 2016 年度においてアルブミン製剤 58.4％，免疫グロブリン製剤 94.9％，血漿由来の血液凝固因子製剤と赤血球，血小板，FFP といった輸血用血液製剤は 100％である。血液製剤の自給率は各国 100％を目指すこととなっているため，今後アルブミン製剤や免疫グロブリン製剤はさらなる適正使用が求められる。

　赤血球濃厚液，新鮮凍結血漿，アルブミン製剤，凝固因子製剤等の使用に当たっては，薬事・食品衛生審議会の専門家により策定された指針の規定を遵守し適正な使用を行う必要があり，保険診療上も指針の遵守が算定要件と

なっていることは冒頭に述べた。これらの各種指針については，院内の輸血管理部門等が中心となり，医師等への情報提供や啓発等に努めているかどうかが問われる。

4　輸血の指導のポイント

　実際には次のような指摘・指導が行われている。

(1) 輸血料［K920］

　ア　必要性の乏しい患者に対して輸血を行っている（厚生労働省医薬食品局から示されている指針に準拠していない例）：輸血にあたっては指針を遵守し，適正に実施すること。

　イ　文書により輸血の必要性，副作用，輸血方法，その他の留意点等について患者等に説明していない。

　ウ　説明に用いた文書について，患者等から署名または押印を得ていない／交付していない／文書の写しをカルテに貼付していない。

　エ　一連ではない輸血の実施に際して，そのつど，輸血の必要性，副作用，輸血方法，その他の留意点等について，患者等に対して文書による説明を行い，同意を得ていない。

　オ　文書での説明に当たって，参考様式で示している項目の一部（主治医氏名，種類，使用量，必要性，輸血を行わない場合の危険性，副作用，感染症検査，患者血液の保管，感染症救済制度）の記載がない。

(2) 術中術後自己血回収術［K923］

　・出血量が 600mL 未満（12 歳未満の患者においては 10mL/kg）であるものについて算定している。

1 麻酔の診療報酬

　麻酔医の減少を補うかのごとく，外科医の麻酔兼務，歯科麻酔医の代用，特定看護師（NP）の起用が行われている。麻酔医の個人開業数も増えて，病院常勤よりも非常勤のほうが数倍も収入があるという話も聞く。麻酔医による術前術後の診察にも様々な問題が見え隠れする。

　麻酔技術料保険点数には，医師以外の人件費や設備費等も含まれているが，非常勤麻酔医の中には，給料として L008 点数分＋手術点数分を要求する者もいるそうだ。それを許さざるを得ない状況の打破，麻酔医不足の原因ともいえる「専攻医シーリング」の見直しは必須であろう。

　麻酔医は，患者の全生命を預かる責任がある一方で，診療報酬請求は執刀主治医の管理下に置かれていることも多いが，本来，麻酔医の請求は自らの管理下に置かれるべきであろう。査定額が大きいときだけ，麻酔医の責任にされるようなことがあってはならない。

　施設基準も含めて，麻酔の診療報酬（図表 57）には改定時の変化が少ないが，相変わらず査定は多い。そのなかでも重要な規定・原則を以下に列挙する。

（1）　麻酔管理料（L009・L010）は安全管理体制が確保された病院での常勤医の配置が要件で，（Ⅱ）は麻酔科標榜医 5 名以上の常勤と 24 時間の緊急

■図表 57　麻酔料（L）の麻酔方法別分類

迷もう麻酔	L 000	開放点滴式全麻	L 007
筋注/注腸麻酔	L 001	閉鎖循環式全麻	L 008
静脈麻酔	L 001-2	体温維持療法	L 008-2
硬膜外麻酔	L 002	経皮的体温調節療法	L 008-3
硬膜外麻酔後持続的注入	L 003	麻酔管理料（Ⅰ）（Ⅱ）	L 009 - 010
脊椎麻酔	L 004	神経ブロック*	L 100 - 101
上・下肢伝達麻酔	L 005	神経幹内注射	L 102
球後麻酔，顔面・頭頸部	L 006	カテラン硬膜外注射	L 103
伝達麻酔		トリガーポイント注射	L 104

*神経ブロックにおける麻酔剤の持続的注入：L105。

体制が求められている。（Ⅱ）は（Ⅰ）と違って，常勤麻酔科標榜医の指導のもと麻酔科標榜医以外の医師が麻酔を行った場合に算定できるが，（Ⅰ）にある「注」加算はない。レセプトでは一見判断しがたいが，麻酔内容や使用薬剤名・量などから疑義が生じて，返戻や査定になることもある。

(2)　「通則」には，①未熟児から3歳未満児までの4種類の加算と時間外等加算が算定できる，②同一目的のために2以上の麻酔を行った場合の麻酔料や神経ブロック料は主たるものを算定する，③表面麻酔，浸潤麻酔，簡単な伝達麻酔では使用麻酔剤のみを算定する，④特殊な麻酔法は麻酔区分のなかで最も近似する麻酔料で算定する──ことなどが記載されている。

　　なお，鎖骨下血管周囲麻酔のクーレンカンプ法は上・下肢伝達麻酔（L005）で算定することになっているが，指基部麻酔のオーベルスト法は伝達麻酔ながら，保険診療上は局所麻酔扱いとなる。

(3)　他科で頻用される静脈麻酔（L001-2）には，「1」短時間（10分未満），「2」長時間（単純），「3」長時間（常勤麻酔科医の専従）があり，「3」の場合は2時間を超えた場合の加算がある。

(4)　マスク又は気管内挿管による閉鎖循環式全身麻酔（閉麻）（L008）は技術（5つ）と麻酔困難患者かどうかによって10に区分されている。困難患者の基準は保医発通知の「ア」から「ハ」に規定されているので，摘要欄には単に病名を記載するだけでなく，異常状態のデータの添付が求められる。

(5)　良好な術後鎮痛が患者の予後に寄与することから，入院期間中や外傷後ストレス障害（PTSD）時などでよく使われるPCA装置は，材料「019」携帯型ディスポーザブル注入ポンプの（3）PCA型に該当する。これは術中から術後にかけて鎮痛目的で局所麻酔剤の持続注入に使用した場合にL300として算定できるが，精密持続点滴注射加算（注射「通則4」），精密持続注入加算（L003・L105「注」）との併算定はできない。

(6)　手術「通則10」HIV感染症加算，「通則11」感染症加算（MRSA，B・C型肝炎，結核）は，麻酔の（54）で算定されていることが多いが，手術の（50）で算定するべきである。また，麻酔が前処置と局所麻酔で行われる場合の麻酔手技料は，検査料，画像診断料，処置料，手術料に含まれることから，使用麻酔薬剤料の算定は該当区分で行う。なお，DPCにおいては，該当区分が包括評価部分に該当する場合の薬剤料は算定できないことに留意する。

(7)　カルテに術前術後の診察の要旨が記載されていなかったり，研修医のみの麻酔記録となっている場合は，厚生局の適時調査で麻酔管理料そのものが自主返還の対象となり，大きな損失につながる可能性がある。

2 麻酔の問題事例

審査上の問題点を具体的に列挙して，その対策を考えてみる。

❶ 日帰りの痔核手術で，全身管理上，笑気ガスで閉麻（L008「3」）を算定したが，査定される。

➡ 笑気ガスは，酸素の併用だけでは麻酔作用がきわめて弱く，手術刺激によって麻酔深度が浅くなることから，他に吸入麻酔剤または筋弛緩剤が使用されていない場合は，閉麻は適応になりにくい。また，閉麻は呼吸・循環機能の管理が必要な手術に限られるため，多くの肛門手術では必要とされない。また，通常30分もかからない肛門手術で，手術体位がジャックナイフ位だからといって伏臥位麻酔（L008「3」）を算定したことも理解しがたい。保医発通知にも「麻酔法の選択については，保険診療の原則に従い，経済面にも考慮を払いつつ，必要に応じ妥当適切な方法を選択することが必要である」と規定されているので留意したい。

なお，主たる麻酔剤がプロポフォールの場合は静脈麻酔料（L001-2）で算定する。本剤は外来手術や検査での使用にはリスクが高く，麻酔科医専任の薬剤である。

❷ 短時間で終わる手術，検査，処置ではフェンタニル，ペンタジン，ミダゾラムを使用して静脈麻酔をするが，麻酔料（L001-2）が査定される。

➡ 「1」10分未満（短時間）ではなく，長時間であったとしても，静脈注射用麻酔剤（薬効分類111）以外の合成麻薬（同821），解熱鎮痛消炎剤（同114），催眠鎮静剤・抗不安剤（同112）などで意識消失を伴っても，意識消失と鎮痛と体動反射の抑制がバランスよく得られる全身麻酔状態ではないので，静脈麻酔扱いにはならない。

❸ 消化管内視鏡検査で使用したペチジン，ミダゾラム，フルマゼニルが査定される。

➡ 10分前後の当該検査で麻薬と催眠鎮静剤を併用するには，それなりの理由が詳記されていなければならない。一般に高齢者や便秘患者（結腸過長症），原因不明の出血患者などにおける当該検査では，ミダゾラムはともかく，呼吸促進剤（同221）のフルマゼニルは必要ないだろう。フルマゼニルはベンゾジアゼピン系薬剤の鎮静の解除を目的に使用する受容体拮抗剤で，安全管理上は使いたいであろうが，覚醒後にミダゾラムの作用が再出現することがあるので，患者を長時間監視下に置く必要があり，外来で使用するのは適切ではない。また，急速に覚醒

させる必要がない入院時には不要である。ミダゾラムは急性緑内障が
禁忌なので，傷病名欄に要注意。ペチジンの事前使用も保険適応とは
言いがたいので，必要理由を詳記したい。

❹ **PCA 装置が査定される。**

➡　PCA 装置には，ポンプ・装置・一体型の 3 種類がある。閉麻でフェ
ンタニルやプロポフォールを使用している場合は，装置の算定は認め
られない。硬膜外麻酔後の硬膜外ブロックにおける麻酔剤の持続注入
がない場合も同様である。ポンプや一体型だけでなく，装置も算定で
きるのは，硬膜外麻酔（併施も含む）と硬膜外ブロックにおける麻酔
剤の持続注入がある場合に限られる。なお，PCA 型は化学療法では算
定できない。

❺ **手術室を使用する症例で，前投薬・処置から手術当日中の鎮痛鎮静・
全身管理まで麻酔医の指示下にあるのに，ロピオンやアセリオ，プレ
セデックスのような必要薬剤や，医療機器安全管理料（B011-4），肺
血栓塞栓症予防管理料（B001-6）が査定される。**

➡　必要薬剤については，DPC であれば，レセプト欄（50）での術後鎮
痛剤としての注射は査定されるし，（54）であっても，硬膜外麻酔併用
例で PCA がある場合は必要ない。ただし，アセリオの適応にはロピオ
ンのような「術後」の限定がないので，経口製剤および坐剤の投与が
困難な場合（術中）における疼痛および発熱があるのなら対象となるが，
麻酔中にはありえない。ただ，手術手技が終了して皮膚縫合に入ると
麻酔医は抜管して本剤を静注するが，内服も坐剤使用も困難な状態だ
から適応となる。バランス麻酔として使用する意義はあるだろうが，
非ステロイド性抗炎症薬（NSAIDS）はアルチバのような全麻用鎮痛
剤ではないので，フェンタニルなど麻酔剤の使用量や覚醒剤の有無な
どを参考にして審査される。プレセデックスは ICU 管理下にない場合
の人工呼吸中および抜管後における使用も査定対象になる。

　また，B011-4 の対象に，全身麻酔に使用した人工呼吸器・麻酔器は
含まれないし，B001-6 も当該委員会のガイドライン（4 段階リスクレ
ベル）の適応外症例である場合（60 歳以下の場合，大手術でない場合等）
には麻酔法，出血量，輸血量，手術時間を参考にして査定されうる。

　なお，DPC では麻酔の前投薬はともかく，浣腸剤や内服洗腸剤は手
術必要薬として認められにくい。

❻ **麻酔料に含まれていない外皮用殺菌剤が査定される。**

➡　小範囲消毒の場合（神経ブロックやトリガーポイント注射，消毒剤

の薬価が 15 円以下の場合）や，過剰に使用されている場合〔(50) で請求できないので，(54) で代替算定〕は査定対象になる。硬膜外ブロックや脊椎麻酔（脊麻）で，消毒セットに記載された薬量が 40mL であっても，ブロックの内容によっては半分以下の必要量に減数（B 項査定）されうる。

❼ 大手術において必要な体外式連続心拍出量測定用センサー（材料「006」）が C 査定されたり，非侵襲的血行動態モニタリング加算（L008「注10」）に代替査定される。

➡ 　この材料は，①心臓疾患や透析等の副傷病のある患者や高齢者の大手術，②大量出血および大量輸液が予想されるようなハイリスク手術の周術期，③水分管理モニタ不可能な泌尿器手術，④循環動態の大きな変動が予想される症例での血行動態管理，輸液管理——などに有用である。しかし，レセプト上，必ずしも心拍出量を連続的に測定する必要がない手術や，A ライン（動脈内留置カテーテル）がない場合等は査定が考えられる。あるいは，手術の大小に関係なく全身麻酔に使用する傾向のある病院では審査がきびしくなる。

❽ キシロカインゼリーが査定される。

➡ 　キシロカインゼリー（同 121）については，①表面麻酔剤は塗布してから麻酔効果が表れるまでには時間がかかること，②尿道麻酔や気管内挿管などに限定された適応であること，③適切量を超過した場合は査定されること——などに留意する。潤滑剤としては，オリーブ油や潤滑ゼリーが認められている。

❾ 自院（クリニック）から出張麻酔をするに当たって，術前術後の往診をしたが，初・再診料，往診料が査定された。

➡ 　手術予定病院が麻酔管理料（L009・L010）を請求するに当たっては，当該麻酔実施日以外の日に麻酔前後の診察をすることが必要であるが，他病院からの対診（立会い診療）依頼に応えた場合，要件を満たせば，自院の当該基本診療料や往診料は請求できる（昭 32.7.31 保険発 112，昭 26.2.9 保険発 24 等）。ただし，対診依頼，手術・麻酔日，術前術後の往診，麻酔管理料・麻酔料の分配合議などがわかるレセプトでないと，計画的対診（往診料算定不可）と判断されることがある。

❿ 内視鏡検査時に算定した呼吸心拍監視（D220），経皮的動脈血酸素飽和度測定（D223）等のモニタ料が査定される。

➡ 　全身麻酔下の内視鏡検査の場合，これらのモニタ料は麻酔料のなかに含まれるし，鎮静下の全身状態把握であっても医学的必要性がない

ような短時間や簡単なものでは認められにくい。また，必要性が認められたとしても，複数は認められないことが多い。

⓫ 麻酔の術中に起こる偶発事故に対する処置および注射等の費用は別に算定できるはずなのに，プロスタンディン 500μg が査定される。

➡　当該薬剤は術前高血圧症の合併や低血圧麻酔で使用することになっているが（昭 62.8.28 保険発 58 等），「術中異常高血圧症」等の記載が望ましい。頻発性不整脈に対するオノアクトやキシロカイン 2％，血圧変動に対するペルジピンやエフェドリン，ボスミンなど，一時的な偶発事故を処置・注射で解決できて，術中に起こった偶発病態が術後も疾患として残ることがないような場合の傷病名は原則的には必要ないが（手術内容，合併症，麻酔内容，年齢等から推測できる），保険者等のためには使用理由が記載されているほうがよい。

⓬ ディプリバンで閉麻を実施してマーカイン 0.5％高比重で脊麻をしたが，閉麻が脊麻に代替査定された。

➡　笑気ガスとセボフルラン等の吸入麻酔剤がなくても，全麻用鎮痛・鎮静用剤投与と酸素があれば閉麻の実施は可能であり，脊麻用麻酔剤の併用で筋弛緩剤投与の必要性がなくなり，麻酔剤投与量の軽減が図れることを説明するとよいだろう。ただし，手術内容から脊麻のみで可能と判断された場合や，同一目的で 2 以上の麻酔を実施した場合は，1 つの算定になる。

⓭ 神経ブロック（L100）の維持療法がトリガーポイント注射（L104）や神経幹内注射（L102），腱鞘内注射（G007）に査定される。また，硬膜外ブロックの維持療法がカテラン硬膜外注射（L103）に査定される。

➡　一般的に，ブロックは急性期に実施することが多いため，半年以上にわたって毎週ブロックをしていると，症状詳記（疼痛の種類，原因，部位など）や必要理由の記載が求められる。トリガーポイント注射は他所に関連痛を起こす圧痛部位に行うが，それに当たらない腱鞘炎やテニス肘（上腕骨外側上顆炎）や肩関節周囲炎などでは査定される。坐骨神経痛に対する仙骨部の硬膜外ブロックは妥当であろうが，本来なら，神経痛の原因を診断して確定病名のもとに根治的治療をすべきであろう。それが無理な場合の維持療法としては，L103 に査定される。

⓮ 麻酔薬消費量や酸素量が B 査定になることがある。

➡　患者個人差や麻酔技術にもよるので一概に言えないが，図表 58 におおよその目安となる量を供覧するので，これ以上になる場合は摘要欄に注釈を加えておくとよい。

■図表58　全身麻酔薬消費量の目安

麻酔時間 (分)	酸素 5L/分	酸素 3L/分	笑気 3L/分	酸素 2L/分	笑気 4L/分	フォーレン 30～40mL/時	セボフレン 40～60mL/時
30	150	90	90	60	120	15～20	20～30
60	300	180	180	120	240	30～40	40～60
90	450	270	270	180	360	45～60	60～90
120	600	360	360	240	480	60～80	80～120

	ディプリバン	フェンタニル（大量法）	スープレン
全麻導入	0.5mg/Kg/10秒	1.5～8μg/Kg/分（20～150）	3.0%（52mL/時）で開始
全麻維持	4～10mg/Kg/時	0.5～5μg/Kg/時（20～40）	7.6%（133mL/時）以下

3 麻酔の算定上の留意点

　麻酔の算定要件は，麻酔科医師のみが知っていればよいというものではない。手術麻酔や検査麻酔等，麻酔を依頼する機会のある外科系・内科系診療科の医師も十分に知っておく必要がある。特に保険医療では，「経済面を考慮し，必要妥当適切な方法の選択が求められている」ことを十分に認識する。つまり，患者の要求や安全とはいえ，すべてにL008適用は不可。また，約10分の内視鏡検査で，一律に麻酔前投薬のミダゾラムやペチジンを常用している場合には，適応外として指導を受けることもありうる。その他に留意すべき事項を挙げる。

（1）麻酔料

　診療報酬請求上の麻酔時間は，閉鎖循環式全身麻酔の場合は「患者に麻酔器を接続した時点」から「患者が麻酔器より離脱した時点」，脊椎麻酔等の場合は「患者に麻酔薬を注入した時点」から「手術が終了した時点」となる。

　硬膜外麻酔カテーテルを抜去した際はカルテにその旨を記録しておかないと，手術の終了した時をもって終了時間とみなされる可能性があるので注意が必要である。

（2）麻酔管理料

　麻酔実施日以外に麻酔日前後の診察を行い，内容をカルテに記載する。なお，麻酔前後の診察について記載された麻酔記録のカルテへの添付によりカルテ記載に代用できる。

・麻酔記録をカルテに必ず添付する（手術麻酔，検査麻酔を依頼した主治医も十分に留意する必要がある）。

・施設基準として届け出た常勤の麻酔科標榜医以外の医師が麻酔や麻酔前後の診察を担当した場合は，麻酔管理料（Ⅰ）を算定できない。

・麻酔科標榜医が，麻酔中の患者と同室内で麻酔管理に当たり，主要な麻酔手技を自ら実施した場合に麻酔管理料（Ⅰ）を算定する。
・麻酔科標榜医の指導の下に，麻酔担当医師（非標榜医でも可）が麻酔前後の診察と麻酔の主たる手技を行った場合，あるいは麻酔を担当しない麻酔科標榜医が麻酔前後の診察を行い，麻酔担当医師が麻酔を行った場合には，麻酔管理料（Ⅱ）が算定できる。

4　麻酔の指導のポイント

実際には次のような指摘や指導が行われている。

(1) 静脈麻酔 ［L001-2］

ア　静脈注射用麻酔剤を用いた全身麻酔に該当しないものについて算定している。

イ　静脈注射用麻酔剤による全身麻酔とされているが，閉鎖循環式全身麻酔回路を使用ないしは準備していない／専従の麻酔担当医を配置していない／麻酔記録の記載がない。

ウ　静脈麻酔（十分な体制で行われる長時間のもの）について，医療機器等を用いた十分な監視下で実施していない。

エ　常勤の麻酔科医が専従で麻酔を実施していないにもかかわらず，「3」〔「十分な体制で行われる長時間のもの(複雑な場合)」〕を算定している。

(2) 精密持続注入加算 ［L003］

ア　硬膜外麻酔後の局所麻酔剤の持続的注入による精密持続注入加算（L003）について，携帯型ディスポーザブル注入ポンプ・PCA型を算定しているにもかかわらず本加算を算定しているので改めること。

(3) マスク又は気管内挿管による閉鎖循環式全身麻酔 ［L008］

ア　厚生労働大臣の定める麻酔が困難な患者ではない者について，麻酔が困難な患者として算定している。

イ　閉鎖循環式全身麻酔器を患者に接続した時刻と離脱した時刻を麻酔記録に記載していない。

ウ　麻酔の種類等における実施時間についての理解が不適切である。

エ　麻酔の種類等における点数区分についての理解が不適切である。

オ　硬膜外麻酔併施加算についての理解が不適切である。

カ　閉鎖循環式全身麻酔ではない例で算定している。

キ　術中経食道心エコー連続監視加算について，誤った算定をしている。

2
17章

（4）麻酔管理料（Ⅰ）[L009]

 ア 地方厚生（支）局長に届け出た常勤の麻酔科標榜医以外の者が麻酔・術前診察・術後診察を行ったものについて算定している。

 イ 緊急の場合ではないのに，麻酔前後の診察を麻酔実施日に行っている。

 ウ 麻酔前後の診察等に関するカルテ等への記載がない／乏しい。

 エ 麻酔科標榜医が，それ以外の医師と共同して麻酔を実施する場合において，主要な麻酔手技＊を自ら行ったことが確認できない。

 ＊気管挿管，抜管，マスク・挿入抜去，脊椎・硬膜外麻酔の実施など。

 オ 専任の薬剤師が実施した周術期薬剤管理[L009注5]や病棟薬剤師等と連携実施の内容についてカルテ記載がない。

（5）麻酔管理料（Ⅱ）[L010]

 ア 常勤の麻酔科標榜医（常勤換算により常勤医師数に算入された非常勤の麻酔科標榜医を含む。以下同じ）の指導の下に行われていないものについて算定している。

 イ 常勤の麻酔科標榜医が指導を行ったことが確認できない。

 ウ 常態として週3日以上かつ週22時間以上の勤務を行っていない麻酔を担当する医師が行ったものについて算定している。

 エ 麻酔前後の診察を麻酔科標榜医が行った場合に，当該麻酔科標榜医が，診察の内容を担当医師と共有していない。

 オ 適切な研修を修了した常勤看護師以外の看護師が，担当医師が実施する一部の行為を実施している。

（6）神経ブロック[L100]

 ア 神経ブロックの実施内容をカルテに記載していない。

 イ 神経ブロックを実施していない例について算定している。

（7）その他不適切な例

 ア 麻酔法の選択では，必要に応じ，妥当適切な方法を選択していない。

 イ 表面麻酔に用いる薬剤について，量が過剰である。

 ウ 麻酔，神経ブロックの際に使う外皮用殺菌剤について算定している。

 エ トリガーポイント算定に際して，注射部位を具体的に記載していない。

 オ 麻酔前投薬等に使用されるミダゾラム（No.1124）やペチジン（No.8211）を適応規定以外で使用している。

 カ 薬効分類111のプロポフォール（Diprivan）は麻酔科医が専任で見ながら使用する薬剤とされており，外来や一般検査としての使用には高リスク薬剤と言える。

18章 病理診断の算定上の留意点とは？

Key words ▶ 病理診断「通則5」，臓器の数え方，病理診断料の算定

1 病理診断の診療報酬

　2008年診療報酬改定で，病理診断は医科点数表上の第3部第2節の病理学的検査から第13部に変更され，保険診療上，病理診断の独立性，医療行為としての責任や重みが明確にされた（図表59）。

　その診断医である病理医のなかには，保険医の届出もなく，また保険医療に関心を示すこともなく，病理診断をしている者もいるであろう。

　しかし，診療報酬が決められており，そのレセプト審査の結果は実際に診療した主治医（保険医）に返ってくるので，何か問題が起こったら，それは病理検査を指示した側に責任があるということになる。

　病理標本を出す意義がない傷病に対しても病理検査を指示し，数少ない病理医を多忙にさせることで，肝心の病理でやらなければならない業務が遅延し，数週間も先にならないと病理報告書が返ってこないようなことがあってはならない。

　また，病理医の学問的興味から特殊染色や関連検査を施行して，主治医がそれを指示したかのように算定することについても，主治医の責任になることを自覚しなければならない。主治医側も，病理医が関心をもつ関連検査（D004-2 悪性腫瘍組織検査等）がすでに検査済みであることなどは事前に連絡しておかなければならないだろう。本来，主治医も病理検査を提出するときは，検査の背景（検査結果を含む）や目的を詳細に病理医に伝えるべきであるが，申込用紙に十分な記載欄がないような場合には同スペース拡張の要

■図表59　病理診断料（N）の分類

病理組織標本作製	N 000	HER2 標本作製	N 005
電顕組織標本作製	N 001	ALK 融合標本作製	N 005-2
免疫染色標本作製	N 002	免疫染色標本作製	N 005-3〜5
術中迅速標本作製	N 003	病理診断料	N 006
迅速細胞診	N 003-2	病理判断料	N 007
細胞診	N 004		

求等をするべきであろう。

そういう意味では，保医発通知の「保険医療機関間の連携による病理診断に係る情報提供様式」（別紙様式44）が参考になる。レセプト再審査の際，病理検査用紙のコピーを見せてもらうと，目的すら記載されておらず，「手術標本ではこれがルーティーンである」という言い訳が返ってくることが多い。記録は第三者が見てもわかる記載でなければならない。主治医と病理医の"当事者意識"が欠如すると，減点されやすくなる。

さて，病理においては，標本の採取に始まって，病理標本作製を経て，病理診断・判断に至るわけだが，標本採取の費用は検査（穿刺，生検），処置，手術などに含まれる。その標本採取がないのに病理標本作製料が算定されている場合，病理標本作製料と病理診断・判断料のいずれかが算定されていない場合等では審査の目が光るので，その場合は理由がわかるようなレセプトにしたい。算定もれも少なくないので，事務任せにしないで，主治医としても目を光らせてほしい。

特に，以下の点には注意したい。

・病理医がいる施設といない施設では，管理加算を含む病理診断料（N006）等の算定が異なる〔病理医がいない施設では病理判断料（N007）で算定する〕。また，テレパソロジーでのN006については，受信側が当該管理加算を算定できるが，受信側の診断等に係る費用は両者間の相互合議によることになっているので，レセプトでも審査上誤解されないような工夫が必要である。

・病理診断では，検査，処置，手術における規定とは違った考え方がある（例えば，「通則5」の対称器官に係る病理標本作製料は両側組織で2検体であっても1つとして算定することなど）。

・DPCのレセプトにおいて，術中迅速病理組織標本作製（N003）は算定できるが，迅速細胞診（N003-2）は算定できない。なお，病理診断・判断料（N006～N007）は出来高算定ができるが，病理標本作製料〔N000～N005-5（N003を除く）〕は包括されている。

2 病理診断の問題事例

次に，審査上の問題点を具体的に列挙して，その対策を考えてみる。

❶「肺癌の縦隔リンパ節転移」で，リンパ節群郭清術（K627）をするべく，内視鏡下リンパ節生検を行ったが，陰性であったために手術を断念。その際の術中迅速病理組織標本作製（N003）が査定された。

⇒　全身麻酔下の縦隔鏡検査だけでは N003 の算定は認められないが，内視鏡下生検法（D414），病理組織標本作製（N000），病理診断料（N006「1」）と病理診断管理加算は算定可能である。N003 に引き続いて手術をする予定であったのならば，「術中病理組織標本作製が陰性であったため，○○手術は断念せざるを得なかった」「術中病理組織標本作製が陽性であったため，△△手術は断念して，化学療法に変更した」などの詳記があれば，その妥当性が考慮される。ただし，算定が認められるかどうかは，その施設のレセプト・診療傾向等の背景にもよる。

❷ 子宮頸管粘液採取（D418「1」）で，固定保存液に回収した検体から標本を作製したので，細胞診（N004「1」）と婦人科材料等液状化検体細胞診加算（N004「注1」），細胞診断料（N006「2」）を算定したが，細胞診断料が病理判断料（N007）に査定された。

⇒　N006「2」については，「注2」でその対象が N003-2 もしくは N004「2」により作製された標本に基づく診断を行った場合に限定されている。したがって，婦人科材料等による細胞診標本（N004「1」）に対する細胞診断料は N007 での算定になる（常勤病理医報告書でも管理加算2は算定不可）。もし，穿刺吸引細胞診・体腔洗浄標本作製も併施しているなら，N006「2」も算定対象となるが，N006 と N007 は併算定できないため（N007「注2」），主たる点数を算定する。

❸ 両側乳癌の疑いで，両側の乳腺穿刺（J014）で細胞診（N004「2」）と細胞診断（N006「2」）を実施した結果，グループ3であったので，1週間後に両側の乳腺穿刺・針生検（D410「1」）による病理組織標本作製（N000）と両側のリンパ節等穿刺又は針生検（D409）で採取した病理組織標本作製（N000）を施行した。

　最初に施行した乳腺穿刺（J014）は2箇所が1箇所に査定され，細胞診も2箇所が1箇所に査定された。1週間後に施行した生検料（D409・D410「1」）については，乳腺組織の両側分が認められたが，リンパ節については2箇所が1箇所に査定された。また，上限の3臓器を算定した病理組織標本作製（N000）は2臓器に査定され，各病理診断料（N006）も2臓器が1臓器に査定された。

⇒　まず，乳腺穿刺処置両側分（J014）だが，処置「通則6」により「対称器官に係る所定点数は，両側の器官の処置料に係る点数」で算定する。検査料については，D410 は片側ずつの算定であるので両側算定できるが，D409 は検査「通則5」により片側の算定になる。病理組織標本作製についても病理診断「通則5」により乳腺もリンパ節もそれぞれ1つ

と扱われるので，4枚のプレパラートであっても組織標本としては2臓器分になり，診断料は月1回しか算定できない。

なお，最初に実施した標本作製料の細胞診（N004「2」）は1部位につき算定するので，近接した部位でない限り2部位分が算定できるが，乳房の左右については，両側で1部位扱いとなり，細胞診断料（N006「2」）は2組織であっても月1回の算定となる。

❹ **乳腺悪性腫瘍手術（K476）前の乳がんセンチネルリンパ節生検（D409-2）を両側に行ったが，1回分しか認められない。**

➡ 2016年改定によりD409-2は片側ずつ算定できることになった。病理組織標本作製では所属の異なるリンパ節ごとに1臓器扱いとなるが，乳腺のように対称器官に係る病理標本作製料の各区分の所定点数は，病理診断「通則5」により両側の器官の病理標本作製料に係る点数となる。

なお，センチネルリンパ節生検は，乳腺悪性腫瘍が確定診断される前に行ったり，「リンパ節転移」という診断がついたあとに行った場合には査定されるので，傷病名や診療開始日の記載には留意する。また，同生検に用いた色素の費用は算定できないが，アイソトープの薬剤料（K940）とその検出に要する費用（E100「1」）は算定できる。

❺ **病理組織標本作製〔HE（ヘマトキシリン・エオジン）染色〕を行った翌月に，化学療法上必要な免疫染色（免疫抗体法）病理組織標本作製（N002）を行ったが，その病理判断料（N007）が査定された。**

➡ 同一臓器の同一検体（ブロック）について免疫抗体法は算定できるが，前月の病理組織標本作製に引き続いて免疫染色を行ったと判断される場合は，2回目の病理判断料は一連扱いになり算定できない。別検体に対する病理判断料である旨を記載するとよいだろう。

❻ **胃がんの手術中に腹水の細胞診ならびに胃・リンパ節生検の併施により，迅速細胞診（N003-2）と術中迅速病理組織標本作製（N003×2），術後の永久病理組織標本作製（N000×3），細胞診（N004），病理診断料（N006「1」「2」），病理診断管理加算2（1）（2）を算定したが，「×2」は「×1」に，「×3」は「×2」に査定され，液状化検体細胞診加算（N004「注2」）の算定も認められなかった。**

➡ 早期胃がんの場合は，細胞診もリンパ節生検も不要と判断された可能性がある。進行胃がんの場合は，術中迅速はN003-2とN003の同時検査は不必要と判断された可能性があるが，両方が必要であることを理解してもらえるような説明を付けるとよいだろう。

　また，N003 は 1 手術につき 1 回の規定があるので，多臓器に及ぶ生検も査定になる。胃だけでなく，所属リンパ節群が複数であること，胃・十二指腸以外の他臓器に転移・浸潤している可能性があることなどが明らかでない限りは，胃とリンパ節だけにしか認められないであろう。

❼ **免疫染色病理組織標本作製の HER2 タンパク（N002「3」）と HER2 遺伝子標本作製（N005）を併施して，N002「3」と N005「2」を算定したが，N005「2」が査定された。**

➡　N002「3」は半定量法または EIA 法で HER2 診断のために実施されるのに対して，N005 は FISH 法，SISH 法または CISH 法で抗 HER2 ヒト化モノクローナル抗体抗悪性腫瘍剤の投与適応を判断するために実施されることから，同抗がん剤が必要な状態でない場合には前者の算定しか認められない。なお，同抗がん剤選択の必要性があれば，別日で異なる検体であっても N005「2」が算定できる。

　また，同一目的の一連の検査において，HER2 タンパクが（±）のために遺伝子標本作製を行った場合も N005「2」で算定する。

❽ **肺癌の HE 染色で未分化であったために，免疫染色（免疫抗体法）病理組織標本作製（N002「8」）と悪性腫瘍組織検査・EGFR 遺伝子検査（D004-2「1」「イ」）を行った。非小細胞肺癌であることから，ALK 融合タンパク（N002「6」）と ALK 融合遺伝子標本作製（N005-2）を併施したが，N005-2 が査定された。**

➡　肺癌の診断を目的とした検査においても，ALK 阻害剤投与適応を目的とした検査においても，類似検査の併施は確定性を高めるとはいえ，N002「注 2」の 4 種類以上加算（「8」）や N005-2 は査定されやすい。摘要欄に記載した必要性が認められないと査定される。

❾ **ヘリコバクター・ピロリ感染の診断で鏡検法〔胃・十二指腸ファイバースコピー（D308），内視鏡下生検法（D414），病理組織標本作製（N000），病理判断料（N007）〕を実施しており，病理組織検査では HE 染色以外に特殊染色（Gimza）と免疫染色を実施しているが，その費用が査定される。また，除菌判定のために次々月に同様の検査を実施しているが，査定される。**

➡　鏡検法はヘリコバクター・ピロリの存在が確認できるだけでなく，結果の保存性が高く，組織診断（炎症，腸上皮化生，萎縮の程度の評価や疾患の組織診断）ができ，6 つの指定検査法のなかで最も精度が高い。しかし，多くの医療機関では，迅速ウレアーゼ試験や尿素呼気試験が利用されている現状から，特殊染色や免疫染色の必要性を理解し

2
18章

てもらえなかったのではないか。

　また，除菌終了後4週間以降の診断も簡便法が一般的なので，鏡検法や免疫染色でなければならない理由を摘要欄に記載するとよい。例えば，「除菌後は菌数が減るため検出しにくい」「雑菌が増えることがあり，その鑑別に免疫染色が必要である」などの記載が考えられる。

3　病理診断算定上の留意点

　病理診断科を標榜している保険医療機関において，病理診断を専ら担当する常勤の医師が病理診断を行い，その結果を文書により報告した場合に算定できる。病理診断算定上の留意点を図表60 に示す。

　生検や手術等から得られた材料の標本作製から染色，診断に至る過程は治

■図表60　病理診断算定上の留意点

1	病理組織標本作成の数え方は事務員では困難：複数臓器の組み合わせ*や所属リンパ節，セルブロック法，免疫染色法
2	病理診断，判断の組み合わせ方も事務員では困難：常勤病理医でも婦人科材料等による細胞診は病理判断料（N007）を，同日に行った穿刺吸引/体腔洗浄は細胞診断料（N006 [2]）を算定することになる**
3	病理診断を専ら担当する医師は「臨床検査を専ら担当する常勤医師」を兼ねることはできないので留意しておく***
4	病理診断を専ら担当する医師は診療に直接従事していなくても，健康保険医や国民健康保険医の登録は必要である
5	病理診断を専ら担当する医師は研究目的の免疫染色や遺伝子標本作成や電子顕微鏡標本作製等をレセプト算定できない
6	免疫染色（免疫抗体法）病理組織標本作製（N002）の [8] その他に該当する場合には「注2」の加算をはじめ，留意事項があるので確認しておく
7	すでに EGFR や ROS1 融合の遺伝子検査（D004-2 [1]）がある場合の N002 [8] その他加算，CCR-4 タンパク（フローサイトメトリー法）（D006-10）と免疫染色（免疫抗体法）病理組織標本作製（N002 [5]）の併施をはじめ，悪性腫瘍組織検査（D004-2）[1] 悪性腫瘍遺伝子検査と免疫染色（免疫抗体法）病理組織標本作製（N002）の併施には制限あり

*胃・十二指腸，上行/横行/下行結腸，肺・気管支等の組合せや左右対称臓器で1臓器扱いになるのに対して，リンパ節は所属群ごとに1臓器となる。ただし，複数の所属リンパ節が1臓器に存在する場合は，当該複数の所属リンパ節を1臓器として数える。

**細胞診（N004）の事務連絡「問2」参照。ただし，前者については N006「注2」から，迅速細胞診用なら N006 [2] となる。

***常勤とは休憩時間等を除く実働時間が32時間/週以上という医療機関就業規則によるもので，規則がなければ無効。ただし，画像診断専任常勤医師の場合は，3日/週・24時間以上の勤務実態があれば医療機関以外の場所で画像の受送信・読影が可能。

療に直結する確定的なものになるだけに，保険診療の重要点にある。結果が
治療に反映されない研究を目的とした検査についてはきびしい指導を受ける
ことになるし，主治医はそうは思っていなくても，カルテ記載が不十分であ
ると，研究目的と決めつけられるので，留意しておく。

　その他にも，次のきびしい条件がある。

①**病理組織標本作製**：原則として1臓器ごとに所定の点数を算定できる
　が，複数臓器でも算定上は1臓器として数える組合せがある（胃と十二
　指腸，気管支と肺臓　等）他にも，リンパ節については所属リンパ節ご
　とに1臓器，左右対称の臓器は1臓器として数える。

②**病理診断料**：病理診断担当医師は，検体検査管理加算Ⅲ・Ⅳの施設基準
　「臨床検査を専ら担当する常勤の医師」を兼ねることはできない。

③病理診断は切除組織を検査した証拠とするためのものではなく，診断結
　果を治療や診療計画に活用するために行う。そのような形跡がカルテで
　見られない場合は査定対象になりうる。

4 　病理診断の指導のポイント

実際には次のような指摘や指導が行われている。

ア　医学的に必要性が乏しい：結果が治療に反映されていない，段階を踏
　んでいない，重複とみなされる，必要以上に実施回数が多い。

イ　研究の目的をもって行われた：不必要に特殊染色や免疫染色を行って
　いる。

ウ　その他の不適切例

　・病理組織標本作製［N000］：リンパ節の臓器としての数え方が不適切
　　である。

　・細胞診［N004］：複数回必要な場合に，採取部位を記載していない。

　・病理診断管理加算1・2［N006］：病理診断専任常勤の医師以外が病理
　　診断を行っている。

　・病理判断料［N007］：カルテに病理学的検査の結果に基づく病理判断
　　の要点の記載がない。

　・子宮体部の細胞診に際して，内膜組織採取料を算定している。

　・セルブロック法による病理組織標本作製［N000「2」］とその他免疫
　　染色［N002・8］については算定条件を満たしていない（カルテとレ
　　セプト摘要欄に記載がない）。

19章 放射線治療の算定上の留意点とは？

Key words ▶ 放射線治療管理料の算定，放射線治療の適応，先進医療

1 放射線治療の診療報酬

　放射線治療は，しかるべき施設基準を届け出た専門機関で行われるので，査定自体は少ない。また，当該領域の診療報酬項目（放射線治療管理・実施料）も M000 から M005 までしかなく，その解釈もむずかしくはない（図表61）。しかしながら，放射線治療そのものではない電磁波温熱療法（M003）や血液照射（M005）については，保険医側が医療事務スタッフに連携をもちかけないと，査定されたままになる事例も多い。

　放射線治療専門の審査委員がいない支払基金支部で特殊性を認めてもらうために，遠隔操作式後充填照射装置（RALS），画像誘導放射線治療（IGRT），画像誘導密封小線源治療（IGBT），追加照射（Boost），多分割絞り（MLC），強度変調放射線治療（IMRT），多分割変調放射線治療（CFIMRT），三次元原体放射線治療（3DCRT），自動照射照合システム（SIMTEC）——などと専門用語を並べた詳記があっても，その妥当性を理解してもらうのは容易でない。むしろ，具体的な傷病名（病期や転移の範囲，副作用や後遺症を含む），治療経過がわかるような詳記が求められる。

　粒子線治療（M001-4）は 2016 年改定で点数化されたが，保険診療上の適応は限局的である。また，他の新技術は，先進医療の手続きを行って認可されたものでないと査定対象になるし，新しい化学療法や増感剤との併施も治験手続きが必要なことが多いので留意したい。単に，レセプトの特記事項欄に「先進」「薬治」とするだけでなく，レセプト内容を理解してもらうため

■図表61　放射線治療料（M）の分類

放射線治療管理	M 000	ホウ素中性子捕捉療法	M 001-5
放射性同位元素内用療法管理	M 000-2	全身照射	M 002
体外照射	M 001	電磁波温熱療法	M 003
ガンマナイフ定位放射線治療	M 001-2	密封小線源治療	M 004
直線加速器放射線治療	M 001-3	血液照射	M 005
粒子線治療	M 001-4	材料	M 200

の書類を添付したほうがよいことも多い。

　専門医以外には理解しにくいことだが，画像誘導放射線治療（加算）と位置決め等にかかる画像診断は異質のものである。前者は高エネルギー放射線治療や IMRT 等で算定できるが，後者は照射計画に係るものとはいえ，診断がついている限り，放射線治療管理等の一連の費用に含まれるので，別に算定できない。

　前述のように放射線治療そのもので査定されることは少なく，むしろ，過照射，的外・誤照射などによる後遺症や合併症，副作用に対する検査や治療で査定されることが多い（領域外になるので，ここでは取り上げない）。放射線治療における査定の多くは傷病名もれや予防的診療によるものであるから，その責任は主治医側にあると言える。放射線治療の約半数は外科，腫瘍内科，緩和医療科など他科の主治医が関連しているが，レセプトの不備や査定結果は他科主治医の責任になるシステムを取っている施設が多いので，他科の主治医は放射線治療科・医との連携を図らなければならないだろう。

　放射線治療専門の審査委員のいない支払基金支部では，専門外の審査委員が審査することになるので（最近では専門医のいる支部へ審査依頼をすることが増えている），医療機関側は誤解されないようなレセプトを作成することが必要である。放射線治療医の傍らで貢献する医学物理士や放射線治療品質管理士などの資格を有する診療放射線技師と，普段から算定業務に従事している医療事務スタッフとの連携を密にしていれば，失念による査定防止策につながるであろう。

　放射線治療の「通則」には，手術，処置，検査のように，包括される範囲は規定されていないので，各項目の「注」や通知の内容に留意したい。特に新設された特定保険医療材料（M200）では，各種アプリケーターなどの算定もれがないようにしたい。薬剤料の節はないが，例えば，イリジウムのように，使用線量の費用として購入価格を 50 円・10 円で除した額が加算として設けられているものがあるので，見逃してはならない。

　また，体外照射では 1 回目と 2 回目で点数が異なるとはいえ，1 回ごとの算定ができるのに対して，他の照射療法では，「**一連につき**」「**1 回に限り**」という条件付きの項目が多いのも当部の特徴である。また，実際の照射回数と算定回数が異なるような基本的ミスは避けたい。

　照射方法からみると，X ナイフ，IMAT（IMRT の亜型），トモセラピーのような手法や躯幹部の一部に対する定位的な放射線治療は回転系の手技であり，その他の治療は固定系の手法と言える。それぞれに長所・短所があり，固定系と回転系の合理的な複合を考えている施設もあるだろうが，保険診療

ではまだ将来的な治療になるので，現状ではいずれかを選択せざるを得ないだろう。

　2016年改定により，保険診療で粒子線治療ができるようになり，選択的な治療が可能となったし，治療計画も自動照射照合システム（SIMTECなど）を使えば効果的に行うことができるようになった。日本放射線腫瘍学会のガイドラインは関連他科にも理解できるよう詳細に記されており，保険診療における放射線治療のガイドラインにもなっている。2020年改定では，体外照射（M001），ガンマナイフ定位放射線治療（M001-2），直線加速器放射線治療（M001-3），粒子線治療（M001-4），密封小線源治療（M004）を行うにあたり，ハイドロゲル型の放射線治療用合成吸収性材料を用いた場合には，経会陰的放射線治療用材料局所注入（J043-7）が算定できるようになった。また，粒子線治療の実施が近接消化管等のために困難な患者に対しては，シート型の放射線治療用合成吸収性材料を用いて腹腔内または骨盤内の悪性腫瘍（後腹膜腫瘍を含む）と消化管等との間隔を確保した場合の留置術（K007-3）が認められた。

2 放射線治療の問題事例

　実際の査定事例と対策を考えてみよう。

❶ M000 放射線治療管理料の算定に当たって，線量分布図を作成するためのコンピューター断層撮影（E200「1」「ニ」），電子画像管理加算，コンピューター断層診断（E203）を併算定したが，E203 が査定された。

　➡　画像診断の所定点数は算定できるが，その他の照射計画作成に係る費用は当該治療管理料に含まれ，E203 は別に算定できない。なお，高エネルギー放射線治療（M001「2」）と IMRT（M001「3」）を行った場合は，放射線治療専任加算（M000「注2」）と外来放射線治療加算（M000「注3」）が算定できる。

❷ リニアック（直線加速器）で体外照射を行い，M001-3 直線加速器による放射線治療と M000 放射線治療管理料を算定したが，M000 が査定された。

　➡　M000 を算定したいのであれば，M001-3 でなくて M001 体外照射で算定する。

❸ 甲状腺癌，バセドウ病，骨転移，悪性リンパ腫に対する放射性同位元素内用療法管理料（M000-2）が査定された。

　➡　いずれの疾患に対しても，内用療法でなければならない理由がわか

るような精細な傷病名や詳記が必要である。例えば，甲状腺癌なら「手術では摘出できないような浸潤性ないしは転移性の分化癌である」，骨転移なら「固形癌由来で有痛性である」，悪性リンパ腫なら「低悪性度B細胞性である」など，非密封放射能による病巣内照射の適応が理解してもらえるような記載が求められる。また，内用後4月間は内服していなくても同管理料は算定できるが，それを超えると査定対象になりかねない。

❹ 乳癌術後で，2.5Gy／回以上の全乳房照射（M001「2」「注2」一回線量増加加算）は認められたが，局所再発しやすい切除断端周辺への追加照射（ブースト）（2Gy／回，週5回）が査定された。

➡　追加照射の必要性が理解されなかったと思われるので，学会のガイドライン等の根拠や文献を添付するとよいだろう。施設の過剰診療傾向，傷病名の不備・誤解など他の要素が絡んでいる可能性もあるので，面談による再審査請求をしてみたらどうか。

❺ 転移性肝癌で，電磁波温熱療法（M003「1」）を毎月1回算定しているが，麻酔料は認められても，M003「1」が査定される。

➡　一連の治療過程が数カ月間に及び，複数回の電磁波温熱療法を行った場合でも，算定は1回しか認められていない。特定区域名を明記した「転移性肝癌」の場合は，区域ごとに数カ月単位で一連扱いとすることが可能であるが，電磁波温熱療法で「治癒」や「消失」は期待できないため，「進行停止」や「縮小傾向」がみられる3～4カ月を一連期間とするのが一般的である。

❻ 脳腫瘍に対して，A400「2」短期滞在手術等基本料3「イ㋔」M001-2ガンマナイフによる定位放射線治療を算定したが，退院翌日の来院時のCT検査で急性脳血管障害を起こしていると診断されたので，緊急入院となり，再度A400「2」「イ」D237終夜睡眠ポリグラフィー3を算定した。しかし，再入院は短手3に該当しないとして，出来高請求をするよう返戻された。

➡　レセプト摘要欄に記載された短手3の「特別な理由」が理解されなかったか，再入院が最初の入院と関連する合併症と解されて，点数表1章2部入院料等「通則5」の規定から入院起算日が最初の入院日にされてしまったことが原因と考えられる。こういったケースでは，再入院が予期しない急性増悪等やむを得ない場合に相当することを詳記して，再審査請求をするとよいだろう。

また，A400「2」「イ㋔」M001-2ガンマナイフによる定位放射線治

療については，上記のほか，①入院 5 日以内に当該放射線治療を行わ
なかったとき，②退院翌日に患者状態を確認していないとき，③短手
入院期間中に他の手術をしたとき，④ 5 日以内に他医療機関に転院さ
せたとき——などは出来高算定にするよう返戻されることがあるので，
留意したい。

❼ 厚労省の「輸血療法の実施に関する指針」「血液製剤の使用指針」にあるとおり，輸血に際して，濃厚赤血球に放射線照射をしているのに，M005 血液照射が査定された。

➡ 1998 年からは日本赤十字社が放射線照射血液製剤を供給しているため，それを使用している限り，二重照射の必要性はない。旧式のレセコンを使用している施設では，輸血と M005 が連動している可能性があるので，再点検したほうがよいだろう。

❽ 前立腺癌に対して行ったリニアック定位放射線治療法（M001-3「1」）が査定された。

➡ シンチグラムを行い，前立腺癌の転移の検索中であるケースなどが考えられる。シンチグラムをしたのであれば，その結果を待たずして M001-3 直線加速器による放射線治療（「1」定位放射線治療の場合）をすることは早計であり，査定対象となり得る。当該点数は 6 万 3000 点ときわめて高いだけに，前立腺癌については「転移病巣のない限局性」というきびしい縛りがあり，転移の検索中では適応とならない。

❾ 前立腺癌で，密封小線源治療（M004「3」「イ」）を行ったので，「注 4」線源使用加算と「注 8」画像誘導密封小線源治療加算，A225 放射線治療病室管理加算も算定したが，M004「注 8」と A225 が査定された。

➡ 2016 年改定で新設された M004「注 8」は，常勤の放射線治療専門医が腔内にイリジウム照射した場合，または腔内に新型コバルト小線源治療装置を用いた照射を行った場合に算定できる。A225 については，密封小線源治療前の使用日数分は B 査定される。

❿ 5 年前に直腸癌が発見され，その半年後に肝転移が始まり，化学療法で緩解していたが，院内の放射線治療部の刷新に伴って，当該患者に BOX（4 門）照射（M000「4」，M001「3」）を MLC で実施したところ，C 査定された。

➡ 傷病名としては，5 年前の直腸癌とその半年後の肝転移しかないが，新しく治療を開始する理由が明確にわかるような傷病名と説明が必要になるのは放射線治療に限ったことではない。

また，4 門照射で MLC を使って三次元計画装置を用いる必要性に疑

義が生じた可能性もあるので，関連学会のガイドラインに準拠して逆
方向治療計画法で立案したことを説明したほうがよいこともある。

❶ **進行性膵癌の開腹手術で，根治術不可能と判断して，術中にリニアック定位放射線療法（M001-3「1」）を行ったが，M001-3「1」と定位放射線治療呼吸性移動対策加算（M001-3「注2」）が査定された。**

➡　M001-3「1」の適応に膵臓癌が含まれていないだけでなく，術中照射なら麻酔管理下にあるので，呼吸性移動対策の必要もない。M001-3「1」の所定点数には麻酔や放射線治療管理等の費用も含まれているので，これらも算定できない。医師と医療事務スタッフとの連携欠如による初歩的なミスである場合が多いので，十分に注意したい。

❷ **末期がん患者に放射線治療を実施したら査定された。**

➡　放射線治療は目標病巣を死滅させることが目的であることから，放射線量や照射期間をみて査定されたものと思われる。根治目的ではなく，病巣組織死滅による症状緩和が得られる旨を詳記するとよいであろう。

3　放射線治療算定上の留意点／指導のポイント

放射線治療算定上の留意点を図表62に示す。特殊な領域ではあるが，法的規制は他の領域と同じように指導監査が行われている。特に最近では，放射線治療専用の医療機関が開設されるようになり，保険外治療との区別が実施されているか，混合診療になっていないかなどに指導はきびしい。適時調査も定期的に実施される。

実際には次のような指摘や指導が行われている。

（1）放射線治療管理料［M000］

　ア　線量分布図に基づいた照射計画を作成していない。
　イ　放射線治療専任加算：放射線治療を専ら担当する常勤の医師が照射計画の策定・医学的管理を行っていない。

（2）放射性同位元素内用療法管理料［M000-2］

　・説明・指導した内容等をカルテに記載または添付していない。

（3）ガンマナイフによる定位放射線治療・直線加速器による放射線治療・粒子線治療・ホウ素中性子捕捉治療法［M001-2］［M001-3］［M001-4］［M001-5］

　・位置決め等にかかる画像診断の費用を算定している。

2
19章

■図表62　放射線治療算定上の留意点

1	外来管理加算は併算定できない
2	DPC 包括対象外である
3	診療点数改定のたびに最新技術や各種加算点数が新設されたり，対象患者が追加されている
4	施設基準が 19 種類もあり，必要な体制と十分な機器・設備が求められる

（4）その他

・未承認の治療法を代替算定している。

20章 老健施設入所者診療料の算定上の留意点とは？

Key words ▶ 介護保険施設，特定施設，医療保険と介護保険の給付調整，常勤医師の配置施設

1 老健施設入所者への診療料

　医療施設の機能分担や地域での役割，患者状態や医療区分など多角的な観点から，医療保険と介護保険の狭間において，様々な問題が生じている。介護施設が提供する医療の問題もその一つである。高齢者の急増に伴う居宅介護支援を取り巻く環境についても，2015年の制度改正を皮切りに，ケアマネジャーの法定研修時間数の増加や指定権限の市町村への委譲など変革が続くなかで，介護老人保健施設（老健）の位置づけがどのようになるのか，注目しておきたいところである。

　ここでは，老健入所者（以下「入所者」）の診療料について解説するが，老健とは，介護保険の施設サービスを提供する「**介護保険施設**」の一類型である。介護保険施設には老健のほか，特別養護老人ホーム（介護老人福祉施設），介護医療院が該当する。そのほか，**特定施設**（養護老人ホーム，軽費老人ホーム，介護付き有料老人ホーム，サービス付き高齢者向け住宅など）やグループホームなどが介護サービス等を提供している。

　要介護被保険者または居宅要支援被保険者（以下「要介護被保険者等」）については，原則として，介護保険給付が医療保険給付より優先される（健康保険法第55条）が，別に厚生労働大臣が定める場合には，医療保険から給付できるので，医療保険と介護保険の給付調整が行われている。

　前述の3種類の介護保険施設にはそれぞれ医師が配置されているが，各施設類型で医療提供の密度が異なることから，介護報酬に包括されている部分と医療保険給付（診療報酬）の範囲がそれぞれ異なっている。特養では，日常的な健康管理については介護報酬に包括されているが，それ以外は医療保険において個別に算定可能となっている。老健においては，診療報酬として算定できない検査・処置等が別途定められている（図表63）。

　老健や介護医療院は病院と生活の場の中間にあって在宅復帰を目的とするのに対して，特定施設等は終身にわたって生活の場となる可能性が高い。特定施設での療養患者と短期入所生活介護の患者に対しては，在宅医療の

■図表63　医療と介護の保険給付調整

要介護被保険者等には原則的に，介護保険給付が医療保険給付が優先される。しかし，医療保険から給付できるような給付調整が行われている。介護保険施設には医師が配置されているが，各施設類型で医療提供密度が異なるため，下表に示す給付分けが存在する。

	手術・放射線治療，急性増悪時の医療	特殊な検査簡単な画像検査	投薬・治療検査・処置	医学的指導管理
特養		医療保険で給付		介護保険で給付
老健				
介護医療院				

C002-2施設入居時等医学総合管理料が算定できる。ただし，継続的な診療の必要がない者や通院可能な者に対しては適応となりにくく，軽費老人ホームはA型に限られ，B型やC型（ケアハウス）は対象とならない。

　医科診療報酬点数表は，大きく第1章「基本診療料」と第2章「特掲診療料」に分かれるが，施設の常勤医師（以下「配置医」）の入所者への給付と，入所者以外の患者に対する給付は異なる。第3章として「**介護老人保健施設入所者に係る診療料**」が別に定められたゆえんである。

　入所者に対する診療料は，**第1部「併設保険医療機関の療養に関する事項」**と，**第2部「併設保険医療機関以外の保険医療機関の療養に関する事項」**に分かれているが，いずれも4項目しかない。それぞれ1項目めは「1　緊急時施設治療管理料」（第1部），「1　施設入所者共同指導料」（第2部）と内容が異なるが，「2　施設入所者自己腹膜灌流薬剤料」，「3　施設入所者材料料」，「4　その他の診療料」は同一である。

　老健等と連携する医療機関の保険医はもちろんのこと，B005-1-2介護支援等連携指導料やB005-1-3介護保険リハビリテーション移行支援料に係る診療をしている医師も，無用な行為とならないよう，入所者の医療保険がどのように扱われているかを知っておくべきであろう。

　また，施設側が，どの診療項目が医療機関で算定できるのか（厚生労働大臣が定めた投薬以外は医療機関で処方できない事例もある）を説明した用紙を患者本人にもたせることもあるので，その用紙も参考にしたい。

　配置医は病状が安定している入所者を診ていればよく，入所者の病態が不安定になれば，往診または通院，あるいは医療機関に入院させてしまえばよいため，保険診療や保険点数（算定要件）は無関係と考えがちだが，実際はそうもいかない。老健で往診（緊急時施設治療管理料）が算定できるのは，夜間または休日の緊急時（保医発通知「ア」〜「カ」6状態*）のみで，1日1回，1月4回の制限があることから，制限を超える場合は入院させたくて

も「4」「イ」の制限により入院料等（第1章第2部）は算定できない。

＊6状態：「ア」意識障害または昏睡，「イ」急性呼吸不全または慢性呼吸不全の急性増悪，「ウ」急性心不全（心筋梗塞を含む），「エ」ショック，「オ」重篤な代謝障害（肝不全，腎不全，重症糖尿病等），「カ」その他薬物中毒等で重篤なもの

　点数表の第3章第2部が適用になるのは，配置医の求めで施設退所後の予定担当医と共同指導を行った場合であり，患者1人につき1回に限り算定できるが，特養など医師や看護師等が配置されている施設入所予定者は対象外である。一般的に配置医や看護師では通常行えない医療行為は保険請求でき，医療機関の保険医から情報提供を受けて対応できる医療は請求できない仕組みになっている。なお，原則的には配置医は保険医療機関の保険医ではないので，保険薬局における薬剤や材料の処方箋は交付できないし，入所者を往診・通院により診療した保険医も，規定された10種類＊＊以外の処方箋は交付できない。しかし介護医療院や老健施設付属診療所では配置医が保険診療をすることになり，処方箋も発行できる。

＊＊規定された10種類：抗悪性腫瘍剤，医療用麻薬，抗ウイルス剤，インターフェロン製剤，エリスロポエチン・ダルベポエチン，血友病製剤，腹膜灌流薬剤，人工腎臓用透析液，血液透析用血液凝固阻止剤，血液透析用生理食塩水

　また，第1，2部ともに「3　施設入所者材料料」は在宅医療の部第4節C300に掲げる特定保険医療材料（告示された15種類）の価格が適用される。
　事務的なことではあるが，入所者の診療料を第1部で算定した場合には，レセプト「特記事項」欄に「老併」と，第2部で算定した場合には「老健」と記載する。同様に特養入所者には「施」と記載する。また，同一月・同一患者につき，入所中の診療と入所中以外の外来診療がある場合は，各レセプトに記載することになっている。
　前述の「医療保険と介護保険の給付調整」のなかの別紙「要介護被保険者等に対する療養の給付」は膨大ではあるが，わかりやすい一覧表になっている。点数項目（縦）と施設類型（横）との関係が○×式で示されており，一見しておくと請求の際の参考になる。
　また，入所者における検査，リハビリ，処置，手術，麻酔等については，「特掲診療科の施設基準等」の第16とそれに付随する別表第12で算定できない項目が具体的に示されている。このほか，150点以上の外来処置で加算できる休日・時間外・深夜加算（第2章第9部「通則5」）も算定できないことがあるので（平28.6.14事務連絡），留意したい。
　配置医が保険診療をすることは少ないが，入所者に対する医療行為については，「介護老人保健施設サービス費」から支払われることになるので，施

2
20章

設経営者としては配置医に多大な経営協力を迫ることになるだろう。配置医は，第3章について熟知したうえで，併設，あるいは関連の医療機関や担当保険医との連絡網を緊密なものにする必要がある。

　前述の老健等だけでなく，指定（介護予防）短期入所生活介護事業所，指定障害者支援施設，療養介護事業所，救護施設（定員111名以上），乳児院，情緒障害児短期治療施設にも医師は常勤している。これらに入所している患者の診療については，栄養食事関連の指導料（B001「9」「11」）をはじめ，B001「13」在宅療養指導料，B005-1-2介護支援等連携指導料，B004・B005退院時共同指導料，C001・C001-2在宅患者訪問診療料，C012在宅患者共同診療料「2」「3」，C002在宅時医学総合管理料，C002-2施設入居時等医学総合管理料などが算定の対象外となっているので，留意したい。

2　入所者の診療料，給付調整に関連する問題事例

　このような医療給付に慣れている併設施設や関連施設は問題ないが，そうでないところでは，査定事例等もみられる。医療保険・介護保険の給付調整に関連する事例も含めて紹介する。

❶ **医学管理料（B000〜B015）のすべてが査定される。**

➡　近い将来，すべてのレセプトがIT審査されるようになれば，「特記事項」欄に記載する「老併」と「老健」を区別したうえで，診療内容を見分けられるようになるだろう。現状，B004退院時共同指導料1，B009診療情報提供料（I）「注4」，B010診療情報提供料（II）については，後者では算定可（第2部「4」「ロ」）で，前者は算定不可（第1部「4」「イ」）であるが，混同した審査になっている可能性がある。併設機関でないのなら，再審査請求をするべきであろう。

❷ **緊急時施設治療管理料が査定される。**

➡　入所者が夜間または休日に，前記の6状態に該当することが明確でない場合，査定される可能性がある。明確なレセプト記載が求められる。

❸ **併設医療機関以外の医療機関の保険医が，入所者の退所指導を行ったのに，第2部「1」施設入所者共同指導料が査定される。**

➡　担当保険医が老健施設に赴き配置医と共同して指導したのであればよいが，配置医が家庭復帰を奨励するはずがないような状態の入所者の場合は査定される可能性がある。再入所することはなく，入所者が家庭復帰できる状態であることがわかるようなレセプト記載が求められる。また，A000初診料，A001再診料，A002外来診療料，B004・

B005 退院時共同指導料，C000 往診料および C001 在宅患者訪問診療料
（Ⅰ）は算定できないので，これらを算定していないことを確認する必
要がある〔保医発通知（4）〕。

❹ 担当保険医が配置医の要請で入所者を往診して，**胃瘻カテーテル，気
管カニューレ，導尿カテーテルの交換処置（各洗浄を伴う）を行ったが，
材料費，処置料，洗浄料（生食処方），在宅療養指導管理料が査定される。**

➡ 　配置医がそれらの処置ができなかった緊急／増悪状態などが明らか
でない限り，査定対象になる。つまり，配置医から医療機関に対する
情報提供別紙のコピーがある，あるいは医療機関の診療情報提供料が
算定されているなど，往診理由が説明できるなら，再審査請求で復活
する可能性がある。

❺ **入所者の通院による眼科診療を行ったが，書類不備として返戻された。**

➡ 　①「特記事項」欄に記載不備はないか，②配置医からの対診依頼書
コピーが添付されているか，③「摘要」欄に通院理由の詳記があるか
——等を見直したい。眼科の診療内容にもよるが，洗眼や点眼治療程
度なら介護報酬の「特定診療費」が妥当な場合もある。また，入所者
の状態からみて，過剰な眼科検査が行われていると判断されると，検
査の根拠や検査結果が審査される場合もあり得る。

❻ **特養入所者の診察の際，C002-2 施設入居時等医学総合管理料の算定は
認められるのに，末期悪性腫瘍患者に対する在宅ターミナルケア加算
（C001「注6」）と看取り加算（C001「注7」）が査定される。**

➡ 　死亡日から遡って 30 日間以内に特養で看取った場合に算定できるの
で，担当保険医が在宅療養支援診療所・病院または当該特養協力医療
機関に所属していないと思われている可能性がある。

❼ **特養等入所者に対する在宅患者訪問診療料（C001）が算定できない。**

➡ 　通常，末期悪性腫瘍患者ないしは看取り患者でなければそのとおり
であるが，短期入所生活介護または介護予防短期入所生活介護を利用
している者については，サービス利用前 30 日以内に患家を訪問して，
すでに C001 在宅患者訪問診療料（Ⅰ），C002 在宅時医学総合管理料，
C002-2 施設入居時等医学総合管理料，C003 在宅がん医療総合診療料
を算定している場合には算定可能である。このケースに該当する場合
は，再審査請求をするべきだろう。

❽ **入所者の腎盂腎炎に対して，往診したうえで腎障害用の点滴注射をし
て，その後は訪問看護を行ったが，訪問看護が査定された。**

➡ 　訪問看護は，施設内に常勤看護師がいるので認められていない。また，

G004 点滴注射料は算定できるが，薬剤はエリスロポエチン・ダルベポエチンなど厚生労働大臣の定める薬剤に限られる。

❾ **介護保険施設に入所する日に，医療機関の外来で行った検査，処置等が査定される。**

→　医療機関から介護施設への転棟日であれば，医療保険が優先されるが，入院中の傷病名や外来診療の内容から見て，その必要性が乏しい場合には査定される。

❿ **入所者は管理困難なストーマ合併症があり，配置医の要請と担当保険医の特別訪問看護指示により，訪問看護で認定看護師（WOC）によるケアを行ったが，医療保険の請求は認められず，介護保険で請求するよう査定された。**

→　似たような事例は多いが，専門看護師でなければできない医療であることがなかなか理解してもらえない。その必要性を理解してもらうしかないが，実際はむずかしいようだ。

⓫ **併設でない関連病院に入院して診療を行ったが，基本診療料と医学管理料が査定される。**

→　入所者扱いになったままのレセプトでは査定はやむを得ないだろう。それでも，B001「22」がん性疼痛緩和指導管理料，同「24」外来緩和ケア管理料（悪性腫瘍の患者に限る），B001-2-8 外来放射線照射診療料，B004 退院時共同指導料1，B009 診療情報提供料（Ⅰ）「注4」「注17」，B010 診療情報提供料（Ⅱ）の算定は認められるので，当該患者が施設を完全に退所し再入所することがないことや，介護保険対象ではないことを証明できるとよいだろう。

⓬ **入所者に対する薬剤料や処方箋料が査定される。**

→　入所者自己腹膜灌流薬剤料，「特掲診療科の施設基準等」第16の「2. 内服薬・外用薬」「3. 注射薬」以外では査定される。ほかの薬剤料が必要な場合には，老健に対して実費を請求するのが適当だろう。

⓭ **意思疎通のできない入所患者に対する施設職員への指示指導および実施では，在宅療養指導管理料［C100～C121］が査定される。**

→　在宅医療における当該指導管理が必要かつ適切であると医師が判断した患者について，患者またはその看護者に対して適正な注意及び指導を行ったうえで，医学管理を十分に行い，指導管理を行っていることに対する評価であり，施設職員が患者の看護者に該当するとは考えられない。特に，業として行う者への指導は対象となっていないし，経管栄養［C105-3］や喀痰吸引［C112］等では，知事の許可を受けな

ければならない。

⓮ 施設入所者に対して検血や血液化学検査をしたが，その際の D400 血液採取が A 査定になった。

➡　点数表第 3 章第 1 部・第 2 部の「4　その他の診療料」中，検査に掲げる診療料の規定から，検査指示をした配置医師の不在時に，保険医療機関ではない施設看護師が採血したものと解釈された可能性がある。当該審査機関に問い合わせるのがよい。

3　老健施設入所者診療料算定上の留意点／指導のポイント

　要介護被保険者等に対する診療報酬算定の留意点は図表 64 のとおりである。さらに言えば，介護老人保健施設入所患者の診療料を併設保険医療機関において算定した場合（特記事項欄に「老併」または 07 と記載），入所中の診療と入所外の外来診療とはそれぞれ別個の明細書にする。同様に，併設していない医療機関で算定した場合（特記事項欄に「老健」または 08 と記載）も入所中と入所外とは区別する。

　また，特別養護老人ホーム等に入所中の患者（特記事項欄に「施」または 09 と記載）についても，ホーム等に赴き行った診療とそれ以外の外来分とは区分して，摘要欄に記載することになっている。

　なお，配置医師（「配」と略す）が診療した回数も摘要欄に記載する。特に，併設医療機関では入所者の検査，投薬，注射，処置，手術，麻酔について，別に厚労大臣が定めるもの以外が許されていないので留意しなければならない。詳細は，特養等における療養給付の取扱いについて（令 4 保医発 0325・3）の通知が参考になる。

　実際には次のような指摘・指導が行われている。

　ア　カルテ記載が杜撰であり，空白日や do 処方が続いている。

■図表 64　配置医や入所者診療にかかわる算定上の留意点

1	介護報酬に包括されている初診料および再診料は算定できない
2	医学管理（特定疾患療養管理料など）も，一部の項目を除き，算定できない*
3	居宅療養管理指導費等を介護保険で算定している場合，診療情報提供料 1 は，市町村，介護支援事業者等または薬局に対する情報提供に係るものには算定できない
4	在宅患者訪問診療料等は，特養等の入所患者に対しては算定できない**
5	特養等の職員（看護師，理学療法士等）が行った医療行為については，診療報酬を算定できない

*非配置医師の定期的入所者診療でも，その医師は実質的に配置医とみなされるので取扱いは同様。
**末期の悪性腫瘍の患者を除く。

イ　検査をしたにもかかわらず，結果を反映した治療が行われていない。

ウ　患者や家族が治療拒否した場合は，その旨を理由とともに記載する。

エ　配置医が併設診療所で診療した場合，介護保険と医療保険との区別が明白になっていない。

オ　入所者に対する診療であるにもかかわらず，基本診療料や医学管理料を算定している。

カ　入所者材料費は在宅指導管理料の算定方法に準じて算定できるが，指導管理料は算定できない。

キ　入所者の検査，投薬，注射，処置，手術，麻酔について，別に厚労大臣が定めるもの以外のことを実施している（併設医療機関）。

ク　入所直前に健康診断や検査を医療保険で行ったものは返還する。

ケ　特別養護老人ホーム等の入所者で算定対象外の患者に対して算定している：在宅患者訪問診療料（Ⅰ）（Ⅱ），在宅時医学総合管理料，施設入居時等医学総合管理料，在宅がん医療総合診療料，在宅患者訪問看護・指導料，在宅患者訪問点滴注射管理指導料

4　施設入居時等医学総合管理料算定上の留意点

　この施医総管［C002-2］は，診療点数が在医総管［C002］の約72％強[*]とはいえ，その付け方は同じである。つまり，在宅療養支援診療所・病院であるか否か，病床を有するか否か，患者の疾病と状態，単一建物診療患者数と訪問診療回数によって，点数配分が異なる。

　月2回以上訪問診療を行った場合，別表第8の2で定められた状態の患者かどうかによって，500または700点の差異があるので，患者状態のカルテ記載は重要である。レセプトにおいても，同表の状態に該当するものでは傷病名欄か摘要欄で明記しておく。

　在宅医療〔p.137，2-6③(3)〕で述べたような指摘を受けないように留意するのはもちろんのこと，当該患者の同意を得て，その証拠を残しておかなければならない。特に，精神療法を受けている患者や要介護2以上の患者では家族の同意が必要なことも生じる。

　養老，軽老，特養の区別（有料，サ付，グホは不可），短期入所と介護予防の生活介護者（給付調整告示等の規定）などもカルテには記載しておく。

＊単一建物診療患者数が9人以上は同点数。

21章 不定愁訴と検査

21章

Key words ▶ 鑑別診断，傷病名・疑い病名の羅列，確定診断への手順

1 不定愁訴の鑑別に関する診療報酬

　保険医として不定愁訴の患者を診ることは日常茶飯事である。問診と診療を丁寧に行えば，ある程度の鑑別診断の目処はつくので，この時点で，カルテには仮の診断名を記載すべきであろう。

　症状がそのまま診断名になるものもあるが，自覚症状が一定でなかったり，ときに変化するのが不定愁訴の特徴であるから，すべての症状名を羅列したり，「○○の疑い」といった傷病名を羅列するようでは研修医以下と言わざるを得ない。また，一律に「不定愁訴症候群」「自律神経失調症」「更年期障害」「心身症」などと記載してから疑い病名を羅列し，初診時に多くの鑑別検査を実施するのもどうしたものか。

　不定愁訴に限らず，一般的によく遭遇する「頭痛」だけで初診時に脳MRI検査をルーティン化したり，「鼻水・咳嗽」だけで胸部CT検査を行い，「腹痛・嘔吐」だけで腹部CTを行うような医療機関に対する審査委員の印象は良くないし，査定対象にされかねない。もちろん，一般的検査を省略してこれらの画像検査が必要な場合は，それなりの緊急性や救急性がわかるようなレセプトにするか，症状詳記を記載する必要があるだろう。

　また，傷病名の付け方だけでなく，検査についても留意事項がある。検査にも順序があって，例えば，初診日にPET検査をするに当たって，「癌疑い」「リンパ腫」「てんかん」などの適応傷病名が付いていたとしても，審査委員は当該検査に至る過程を見逃してはくれない。緊急性がない限り，初診時には検血・検尿等に始まって，特定検査の予約や症状の経過観察で，順次，鑑別すべき診断検査を追加して，確定診断に至るのが一般的である。

　しかし，検血（D005），検尿（D000〜D002-2）や検便（D003），簡単な外来処置は，一般病床数200以上の病院では外来診療料（A002）に含まれるので，実施していてもレセプトには記載しない施設があるが，その場合は実施していない（簡単な検査をしないで精密検査を行った）と誤解されかねないので，請求はできなくても実施した検査は記載するべきである。

2 不定愁訴に関連する問題事例

　それでは，審査上よく遭遇する事例について，問診やお薬手帳（副作用），理学所見から特に異常を認めない場合に，その後の検査はいかにあるべきか，どの程度まで許されるのかを検討してみたい（図表65）。

　不定愁訴では鑑別すべき疾患も多々あるだろうが，大学教育ではないので，保険診療としての常識を超えてはならない。緊急性がない多くの場合，経過観察や転医（専門医紹介）もあり得るだろう。

　なお，不定愁訴は，本来，自覚症状が一定せずに変化する状態をいうが，ここでは「保険医にとって所見や原因のわからない曖昧模糊とした不確定な訴え」とさせていただく。

❶ **25歳・男性の「しんどい」「だるい」という主訴だけで，問診や理学所見から異常がないことから，単なる仮病とも考えたが，「全身倦怠感」という傷病名を付けてCBC，CRP，生化学一般，検尿沈渣，SpO₂，胸部X-p，ECG，甲状腺機能検査を実施したが，すべて査定された。**

➡ 　隠れた疾患があってはいけないと思って，良心的に鑑別診断の検査をしたのだろうが，この患者が勤務する企業の健保組合では毎年の健診も徹底していて，常勤の産業医が5人以上もおり，紹介状もない5月の初診だったため，査定されたのではないか。

　8検査のなかには，診察料（外来診療料）に含まれ算定できないものもあるし，SpO₂，胸部X-p，ECG，甲状腺機能検査に対しては疑い病名や検査理由（理学所見等）の記載が必要であろう。また，この患者は初診のみで，その後の再診がなかったことも審査上問題（健診扱い）になった可能性がある。初診後の治療や転医がない場合は，「経過観察中で再診予定」等の記載があれば誤解されないだろう。

❷ **60代女性の「疲れやすい」という主訴に対し，「疲労症候群」という傷病名を付けて各種検査を実施。初診日から補中益気湯と六君子湯を処方し，廃用症候群リハビリテーション料（H001-2）を算定したが，一部の検査と廃用症候群リハビリテーション料が査定された。**

➡ 　疲労症候群は単なる慢性疲労と違って，原因不明の強い疲労が6カ月以上継続する疾患のことである。初診時には外来診療料に含まれる検査に始まり，しばらくは経過観察をしながら，倦怠感の原因疾患（心不全，腎不全，COPD，肺炎，貧血，甲状腺や副腎ホルモン系疾患，電解質異常，高血糖など）がないことを確定させたのちに傷病名をつけるのが一般的である。他医ですでにそれらの検査を済ませていたり，

■図表65 バイタルサイン・理学所見（簡単な神経学的検査・自律神経機能検査を含む）と，検血・検尿で異常がわからない場合の鑑別診断と二次・三次検査の例

カテゴリー（愁訴）	鑑別診断	検査（A：検体検査，B：生体検査，C：画像検査）
倦怠感，疲労感（だるさ，疲れ）	脱水や電解質異常（神経・筋の障害），高血糖や高Caの各種疾患，COPD，甲状腺疾患，花粉症，心不全，腎不全，肝不全，うつ病，気虚など	A：一般血液化学，CPR，BNP，T3，T4，TSH，エリスロポエチン，アレルギー検査 B：心エコー，腹部エコー，甲状腺エコー C：胸部X-p，CT
めまい，浮遊感（めまい，ふらつき）	メニエール病，前庭神経炎，良性発作性頭位めまい症，突発性難聴，聴神経腫瘍，脳卒中，椎骨脳底動脈循環不全，起立性低血圧症，熱射病，過労，精神性疲労，水滞など	A：一般血液化学，CPR，BNP B：平衡機能検査（D250），中心フリッカー試験 C：胸部X-p，頭部CT・MRI（MRA，DWI）
不定四肢痛（手足の痛み，こわばり）	四肢動静脈疾患，関節リウマチ，膠原病（SLE等），パーキンソン病，ばね指症，ファブリー病，心筋変性疾患，不整脈，線維筋痛症，気滞，瘀血など	A：一般血液化学，CRP，RF，抗CCP抗体，TM，抗核抗体，RAHA，CH50，αGAL B：心エコー，頸動脈波，四肢関節，血管エコー C：四肢・脊柱のX-pやCT。脳の機能的MRI検査やPET-CT検査，SPECT
不安定体感温（手足の冷え，のぼせ）	自律神経失調症，更年期障害，バセドウ病，低血圧症，高血圧症，貧血症，PAD（末梢動脈疾患），レイノー病，バージャー病，上熱下寒など	A：E2，LH，FSH，FT3，FT4，TSH，TRAb B：心拍・血圧変動検査，立位ECG，甲状腺エコー，サーモグラフィ，ABI，PWV C：胸部X-p，ヨウ素アイソトープ検査
苛立ち・焦燥感（いらいらする）	不安神経症，パニック障害，全般性不安障害，ニコチン依存症，アルコール依存症，肝気など	A：一般血液化学，MAOB B：腹部エコー C：胸部X-p
無気力感（やる気なし，つらい）	うつ病，脳卒中，パーキンソン病，認知症，統合失調症，無気力症候群，気血両虚など	A：一般血液化学，CRP，BNP，MMP-9 B：頸部神経超音波検査 C：MIBG心筋シンチ，頭部CT・MRI，SPECT・PET
不眠苦痛感（眠れない，すぐ覚める）	原発性不眠症，ナルコレプシー，睡眠時無呼吸症候群，自律神経失調症，更年期障害，うつ病，精神障害性不眠症，肝鬱血虚など	A：一般血液化学，E2，LH，FSH B：パルスオキシメトリー，PSG C：胸部X-p
しびれ感（あちこちの痺れ，だるさ）	脳神経の各種疾患：頸椎症，椎間板ヘルニア，脊柱管狭窄症，脊髄腫瘍，大動脈炎症候群，解離性動脈瘤，ギランバレー症候群，糖尿病，低カルシウム血症，ビタミンB1欠乏症，過換気症候群，バージャー病，多発性硬化症，多発性骨髄腫，閉塞性動脈硬化症，パニック障害，血虚など	A：一般血液化学，RF，ANA，抗SS-A・B抗体，抗Sm抗体，抗RNP抗体，抗Tg抗体，抗CCP抗体，FT3，FT4，TSH，TRAb，Vitamins（特にB，C），抗GM11GG抗体，CRP，BNP，MMP-9 B：腹部エコー，神経伝達速度検査，EMG C：胸部X-p，四肢血管造影検査，MRA，DWI

2
21章

筋痛性脳脊髄炎，ウイルス感染後疲労症候群，慢性疲労免疫不全症候群などの既往歴がある場合は，レセプト「備考」欄にその旨を記載しておかなければならない。

また，先天性ないしは進行性の神経・筋疾患もなく，急性疾患に伴う安静によって発病した廃用症候群でもないので，当該リハ料と疲労症候群に関係しない検査が査定されている。なお，漢方薬処方については，食欲不振があれば六君子湯が，気虚があれば補中益気湯が適応になるが，それ以上の増薬には留意する。

❸ **40代女性の「めまい」「ふらつき」に対して，「メニエール症候群」の傷病名で関連する各種検査を実施し，脳血管疾患リハビリテーションを施行した。鑑別診断のための脳CT検査，低分子デキストランLとメイロンの点滴静注をしたが，低分子デキストランLとリハビリテーション料が査定された。**

➡ 第8脳神経関連疾患鑑別のためにCT検査を行い，原因不明のために「メニエール症候群」と診断して，その治療を開始したのだろうが，初診時に高点数の検査を実施する場合には，「聴神経腫瘍疑い」などの傷病名と根拠となる神経学的検査や各種眼振検査の結果の記載が求められる。

また，代用血漿剤のデキストラン40・乳酸リンゲル液には「pH8〜8.4」と「pH5〜7.5」の2製剤があるが，低分子デキストランLは後者なので，メイロンのアルカリ製剤（中和剤）とのpH矛盾が査定の理由とも考えられ，代用血漿剤が必要であった状況，末梢血行改善や浸透圧維持の説明が必要であったかもしれない。なお，メニエール症候群は脳血管疾患リハの対象には含まれない。

❹ **75歳男性の手・足・肘・膝等の不定四肢痛の訴えに対して，両側各部位2方向のエックス線撮影，リウマチ関連の各種検査をしたうえで，「運動器不安定症」という傷病名を付けて運動器リハビリテーションを行ったが，エックス線撮影は大減点となり，リハビリテーション料は完全に査定された。**

➡ 当傷病は「高齢化に伴って運動機能低下を来す運動器疾患により，バランス能力および移動歩行能力の低下が生じ，閉じこもり，転倒リスクが高まった状態」をいう。運動器リハの対象は，四肢や関連脊椎の損傷，関節の変性・炎症の疾患だが，検査をしてもこれらに該当しなかったため査定されている。

エックス線検査は，慢性関節リウマチでない限り，同一部位や一連

扱いの同時撮影に該当するため，エックス線診断料「通則2・3」による大減点となった。

❺ 50代女性の「イライラして落ち着けない」「のぼせと冷え」等の訴えに対して，理学所見がないため「更年期障害」の傷病名を付けて，各種代謝性疾患検査と女性ホルモンの諸検査を行った。異常がなかったので，傷病名は1つだけにして，黄連解毒湯を処方したが，特殊検査がすべて査定された。

➡　鑑別診断名を羅列する必要はないが，更年期障害では一般的に行われない特殊検査については，検査理由（症状や所見など）や疑った疾患名を明確にすべきだろう。更年期障害では一般的に，卵胞刺激ホルモンが高値で，エストロゲンなどの補充療法を行うことが多いだろうが，当座は漢方療法だけで検査値の推移を観察していることを説明するとよいだろう。

❻ 40代男性の「眠れない」「気力がない」の訴えに対して，認知機能検査その他の心理検査（D285「3」）を施行し，「うつ病」と診断して抗うつ剤を処方したが，D285「3」が査定された。

➡　心理検査（D283〜285）は「1」容易（40分），「2」複雑（1時間），「3」極めて複雑（1時間30分以上）に分かれ，うつ病評価ならSDS，CES-D，HDRSなどで行うため，D285「3」は算定できない。

❼ 90歳・男性の「ふらつき」の訴えに対して，緊急性を否定する目的で甲状腺機能評価，心電図，胸部エックス線撮影，MRI・MR撮影をしたが，年齢相応の所見しかなかったので，「運動器症候群」の傷病名を付け，リハビリテーション目的で整形外科に転医させた。レセプトにはその旨を詳記したが，検査が査定された。

➡　運動器症候群は「運動器の障害による移動機能の低下した状態」であるため，運動器リハビリテーションの傷病名としては不十分である。神経症状がない限り，高齢者のふらつきへのCT・MRI撮影は不要であろう。高齢者のふらつきは，脳動脈硬化による脳血流低下によるものが多く（特に体位変換時），平衡機能検査（D250）を行い，経過観察をしたうえで，しかるべき専門医に紹介するべきであろう。

❽ 「しびれ」を主訴に神経内科を受診し，神経学的異常がないために，精神科に紹介された70代女性に対して，「身体表現性障害」の診断名で，紹介元で実施されていなかった脳波検査（D235）を再診で行って，その判断料（D238），再診料（A001）と外来管理加算（A001「注8」）を算定したが，再診料の算定しか認められなかった。

⇒　傷病名から脳波検査の必要性が認められなかったため，その判断料も査定され，さらに A001「注 8」の厚生労働大臣が定める検査に該当するため，外来管理加算も査定されたものと考えられる。なお，同障害は，器質的疾患，薬物の直接的影響，他の精神疾患では説明できない臨床的苦痛や社会的・職業的機能障害がある場合に適用する。検査所見は陰性で，身体的基盤もない。

3　不定愁訴と検査の算定上の留意点

　所見もなく，診察料に含まれる簡単な検査で異常がない場合には鑑別診断上，緊急性疾患さえクリアできれば，経過観察をしながら常識的な鑑別検査を進めていくことになる。患者に検査結果を理解してもらったうえで，医師としての自己能力・技量を超えている場合には，専門医に紹介するようにしたいが，専門医間のたらい回しにならないような配慮が必要である。また，何か引っかかるはずと考えて，最初からトロンボモジュリン（D006「27」）に始まる一連の膠原病関連検査や PET 検査（E101-2）を行ったり，難病扱いにして遺伝学的検査（D006-4）を行うことは保険診療では許されていない。

　また，レセプト上，算定要件を満たすような医学的必要性が読み取れるコメントはもちろんのこと，初診日に詳細な鑑別診断検査をしなければならない理由が記載されなければならない。そうでないと，単なるスクリーニング検査や健診とみなされて保険外の扱いとされかねない。

　そうした傾向の背景には，病院のコンビニ化があるのかもしれない。患者はいつでも勝手に好きな医療機関を受診できると思っているし，現に，少々の疲れや眠りが浅いと言っては薬や点滴注射を頼みに来院する。保険制度の意義を知らないのは患者だけではない。医療者側もコンビニ並みのサービスを提供せざるを得なくなっている。受診してくれたからには何か異常を見つけてあげたいし，それがないとレセプトが書けないというわけで，検査をせざるを得ない。

　他方で，患者は「同じ入院治療や検査でも，医療機関によって数倍も医療費が違う」と"密告"してくる。医療機関も説明しきれないものだから，患者は SNS で苦情を公言し，所かまわず投書する。担当役所も，その原因が施設基準の違いで点数が決まっていることをよく知っていながら，いちいち説明する余裕がないので，医療機関に尋ねるようにあしらっている。

　少なくとも，"優秀"なレセコンや電子カルテがなすがままに，自動的に傷病名がつけられてしまうことは避けたいものである。丁寧に詳しく（症状

発現前の食事内容や気象状態や行動などを含む）病歴を聴取して，性格や体質などについても上手に聞き出して，鑑別疾患を狭めていく努力こそ，他医にはできない独自の医療芸術と言える。逆に，そういう患者との会話もなく，丸暗記していたかのごとくに鑑別診断を列挙して，数他の検査や，最初から高価な検査をする癖をもつ医師は，医療の真の楽しさを知らない医学徒のようなものである。また，患者のためになるとは思えない事務的作業に，治療に専念すべき時間や労力を費やさねばならないフラストレーションがたまると，情緒的にも消耗して"燃え尽き症候群"にもなりかねない。院内取決めで，事務担当者や他の医療業種スタッフが書類記入や管理業務を代行して，主治医が確認だけすればよいようなチーム医療芸術も必要だろう。

　不定愁訴の診療ほど保険医の実力が試されるものはない。芸術家が与えられた楽器やキャンバスで，独自の文化を編み出していくように，保険医も保険診療という枠のなかで，目前の患者に自信をもって医療を提供していく喜びを味わってほしいものである。

4　不定愁訴の検査と指導のポイント

実際には次のような指摘や指導が行われている。

ア　検査／投薬の必要性がカルテ記載から読み取れない：検査／投薬のための傷病名は付けないこと。

イ　症状も理学所見もなくて検査をしている：健診となり，全額を返納することになる。スクリーニング目的の検査はしないこと。

ウ　疑い疾病であるにもかかわらず確定傷病名にしている／疾患がないことが明白であるにもかかわらず疑い病名がついたままになっている。

エ　レセプト病名を付けて保険請求している。

オ　医学的に必要性が乏しい検査をしている／段階を踏んだ検査になっていない。

カ　過剰な鑑別診断ないしは研究のための検査をしている／初期検査もなく精密検査をしている。

キ　必要以上に（経過を見ることなく）過剰な検査をしている／初診時に画一的な検査をしている。

ク　算定要件を満たさない診療をしている／対象疾患ではない患者について算定している。

ケ　良性腫瘍なのにPETをしている／転移や病期が決まっているのにPETをしている。

適正な診療と適正な請求を行うために

Key words ▶ 療養病棟，チーム医療，食事療養，保険外併用療養

　本書では弁護士のように，攻略の"コツ"をそっと呟きたかったのだが，関係官僚，保険者，審査関係者，医師以外の経営者や事務職員など，多数の方々の目に触れ，その結果，医療現場を理解しない人たちによって，記事に誤解が生じて，保険医の本意とは違った方向に走ること，そして，貴重な国民皆保険制度の真髄が保てなくなる可能性を危惧しなければならなかった。と同時に，弁護士以上に賢明で懸命な保険医に対して，重箱の隅をつつくようなことはかえって失礼であり，それよりは正々堂々と本道を解説するべきと考え，執筆に当たった。

　今後，「規制改革推進会議」「データヘルス時代の質の高い医療の実現に向けた有識者検討会」などの美名のもと，審査の加速的ICT化やビッグデータ活用，DPC制度の拡大などが進むことが考えられるが，医師による審査が縮小すれば，かえって再審査請求の件数が増えることも懸念される。

　現在，市町村は国保調整交付金や地方単独医療費助成事業などのメリットを享受しているが，診療報酬改定で地域連携項目の点数化が進み，さらに地域完結型医療の提供体制が進展すれば，無料化（地域負担）による過剰受診で国民の財政負担が増えるかもしれない。生活保護制度で，受給者が自治体から生活経費を受け取り，医療も無料で受けられることによって，これを利用した貧困ビジネス（過剰投薬の積み重ねで得た薬剤の転売や生活保護費の搾取事業等）や不正受給が跡を絶たないように，制度行政の改革も進まないだけでなく，国家財政の破綻すら見えてくる。

　逆に，患者申出療養制度や健康サポート薬局制度が高じて，企業による医療経営や混合診療が許されるようになると，その弊害は大きく，少数患者のためにはなっても，国民皆保険制度の崩壊につながる可能性もある。保険医は，広く国民のためにどうあるべきか，熟考しながら診療しなければならないだろう。

　最近は，各病院も地域の他の医療機関や介護事業者などと密に連携して，地域全体で患者を診ることに軸足を置き，地域における自院の役割の明確化や，それに沿った病棟構成といった経営戦略を考えるようになってきた。そ

れでも，①常に満床に近づけたい，②安くまとめ買いした薬剤や医療材料の在庫は早く消費したい，③PETや手術ロボットを購入したら，数年以内に元を取りたい——といった考え方は経営者の常識で，雇われ医師も協力するべきかもしれない。しかし，コスト削減だけを目的にした考え方では良質な医療経営を維持することはできない。地域や患者が必要とする良質で適正な医療の実権は各保険医が握るべきであり，そのためには，常に現行制度を熟知し最大限に利用したうえで，経営者に意見具申できるだけの実力を発揮しなければならない。

　地域医療構想を立てるにあたっては，単なる病床数の機能化調整ではなく，地域内で共有できる医療体制を考えるべきであろう。病床数減らしの統廃合ではなく，各医療機関の機能を維持しながら，地域内の分化，強化，連携を進めることが重要である。例えば，地域内に周産期医療センターが必要なのに，急性期病床を同センター用に編成替えすることを提案したら，数年前の専門家会議で，府県内の現行数以上には許可しないことが決定されている，として却下された。府県という広域ではなく，1時間以内に救急搬送出来る地域を考えるべきではないであろうか。

1　適正な診療・請求のために

　最後に，本来なら請求できるのに，施設手続きの欠如や事務部門・保険医の認識不足のために，請求もれ等につながっていると思われる事項について述べてみたい。また，私自身が長期間，審査に携わり，真摯に向き合い，レセプトの適正化に関わったことで見えてきた部分についても披露したい。

❶再診料の請求もれ：外来診療時の再診料（A001），入院診療時の入院料等で，請求もれが発生することはなさそうだが，実際にはある。例えば，電話で経過報告や質問を受けた場合，電話で検査結果を知らせた場合，カルテに電話内容を記載し忘れたり，メモを紛失してしまうことがある。また，電話内容の記載はできても，その場にレセコン入力の担当職員がおらず，請求もれにつながることもある。ただし，無診察治療は論外である。

　アメリカでは24時間入力できる送信器が廊下やラウンジに配置されている。日本でもタブレットからの随時入力や，診療室以外（多くは医局）からの電子カルテ入力ができる施設も増えてきたが，普及状況はまだまだ十分ではない。日頃から留意する必要があるだろう。ただし電話等再診料は，治療上の意見を求められて指示をした場合に算定できる。

❷医学管理料，検査料等の請求もれ：通常，初・再診料と同時に発生するのが，

医学管理料，検査料等の特掲診療料であるが，この部分に関してもカルテ記載・入力のもれが少なからず起きている。基本診療料と特掲診療料は一対のものであり，レセプトに片方しか上がっていない場合には請求もれをチェックするくらいの慎重さが必要であろう。

　例えば，再診時に患者さんと交わした会話のなかには，何らかの指導・管理に該当するものが含まれていることが多いし，外来管理加算，地域包括診療加算のほか，特定の疾患に関する管理料も多くあるので，もれなく入力できるシステムになっているかどうか，担当事務部門と打ち合わせておくべきであろう。項目にもよるが，電子カルテに個別記載の定型入力ができるようなシステムを利用してもよいだろう。

❸救急医療管理加算の算定：A205救急医療管理加算には「1」と「2」があり，「1」の場合は，入院当日に相応の処置や手術などをしていないと査定になるか，「2」に減額されるので，算定要件に該当していることを証明できる記載が必須である。救急ならいずれかの要件に当てはまるはずと考え，全例に算定するような施設や，終末期の患者を当番医が処置もせずに緊急入院させて翌日から主治医が診ているのに，「2」を算定するような施設もある。医療経営者のなかには，1日入院単価（7日間）のアップのために，「1」の算定を推奨する人もいるので，そのような罠にはまらないようにしたい。このような施設には全体的にきびしい査定や指導監査が待っていることを理解しなければならない。時間帯，重症度や緊急救急処置の程度から，診療医が加算算定の決定権をもつのが本来の姿である。そのためか，2020年度からは重症度に係る指標の入院時測定結果をレセプト摘要欄に記載することになったし，入院後3日以内に行った検査，画像診断，処置，手術のうち主要なものについても記載することとされた。

❹小児に対する各種加算の請求もれ：乳幼児や新生児をよく診療する施設や，レセコンでプログラム化されている施設では見落とさないが，そうでないところでは小児に対する各種加算の請求もれが散見される。手術（通則8）や処置料にも乳幼児加算が算定できる項目があるので，特に留意したい。

❺加算・逓減項目の算定：最近は，加算項目だけでなく，一定数を超えた場合，条件に満たない場合に逓減される項目も増えている。レセコンにおける加算・逓増項目の扱いについては，医事課などの事務部門との打ち合わせをしておくべきであろう。主治医として事務部門に協力できるところも多々あるので，一度担当者に声をかけてみるとよい。例えば，内服薬が7種類以上になると処方料・処方箋料・薬剤料は逓減されるので，患者さんのためにも7種類を6種類にするくらいの努力はしたいものである。長期処方

も高点数になり，３カ月分であっても審査では１カ月分と誤解されるようなことがあれば，レセプト上の工夫があるとよい。

❻療養病棟におけるIVH：A101療養病棟入院基本料は，患者さんの医療区分・ADL区分によって点数が決まるが，中心静脈栄養（IVH）の場合は医療区分３または２，胃瘻（PEG）のみで酸素，気管切開，血糖測定などがなければ医療区分１となり，算定する点数が大きく異なる。さらに，病棟全体における医療区分１の割合が高い場合の減算もある。

　とはいえ，IVHは安易に行うべきではない。最重要事項は患者さんにとって最善となる技術を活かしてほしいということである。意識障害はないが嚥下障害がある，嚥下障害はないが単に自己摂取ができないなど，患者条件はそれぞれ異なる。本来は食べられる人だったのに，入院，点滴漬けで嚥下能が落ち，IVHやPEGにするようなことは避けなければいけない。訪問歯科診療や嚥下評価を的確に行い，できるだけ経口摂取リハビリを取り入れて，その患者の人生観・生き方を尊重した療養生活にしてあげたいものである。

　医療保険制度は寝たきり患者や長期療養生活者をつくるためのものではなく，最期まで人生の意義を堪能してもらうためのものであり，国民のためにあることを忘れてはならない。充実が求められる排泄リハビリ等も現行保険制度では不十分であり，医療・介護団体から保険収載の要望が出てくることを期待したい。

❼システムの構築・拡充：処置や手術を実施した場合には薬剤料や材料料が，検査や画像診断を実施した場合には判断料や診断料が発生するが，これらの請求もれもチェックしたい。一連の操作がレセコンで自動的に行われている場合には問題は少ないが，事務部門やレセコンに任せきりにしないで保険医自らも関心をもちたいところである。

　投薬や注射をする場合に，禁忌に該当する疾患名が傷病名欄にある場合には当該薬剤が査定になることがある。これを防ぐには，適用外や過量になると自動的に注意喚起させるようなシステムがあるとよい。逆に，処方薬剤にレセプト病名をつけさせてはいけない。

　また，薬剤部門としては，オーダ不可の最大値や最大投薬期間，配合禁忌の薬剤，傷病名から見た投薬禁忌の薬剤がオーダされたら警告されるようなオーダリングシステムを組み込むべきである。その警告を無視した場合は医師や事務部門と協議のうえ，上司の決裁や患者説明などが完了しない限り，前に進まないようなシステム構築が必要であろう。

　勤務医のなかには，病院の収支や経営上の医療成績に関心をもつどころ

2
22章

か，嫌悪感をもつ者も多いが，医療技術の優秀さゆえに患者さんが集まるほどの実力者ならいざ知らず，そうでないなら，自分の実力を患者のために十二分に活用してもらうにはどうすればよいかを考えて，できることは協力するべきだろう。

❽信念・哲学に基づく医療の実施：事務部門が正しくレセプト算定できないと，保険医の苦労は水の泡となる。同じ症状に対する検査等でも，都道府県，審査機関間等で査定基準が異なることがあるが，審査委員会では通常，専門部会の合議により疑義に対する意見を統一する形式をとっている。つまり，再審査部会で検討されて医療機関に返戻された事例は，審査委員個人ではなく，審査委員会全体の見解によるものなのだ。医療機関としては，その内容に合わせて請求するのが現実的だが，適切な症状詳記を付けても査定を受けるような場合は，異議申立てを行うなど，信念に基づいた治療を続けたいものである。ただし，その場合でも，以前と同じ理由で再度査定されることがないようにする必要がある。

　保険医は，医療保険制度や診療報酬の解釈に振り回されることなく，その根幹・本質に対する哲学をもちたいものである。この公的制度のなかで我々の職責の重さを認識し，医療費や審査の地域格差，その裏にある地域の事情や医療技術の差，歴史的背景，ひいてはその理由（生活習慣，疾患の内容，住民の医療満足感など）を考慮し，持続可能な社会保障制度のもと，国民が安心して受診できる国にするのは政府や官僚だけの課題ではない。国民（患者）を守る保険医の立場から，役所や審査機関が発表する詳細なデータを分析し，税金の効果的な使い方を考える余裕をもち，各自の意見を医療団体等に伝えるくらいはしたいものである。

❾医療機関の意義：医療機関が治療を提供する場所であることを，医療従事者も患者も理解しなければならない。「まだ病気が治っていないのに退院させられた（追い出された）」という患者や家族がいるが，不治の疾病，進行が速く治療が追いつかない疾病，晩期高齢者の認知・身体機能の極度の低下の症例などでは，保険診療での入院は適切ではなく，ケアマネやMSW を紹介して，介護保険（介護医療院等）の利用が妥当であろう。

❿チーム医療の必要性：最近の診療報酬改定では「チーム医療（多職種協働）」を評価する項目が増加している。このことは，従来にも増して保険医が診療報酬の知識を備える必要性が高まっていることを意味する。普段から，チーム医療と保険請求が密接に関わっているという意識をもつことが重要である。チームとして患者のために必死に行った医療が，安易な失念（カルテ記載・入力や事務連絡のもれ）により請求に結びつかないことがあっ

てはならない。そのためにもチーム委員会には書記が必要である。

❶カルテ記載の重要性：保険医が最優先すべきは患者の治療であり，面倒な
カルテ記載で時間をとられたくないだろうが，医師法第24条のカルテ記
載の重要性は理解してもらわなければならない。療担規則でも，保険医は
診療を行った場合に遅滞なく必要事項を記載すること（第22条），保険医
療機関は療養給付担当に関する必要事項を記載すること（第8条）が義務
付けられている。再審査請求等の場面で，いくら検査・画像データ，学会
のガイドライン・文献を並べて主張しても，診療時の考え方や解釈，治療
方針や実際の診療行為を記載したカルテが提示されない限り，事実認定に
はならないし，カルテ記載のない事実は「なかったこと」になってしまう。
カルテ記載が証拠として採用されることを肝に銘じてほしい。

2　診療と連携算定上の留意点／指導のポイント

　保険医として本来の診療に専念すべき時間やエネルギーを，事務的作業に
費やさなければならないことは欲求不満であるばかりか，それが積み重なる
と，燃え尽き症候群に陥ったり，うつ状態になりかねない。

　医師事務作業補助体制加算（A207-2）の施設基準では，勤務医の負担の
軽減及び処遇の改善に資する体制と，毎年7月の報告や院内掲示等が義務付
けられているが，同加算については次のような指摘や指導が行われている。

　ア　オーダリングを含む電子カルテシステムについて院内規定を文書で整
　　　備すること。
　イ　同上規定において医師事務作業補助者は代行入力機能を使用し，その
　　　カルテ記載内容については主治医に責任がある旨を明確にすること。
　ウ　医師事務作業補助体制加算1では，当該補助者の業務内容，場所，時
　　　間等を適切に記録すること。
　エ　医師事務作業補助者の配置数が基準に合わなくなった場合は速やかに
　　　変更届を出すこと。
　オ　多職種からなる役割分担推進委員会や会議が設置されていないし，医
　　　師負担軽減・処遇改善計画が作成されていない。
　カ　運用管理規定の整備に欠けている：通則ならびに施設基準要件参照。
　キ　電子カルテシステムの代行入力機能で，主治医の確認入力が行われて
　　　いない。

　そのほかにも多くの加算項目や体制項目や対策項目について同様の指摘が
行われて，基準に合わない部分については返還することになる。特に，専任

常勤医師がかかわる加算点数については，当該医師の勤務状況や委員会出席率や記載状況が調べられて，指導を受けることになりうる。

3 食事療養の留意点／指導のポイント

食事療養については療養担当規則第5条の3で，保険医療機関は，その入院患者に対して食事療養を行うにあたり，病状に応じて適切に行うとともに，その提供する食事の内容の向上に努めなければならない。また，食事療養を行う場合には，特別メニュー*で提供する場合を除き，食事療養標準負担額の支払を受けることにより食事を提供するものとする。

＊当該療養にふさわしい内容のものとするほか，予め患者に対しその内容及び費用に関して説明を行い，その同意を得なければならない。

食事も医療の一環であるが，食事摂取可能な患者へのビタミン剤の投与は要件を満たさない限り査定対象になることや，特別食や栄養指導内容等の指示がカルテに記載されていないと，実際に履行されていても，なかったものと判断されてしまう。経口摂取できない患者の栄養管理法や摂食制限患者への捕食製剤の処方箋にも，必要性の医学的根拠をカルテに記載したうえで，保険適用の妥当性もチェックしておかなければならない（図表66）。

（1）入院時食事療養費等の留意点

① 医師，管理栄養士または栄養士による毎食の検食と検食簿の記載は，入院時食事療養（Ⅰ）の算定のためには必要なものである。単なる「試食」ではないということに留意するとともに，毎食の検食を実施し，その所見を必ず検食簿に記載する。

② 食事箋の作成はオーダーエントリーシステム等においても，医師本人の指示によることが確認できるものでなければならない。医師以外の者が治療食の提供の可否を判断し，栄養部門へのオーダー（オーダー変更を含む）を行うことのないよう留意する。

③ 特別な場合の検査食とは潜血食と大腸検査用低残渣食をいう。小児食物アレルギー食や通常の流動食は特別食加算の対象ではない。

（2）入院時食事療養（Ⅰ）の指摘・指導例

実際には次のような指摘や指導が行われている。

ア 食事提供数について，入院患者ごとに実際に提供された食数を記録していない。

イ 医師または（管理）栄養士による検食簿の記載がない。

ウ 特別食加算

■図表66　食事療養や特別食等の留意点

1	1食ごとに算定するため，食事の開始・中止，食種の変更等の指示を適時適切に行うこと
2	医師と（管理）栄養士の検食ごとに所見を検食簿に記載すること：単なる「試食」ではない
3	治療食等の特別食は対象の患者状態や傷病名等が要件を満たしていることを確認*したうえで，医師が食事箋を作成して指示を出す
4	市販されている流動食のみを経管栄養法により提供したときは，特別食加算は算定しない
5	治療食の名称は告示の名称（腎臓食，肝臓食，糖尿病食等）を用いることが望ましい
6	ビタミン製剤は投与が有効で適正に投与された場合に限る（用法・用量を遵守）。また，ビタミン剤の投与が必要と判断した趣旨を具体的にカルテに記載する**

*治療食対象患者の例
・脂質異常症食：空腹時 LDL 値 140mg/dL 以上，または HDL 値 40mg/dL 未満，または中性脂肪値 150mg/dL 以上の患者，高度肥満症（肥満度が＋70％以上または BMI が 35 以上）の患者
・貧血食：血中 Hgb 値 10g/dL 以下で，その原因が鉄欠乏である患者
**適正な投与の例
・疾患・症状の原因がビタミン欠乏・代謝障害であることが明らかな患者（またはその疑いのある患者）が，必要なビタミンを食事で摂取することが困難な場合
・妊産婦，乳幼児等で食事からのビタミン摂取が不十分であると診断された場合
・重湯等の流動食，五分粥以下の軟食を食している場合
・無菌食，代謝異常食（フェニールケトン尿症食等）を食している場合

・特別食を提供していないにもかかわらず特別食加算を算定している。
・特別食の食事箋を医師が記載していない。
・オーダーを医師が入力していない。
・特別食に該当しない食事に対して，特別食加算を算定している（経管栄養法における市販の流動食など）。
・特別食を提供している患者の病態が算定要件を満たしていない。

エ　食堂加算：集中治療室の患者に対して算定している。
オ　高カロリー薬のみを経鼻的に投与している患者に対して食費を算定している。
カ　外泊／外出／退院により食事を提供していないのに算定している。
キ　食事療養部門が事務部門の一部と位置付けられている：食事は医療の一環であり，診療補助部門に位置付けるなど体制について検討する。
ク　夕食について，午後6時以降に提供していない。

4 特定保険医療材料料の留意点／指導のポイント

　投薬や注射における使用薬剤の薬価は，別に厚生労働大臣が定めているように，保険医療で使用できる医療材料も診療報酬点数表とは別に「特定保険医療材料及び材料価格（基準）」として厚労大臣が告示している。その別表Ⅰ（在宅医療の材料），Ⅱ（検査・画像診断・投薬・注射・処置・手術・麻酔・放射線治療の材料），Ⅲ（フィルム），Ⅳ～Ⅶ（歯科），Ⅷ（調剤）のうち，ここでは別表Ⅱの扱い方に限定する。材料価格の点数化は薬価と同様であるが，特定保険医療材料以外の保険医療材料については，それを使用した手技料の所定点数に含まれており，別途算定できない。なお，当該特定材料各々（図表67）については，保医発通知により，定義，機能区分の考え方，機能区分の定義，算定条件が詳述されており，認証された使用目的以外に用いた場合は算定できない。保険医としては使用する材料がどの様に限定されているのかをあらかじめ知っておくべきである。使用した後で，算定を事務側に放り投げる態度はあるまじき行為であろう。

　実際には次のような指摘や指導が行われている。

　ア　特定保険医療材料料が最新の告示価格となっていないので改める。

　イ　使用目的からみて特定保険医療材料として認められていない材料（造影目的ではない血管造影用シースイントロデューサーセット等）を算定しているので改める。

　ウ　実際の使用材料／量とは異なる算定となっているので改める。

　エ　算定要件を満たしていないのに，特定保険医療材料を使用しているので改める。

　オ　24時間以上体内に留置していない（カテーテル類や留置針等）。

　カ　不適切な算定例〔感染の可能性がないのに膀胱留置用ディスポーザブルカテーテル2管一般（Ⅲ）〕が認められたので改める。

　キ　医療ガスの計算方法／算定方法が誤っている（外泊日の酸素，動力源としての窒素など）ので改める。

5 治験等保険外併用療養の留意点／指導のポイント

　治験といえば，特定機能医療機関の特権のように思われていたのは昔のことで，今や「厚生労働大臣の定める評価療養，患者申出療養及び選定療養の告示」が改定されて，施設の届出によって一般医療機関でも参画できる機会が多くなった。患者からの自主的な治験参加やGCP（Good Clinical Prac-

■図表67 特定保険材料価格基準の別表Ⅱの分類

材　料　分　類	材　料　番　号
検査・画像診断系材料	001 血管造影用シースイントロデューサーセット ～017 ３管分離逆止弁付バルーン直腸カテーテル
注射・麻酔系材料	019 携帯型ディスポーザブル注入ポンプ～021中心静脈用カテーテル（1）（2）
持続的注入・排液・排気用導管	023 涙液・涙道シリコンチューブ ～039 膀胱留置用ディスポーザブルカテーテル
血液浄化法系材料	040 人工腎臓用特定保険医療材料～055 副鼻腔炎治療用カテーテル
骨格系材料	056 副木 ～080 合成吸収性骨片接合材料
頭蓋・神経系材料	081 脳動脈瘤手術クリップ ～088 脳波測定用頭蓋内電極
眼・耳鼻咽喉系材料	089 涙点プラグ ～094 気管・気管支・大静脈ステント
消化管系材料	095 食道用ステント ～098 内視鏡的食道静脈瘤結紮セット
皮膚・組織系材料	099 組織代用人工繊維布 ～107 経皮的血管形成術用穿刺部止血材料
心・脈管系材料	108 頭・静脈，腹腔シャントバルブ ～134 人工血管
尿路・胆道系材料	135 尿路拡張用カテーテル ～137 腎・尿管結石除去用カテーテルセット
産婦人科材料	(176 子宮用止血バルーンカテーテル)
形成外科（組織拡張手術）	139 組織拡張器
輸血系材料	140 輸血用血液フィルター ～142 同（血小板製剤用）
その他（2008 年以降の新材料）*	143 網膜硝子体手術用材料 ～227 高血圧症治療補助アプリ

* 2008 年までの分類（001～142）になかったものが「その他」なので，新規に再分類が必要。

tice：医薬品の臨床試験の実施に関する基準）制度下の機関（SMO＝Site Management Organization や CRO＝Contact Research Organization）の整備により，保険外併用診療の問題点も明らかになりつつある。つまり，医療機関側のコーディネーター CRC（Crinical Research Coordinator）や治験依頼者側のモニター CRS（Clinical Research Associate）が関与するようになって，治験に関する事務手続き上の責任は学問的データ以上に重要性を帯びてきた。

　当該制度では，患者が選定療養を受けた場合，入院基本料等の基礎的部分が保険外併用療養費として支給される一方，上乗せ部分については，その費用を患者から自由に徴収することができることとされており，差額ベッド，予約／時間外診療など現在 10 類型が定められている。詳細は，厚労省告示（第 495，496，498，129 号）等を参照いただきたい。

2
22章

　従来から広く実施されている治験〔「医薬品，医療機器等の品質，有効性及び安全性の確保等に関する法律（旧薬事法）」第80条の2第2項〕に関する留意点と指導のポイントは次のとおりである。

　治験期間内に実施される**すべての検査および画像診断**並びに治験対象薬物の予定される効能効果と同様の効能効果を有する**医薬品（プラセボを含む）にかかわる投薬および注射**に要する費用は治験依頼者の負担とし，それ以外の費用は特定療養費の支給対象として取扱う。治験とは**無関係の疾病に係る検査および画像診断**ならびに同様効能効果の対照医薬品の**投薬および注射**に要する費用も，また，治験薬等の**副作用**による疾病にかかる費用についても，治験依頼者の負担とする。

　例えば，治験薬と同時に使用しなければならない溶解剤や生理食塩水，使用前後に点滴する副作用軽減用併用剤，ならびに使用に必要な手技料や材料費も治験依頼者の負担となる。これらのことは治験依頼者とよく協議して，医療者との間で詳細な契約書を交わしておかないと，レセプト審査で査定された損失分が自己負担となる羽目になりかねない。審査上はレセプトの特記事項欄に「薬治」「先進」と記載してあるので，上記のような規定に基づく審査が行われるが，誤解を招きそうな場合には，詳記欄で特殊性を説明しておくとか，契約書コピーを添付しておく。レセプト作成の事務員にもレセコンでもわからない治験契約書の内容は，CRC任せにしないで主治医が関係付けなければならない。

　レセプトとは無関係に，治験を受ける患者との間でも契約はあろうが，入院に付随する療養給付もすべてが無料になると誤解している場合もあるので，トラブルが生じないように留意しておく。実際の指摘や指導については，次に掲げる医薬品以外の治験などの例を参考にしていただきたい。

　なお，薬事・食品衛生審議会医薬品第二部会において，**公知申請の事前評価**が行われ，許可された医薬品については，公知された概要（効能・効果，用法・用量など）が適応になる。この場合には，薬事承認上は適応外であっても，保険適用の対象となる。この添付文書改訂までには数カ月もかかるので，審査委員の末端まで熟知されていないことがありうる。万一，そのために査定されるようなことがあれば，「公知申請の事前評価は終了していること」を知らしめて，再申請をするべきである。

　医薬品の治験以外では次のような指摘がある。

(1) 医療機器・医薬品の治験
　・手術／処置の前後1週間に行った検査，画像診断を算定している。
　・包括点数から治験に関わる検査，画像診断の費用を差し引いていない。

・治験に関わる薬剤の保険分と企業分の算定区分が明確になっていない。
・患者に対する説明と同意の実施が不適切である。
・レセプトの記載を記載要領通りにしていない（特記事項欄に「薬治」がない等）。

（2）承認済み医薬品の取扱い（適応，用法用量等）の治験

・薬価収載済みの分について，特別料金を徴収している。
・医薬品の主な情報を文書で提供していない。
・治験内容の変更について，事前に地方厚生局長に報告していない。

（3）先進医療

・必要な届出なしに実施している。
・患者への説明と同意の実施が不適切である：料金の説明がない，届出実施者以外の者が説明している。
・自費請求事項を保険請求している：請求書や領収書がない。
・届出医師以外の者が先進医療を実施する場合は，その費用負担や請求について適正に取扱うこと。
・患者適格基準に合わない患者に実施して，保険外併用療養費を算定している。

（4）患者申出療養

・患者への説明と同意の実施が不適切である：文書による同意，費用負担の説明，患者／代諾者の署名等。
・自費請求事項を保険請求している：請求書や領収書がない。
・患者適格基準に合わない患者に実施して，保険外併用療養費を算定している。

6　最後に

　今も昔も保険医の法令順守という柱は何も変わってないが，地域連携に付随する点数項目や，ICT・Skypeなどを利用した遠隔診療を評価するなど，時代の変遷に沿った診療報酬になってきている。つまり，保険医には，この先も常に最新の正しい診療知識が必要であるということになる。

　医師の専門分野にかかわらず，超高齢社会では高齢者医療と介護とは一体化しているので，かかりつけ医等との連携下に，人口減少社会からの再生を目指す社会づくりに貢献したいものである。他方では，人間的なレセプト審査の意味を理解して，自信ある個性的な医療芸術を作り出してもらいたい。

　こういう固い本を読むと，保険医として萎縮してしまったり，保険医療を

無視するのではないかと懸念する。保険医といえども，目前の患者にとって最善の医療を施すべきである。人間性を具備した医療様式として国家的保険医療がある限り，そのなかに最善医療を見出す努力が求められている。超高齢化社会と夫婦共働き核家族化社会のなかにあって，被介護者の入院阻止や施設間をたらい回しにする知恵ではなく，地域行政，ソーシャルワーカー，ケアマネジャーなど関係者を巻き込んで，皆で対応できるようなリーダーになりたいものである。多忙な診療の合間にそのような時間は取れないと決めつけるのではなく，多忙な人ほど多くの仕事を能率よくこなしている姿を見て学びたいものである。

　最近のメディア報道を見ていると，ロボットが人間以上に実力を発揮しており，人間の出る幕がなくなるのではないかと錯覚させられることがある。碁や将棋の世界なら許されても，人間が人間を診て治す技術だけは器械に負けるわけにはいかない。著者も経産省の介護ロボット開発プロジェクトの一端に鎮座しているが，「医療界ではロボットのほうがミスのない手術をするし，適確な診断をする」などと聞かされると，親の悪口を言われているようで，苦々しい。

　保険医療のレセプトやその審査の技術はロボット化されても，医療現場の人間関係や現場重視の人間的審査だけはロボット化できないはずだが，油断していると，人間的保険医療がロボット化医療になってしまうかもしれない。そうならないように，個々の患者に最適な保険医療が施されて，適正な審査が迅速に行われるよう，努力し続けなければならない。本書が，そういう意味でも，読者の座右で活用されることを切に願う次第である。

　最後に余談ながら，本書のあちこちに「芸術しよう」という造語動詞や「医療芸術」という表現を使ったので違和感を覚えられたことと思う。これは，保険医療は医学や技術ではなく，保険医が患者というキャンバスや楽器に医療というモチーフを表現するという，保険医個人がもっている患者への思いを表す努力の過程を表現したものである。つまり，保険医療が保険医の個性ある表現の賜物であってほしいという願いをこめている。療担規則や点数表という絵の具や楽譜を自己表現の材料として駆使することによって，カルテもレセプトも苦労の賜物として楽しめる境地になりたいものである。

進藤　勝久（しんどう　かつひさ）

近畿大学 名誉教授

1974年大阪大学医学博士。アメリカやドイツでの勤務を経て，大阪大学，河内総合病院に勤務。1986年より近畿大学へ。94年同大学教授，2010年名誉教授。同年より社会保険診療報酬支払基金医療顧問となる。専門の外科のほか麻酔科等多くの資格をもつ。2020年になるまで日本外科学会，日本消化器外科学会，日本大腸肛門病学会の専門医・指導医。現在は医療法人宝生会PL病院院長。

保険審査委員による
"保険診療&請求"ガイドライン 2024-25年版

＊定価は裏表紙に
　表示してあります

2019年 6 月 4 日　第 1 版第 1 刷発行
2024年 7 月26日　第 4 版第 1 刷発行

著　者	進藤　勝久	
発行者	小野　章	
発行所	医学通信社	

〒101-0051　東京都千代田区神田神保町 2-6 十歩ビル
　　　　　　TEL 03-3512-0251　（代表）
　　　　　　FAX 03-3512-0250　（注文）

https://www.igakutushin.co.jp/
※弊社発行書籍の内容に関する追加情報・
　訂正等を掲載しています。

装丁デザイン：冨澤　崇
印刷・製本：株式会社　教文堂

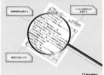

101-8795

718

（受取人）
東京都千代田区神田神保町 2-6
（十歩ビル）

医 学 通 信 社 行

TEL. 03-3512-0251　FAX. 03-3512-0250

【ご注文方法】
①裏面に注文冊数，氏名等をご記入の上，弊社宛にFAXして下さい。
　このハガキをそのまま投函もできます。
②電話 (03-3512-0251)，HP でのご注文も承っております。
→振込用紙同封で書籍をお送りします。(書籍代と，別途送料がかかります。)
③または全国の書店にて，ご注文下さい。
（今後お知らせいただいたご住所宛に，弊社書籍の新刊・改訂のご案内をお送りい
　たします。）

※今後，発行してほしい書籍・CD-ROM のご要望，あるいは既存書籍へのご意見
　がありましたら，ご自由にお書きください。

注 文 書

2024.7

※この面を弊社宛にFAXして下さい。あるいはこのハガキをそのままご投函下さい。

医学通信社・直通 FAX → 03-3512-0250

お客様コード		（わかる場合のみで結構です）

ご住所 〔ご自宅又は医療機関・会社等の住所〕		電話番号	
お名前 〔ご本人又は医療機関等の名称・部署名〕	（フリガナ）	ご担当者	（法人・団体でご注文の場合）

〔送料〕1〜9冊：100円×冊数，10冊以上何冊でも1,000円（消費税別）

書　籍	ご注文部数		
診療点数早見表 2024年度版 （2024年5月刊）		医療事務100問100答 2024年版 （2024年4月刊）	
DPC点数早見表 2024年度版 （2024年5月刊）		入門・診療報酬の請求 2024-25年版 （2024年7月刊）	
薬価・効能早見表 2024年4月版 （2024年4月刊）		レセプト請求の全技術 2024-25年版 （2024年6月刊）	
受験対策と予想問題集 2024年版 （2024年7月刊）		プロのレセプトチェック技術 2024-25年版 （2024年8月刊予定）	
診療報酬・完全攻略マニュアル 2024-25年版 （2024年6月刊）		在宅診療報酬Q&A 2024-25年版 （2024年8月刊予定）	
医療事務【実践対応】ハンドブック 2024年版 （2024年5月刊）		労災・自賠責請求マニュアル 2024-25年版 （2024年8月刊予定）	
窓口事務【必携】ハンドブック 2024年版 （2024年5月刊）		医師事務作業補助・実践入門BOOK 2024年版 （2024年8月刊予定）	
最新・医療事務入門 2024年版 （2024年4月刊）		"保険診療&請求"ガイドライン 2024-25年版 （2024年7月刊）	
公費負担医療の実際知識 2024年版 （2024年4月刊）		介護報酬早見表 2024-26年版 （2024年6月刊）	
医療関連法の完全知識 2024年版 （2024年6月刊）		介護報酬パーフェクトガイド 2024-26年版 （2024年7月刊）	
最新 検査・画像診断事典 2024-25年版 （2024年5月刊）		介護報酬サービスコード表 2024-26年版 （2024年5月刊）	
手術術式の完全解説 2024-25年版 （2024年6月刊）		特定保険医療材料ガイドブック 2024年度版 （2024年7月刊）	
臨床手技の完全解説 2024-25年版 （2024年6月刊）		標準・傷病名事典 Ver.4.0 （2024年2月刊）	
医学管理の完全解説 2024-25年版 （2024年6月刊）		外保連試案 2024 （2023年12月刊）	
在宅医療の完全解説 2024-25年版 （2024年8月刊予定）		診察情報管理パーフェクトガイド 2023年改訂新版 （2023年9月刊）	
レセプト総点検マニュアル 2024年版 （2024年6月刊）		【電子カルテ版】診療記録監査の手引き （2020年10月刊）	
診療報酬・完全マスタードリル 2024-25年版 （2024年5月刊）		"リアル"なクリニック経営—300の鉄則 （2020年1月刊）	
医療事務【BASIC】問題集 2024 （2024年5月刊）		医業経営を"最適化"させる38メソッド 2021年新版 （2021年4月刊）	
		（その他ご注文書籍）	

電子辞書BOX 『GiGi-Brain』 申込み　　※折返し，契約・ダウンロードのご案内をお送りいたします

☐ 『GiGi-Brain』を申し込む　　（□欄に∨を入れてください）

メールアドレス（必須）

『月刊／保険診療』申込み（番号・文字を○で囲んで下さい）　　※割引特典は支払い手続き時に選択できます

① 定期購読を申し込む〔　　　　〕年〔　　　　〕月号から〔　1年　or　半年　〕

② 単品注文する（　　　年　　　月号　　　冊）　　③『月刊／保険診療』見本誌を希望する（無料）